SÃO e SALVO

  A Artmed é a editora oficial da Sociedade Brasileira de Medicina de Família e Comunidade

Ao nosso filho, Pedro, que pediu este livro para seus amigos lerem, e teve infinita paciência de ler várias versões preliminares e ajudar a moderar a impaciência impertinente de seus pais como divulgadores.

Juan Gérvas e Mercedes Pérez Fernández

DIRETORIA DA SBMFC (2014-2016)

Thiago Gomes da Trindade	**Presidente**
Daniel Knupp	**Vice-Presidente**
Paulo Poli Neto	**Secretário Geral**
Samantha França	**Diretora Administrativo-Financeira**
Rodrigo Bandeira de Lima	**Diretor de Comunicação**
Nulvio Lermen Junior	**Diretor de Titulação e Certificação**
Denize Ornelas	**Diretora de Exercício Profissional e Mercado de Trabalho**
André Silva	**Diretor de Medicina Rural**
Nilson Ando	**Diretor de Residência e Pós-Graduação** *Lato Sensu*
Marcelo Rodrigues Gonçalves	**Diretor de Graduação e Pós-Graduação** *Stricto Sensu*
Gustavo Gusso	**Diretor Científico e de Desenvolvimento Profissional Contínuo**
Maria Eugênia Bresolin Pinto	Departamento de Especialização
André Andrade Justino	Departamento de Residência
Marcos Vasconcelos	Departamento de Graduação
Roberto Umpierre	Departamento de Pós-Graduação *Stricto Sensu*
Luiz Felipe Fabi	Departamento de Educação Permanente
Sandro Batista	Departamento de Pesquisa

▸ Juan
GÉRVAS

▸ Mercedes
PÉREZ FERNÁNDEZ

SÃO e SALVO

E LIVRE DE INTERVENÇÕES MÉDICAS DESNECESSÁRIAS

Tradução:

Marcela Ceci Dohms
Gustavo de Araujo Porto Landsberg

Revisão técnica desta edição:

Gustavo Diniz Ferreira Gusso

Médico de família e comunidade. Professor da disciplina de Clínica Geral da Universidade de São Paulo (USP). Mestre em Medicina de Família pela University of Western Ontario. Doutor em Ciências Médicas pela USP. Membro efetivo da WONCA International Classification Committee.

2016

Obra originalmente publicada sob o título *Sano y salvo*
(y libre de intervenciones médicas innecesarias)
ISBN 9788415070269
Copyright ©Juan Gérvas y Mercedes Pérez Fernández
Copyright © de la edición española, Los libros del lince, 2013

Gerente editorial: *Letícia Bispo de Lima*

Colaboraram nesta edição
Editora: *Daniela de Freitas Louzada*
Preparação de originais: *Alda Rejane Barcelos Hansen*
Leitura final: *Maria Regina Lucena Borges-Osório*
Capa: *Márcio Monticelli*
Imagem da capa: *Fe Blasco*
Editoração: *Kaéle Finalizando Ideias*

G385s Gérvas, Juan.
 São e salvo : e livre de intervenções médicas desnecessárias / Juan Gérvas, Mercedes Pérez Fernández ; tradução: Marcela Ceci Dohms, Gustavo de Araujo Porto Landsberg ; revisão técnica: Gustavo Diniz Ferreira Gusso. – Porto Alegre : Artmed, 2016.
 xvi, 279 p. ; 23 cm.

 ISBN 978-85-8271-324-2

 1. Medicina da família. 2. Prevenção de doenças. I. Título.

 CDU 614.4

Catalogação na publicação: Poliana Sanchez de Araujo – CRB 10/2094

Reservados todos os direitos de publicação, em língua portuguesa, à ARTMED EDITORA LTDA., uma empresa do GRUPO A EDUCAÇÃO S.A.
Av. Jerônimo de Ornelas, 670 – Santana
90040-340 – Porto Alegre – RS
Fone: (51) 3027-7000 Fax: (51) 3027-7070

SÃO PAULO
Rua Doutor Cesário Mota Jr., 63 – Vila Buarque
01221-020 – São Paulo – SP
Fone: (11) 3221-9033

SAC 0800 703-3444 – www.grupoa.com.br

É proibida a duplicação ou reprodução deste volume, no todo ou em parte, sob quaisquer formas ou por quaisquer meios (eletrônico, mecânico, gravação, fotocópia, distribuição na Web e outros), sem permissão expressa da Editora.

IMPRESSO NO BRASIL
PRINTED IN BRAZIL
Impresso sob demanda na Meta Brasil a pedido de Grupo A Educação.

Sobre os Autores

Juan Gérvas é graduado *cum laude* (22 disciplinas com louvor) e doutor em Medicina pela Universidad de Valladolid (Espanha). Bolsista da IBM, da Direção de Pesquisa do Ministério da Educação (estudos experimentais de lesões medulares), do Ministério da Saúde (pesquisa de serviços em atenção primária), do Fundo de Pesquisa em Saúde da Seguridade Social, do Conselho da Europa (estágio em Estocolmo, Suécia, no Karolinska Institutet) e do Programa Fullbright (estágio no Departamento de Política e Gestão em Saúde da Escola de Saúde Pública da Johns Hopkins University, Baltimore, EUA). Lecionou nas Universidades de Valladolid, Autônoma de Madrid, Universidad Nacional de Educación a Distancia, UNED, na Escuela Nacional de Sanidad e na Johns Hopkins University (professor visitante, 1991-2003). É membro do Comitê Internacional de Classificações da World Organization of National Colleges, Academies and Academic Associations of General Practitioners/Family Physicians, WONCA). Atuou como clínico geral no Sistema Nacional de Saúde espanhol de 1974 a 2010, quando se aposentou para dedicar-se ao ensino, à pesquisa e à divulgação científica. Nos 10 últimos anos de assistência, trabalhou como médico rural nas localidades de Canencia de la Sierra, Garganta de los Montes e El Cuadrón (Madrid, Espanha). Participou de projetos de avaliação da atenção primária em Andorra, Brasil, Bulgária, Geórgia e Espanha. Permanece professor (visitante) de Saúde Internacional (Escuela Nacional de Sanidad) e professor (honorário) de Saúde Pública (Universidad Autónoma de Madrid). Publicou mais de três centenas de artigos em revistas.

Mercedes Pérez Fernández nasceu em Madrid, estudou Medicina na Universidad de Valladolid (Espanha) com notas excepcionais (13 disciplinas com louvor). Ali se especializou em Medicina Interna e obteve certificação em Puericultura e em Medicina do Trabalho. Lecionou na Universidad Autónoma de Madrid (Espanha). Trabalhou como clínica geral, em 1975, no Sistema Nacional de Saúde em Madrid (San Blas, com áreas de exclusão social extrema); seus últimos anos de trabalho ocorreram em Buitrago de Lozoya (vale da Serra de Guadarrama, 75 km ao norte de Madrid). Em 2010, aposentou-se da clínica para atuar no ensino e na pesquisa. Durante a graduação, obteve uma bolsa de estudos da IBM para o desenvolvimento de registros médicos eletrônicos (1970-1971), uma bolsa da Direção de Pesquisa do Ministério da Educação para estudos experimentais com a pílula anticoncecpcional e uma bolsa do Fundo de Pesquisa em Saúde da Seguridade Social para um estágio na Escola de Saúde Pública da Johns Hopkins University (Baltimore, EUA) e para um estudo de avaliação da qualidade na atenção primária. Liderou o projeto de pesquisa de Demanda de Encaminhamentos da Atenção Primária para a Especializada na Espanha. Publicou mais de 100 artigos em revistas com revisão por pares. Avaliou a atenção primária na Espanha e no Brasil, e é responsável pelas questões de ética na Rede de Atenção Primária espanhola e na organização NoGracias.

Apresentação

A medicina passa por uma enorme transformação. Há quem diga que um dia foi uma arte depois virou uma ciência e hoje é um comércio. Provavelmente é verdade. Mas, ao mesmo tempo que avança nesse sentido, recebe cada vez mais resistência com suas respectivas lideranças.

O casal Juan Gérvas e Mercedes Pérez Fernández compõe-se de duas das principais lideranças desse movimento contrário ao abandono total da medicina como arte e ciência. O avanço tecnológico é o principal pano de fundo para esta perda de identidade, mas ele não começou agora. Este avanço tecnológico começou há muitos anos e de fato tem sido usado para o processo de comercialização da medicina. É uma falácia dizer que caminham necessariamente juntos.

Ao longo dos diversos capítulos, os autores dão inúmeros exemplos de avanços tecnológicos úteis, como as vacinas sistêmicas de proteção populacional (difteria, poliomielite, rubéola, caxumba, tétano e coqueluche). Por outro lado, sempre descrevem com minúcia e muita base científica como uma ideia que emergiu das pesquisas e do avanço tecnológico foi distorcida pela gana financeira, em especial da indústria farmacêutica, para se transformar em algo sem sentido ou perigoso por ser desconhecido, como a vacina contra o papilomavírus humano (que é chamada de vacina contra o câncer de colo, sendo que os estudos, no seu conjunto, não demonstraram proteção contra o câncer). Em alguns temas, os autores podem assustar o leitor ao desmistificar "doenças graves" como melanoma. De fato, são problemas de saúde potencialmente fatais, mas que, mesmo assim, possuem aspectos que precisam ser debatidos – em especial sua procura exagerada e o potencial sobrediagnóstico decorrente.

Uma das principais premissas usadas pelos autores é o aforisma *primum non nocere* (primeiro não causar dano), um lema antigo da medicina e que parece abandonado. Hoje, muitos estudantes de medicina aprendem exatamente o contrário – ou seja, na dúvida intervém. Muitos nem sabem explicar exatamente porque, ou dizem que faz parte do "protocolo". É a medicina baseada no "telefone sem fio" ou na experiência pessoal.

Um segundo pilar usado pelos autores é a Lei de Cuidados Inversos, descrita na década de 1970 pelo ilustre médico de família britânico Julian Tudor Hart. Segundo esta "lei", quem mais precisa recebe menos cuidado. Isso ocorre desde a repulsa por pacientes malvestidos ou desdentados até a organização do sistema em si, que privilegia os mais saudáveis. Juan e Mercedes sempre vão lembrar os leitores de que o que mais tem impacto na saúde são os chamados Determinantes Sociais da Saúde (emprego, lazer, saneamento básico, etc.). Eles fazem a necessária e rara ponte entre o nível micro e macro, entre o que ocorre dentro do consultório, a organização dos serviços e as políticas de saúde.

Um terceiro pilar usado é a Medicina Baseada em Evidências, que reestruturou a publicação científica e a epidemiologia clínica de tal forma que conseguiu desmoralizar a opinião de especialistas, que vinha crescendo de importância ao longo do século XX até encontrar, na década de 1980 e 1990, esta proposta valorizada pelos autores e que de fato deve ter salvo muitas e muitas vidas, embora a indústria farmacêutica busque um método para utilizar a seu favor e contra a ciência.

O livro é voltado para o público leigo e para profissionais da saúde. Juan e Mercedes têm uma linguagem muito própria e coloquial. Sempre ao final dos capítulos eles conversam com o leitor como se fossem seus pacientes e sugerem o que realmente funciona: aproveitar a vida, ter momentos com os filhos e netos, se alimentar saudavelmente (culinária mediterrânea, como não podia deixar de ser) e fazer atividade física que dê prazer.

O leitor acostumado com publicações científicas vai reparar que o livro não tem referência bibliográfica. Quem conhece os autores, contudo, sabe que não falam uma frase sem uma boa referência, que em geral sabem de cor. (É impressionante a quantidade de artigos e informações relevantes com muita base científica que Juan Gérvas é capaz de guardar!) Enfim, confesso que demorei para me acostumar com essa característica da obra, e a cada parágrafo marcava vários trechos para procurar as referências, e, todas as vezes que pedi por e-mail, vieram as que eu queria em menos de 24 horas – nenhuma biblioteca do mundo é mais eficiente. Juan também sugeriu procurar no Google com palavras-chave e de fato funciona, embora não tanto quanto um e-mail para os autores. E cumprem o que dizem divulgando os e-mails no prefácio deste livro.

Escrevo estas linhas recém-chegado de Bilbao, onde fui acompanhar um dos Seminários de Inovação em Atenção Primária organizados pelos autores. Foi um momento impressionante. Tenho o Juan e a Mercedes como meus mestres há mais de 10 anos, quando os vi em um seminário organizado para comemorar os 25 anos de Alam Ata, em Brasília. Desde então, nunca mais deixei passar uma semana sem ler algum texto ou comentário sobre algum artigo que o Juan publica nas diversas redes sociais. Vi que hoje divido meu mestre com milhares de pessoas. Fiz um esforço na agenda de meio de semestre para levar minha filha de 8 anos nos dois dias de seminário para que saiba a importância de termos mestres. Mais do que isso, a importância de sabermos escolher os mestres. Se os critérios forem domínio do campo estudado, ética, dedicação e compaixão, acho que escolhi bem.

Por fim, ao longo do livro, Gérvas e Mercedes nos lembram a todo momento a importância da desigualdade social como uma das principais causas de doença e sofrimento. Como profissionais da saúde não temos controle sobre a pobreza. Mas temos muito a fazer. O mais relevante é não fecharmos os olhos para a miséria e deixar que os mais pobres e que mais precisam cheguem até nós. Muitas vezes, é a única coisa que precisamos fazer e não fazemos, mesmo quando somos remunerados para isso.

Gustavo Diniz Ferreira Gusso
Médico de família e comunidade

Prefácio

Como indivíduos pertencentes a sociedades de países desenvolvidos e em desenvolvimento, desfrutamos de uma saúde invejável. Gozamos de mais saúde do que nunca. Por exemplo, a humanidade nunca tinha contado com populações de nações cuja expectativa de vida ao nascer era de mais de 70 anos (em 2013, 74 anos no Brasil, 79 em Portugal e 82 na Espanha).

No entanto, quanto melhor a saúde objetiva, pior a saúde subjetiva. É o que chamamos de paradoxo da saúde, em que os indivíduos de sociedades ricas, com grande expectativa de vida saudável, sentem-se mais doentes do que os indivíduos de países pobres, onde a expectativa de vida (com e sem doença) é muito baixa. Além disso, é notável que a saúde não contribua muito para a felicidade, por mais que "saúde, dinheiro e amor" sejam populares como promotores de felicidade.

Se ter mais saúde não contribui para o bem-estar ou a felicidade, devemos pensar que estamos nos equivocando em algo importante. Erramos com a saúde e talvez tenhamos errado na maneira com que a desfrutamos e a melhoramos.

Ao paradoxo da saúde soma-se a vergonha da desigualdade, tanto nas nações ricas quanto nos países em desenvolvimento. A desigualdade implica doença e pobreza, injustiça e abuso, sofrimento e morte. Essas desigualdade e pobreza parecem ser compensadas com o sentimento de saúde precária entre os mais afortunados.

Neste livro, usamos o melhor do conhecimento científico[1] e de nossa experiência clínica para tratar de saúde e doença e de como ser salvo de intervenções preventivas que causam a perda de bem-estar e felicidade sem melhorar a saúde em si. Essas intervenções médicas e industriais visam melhorar a saúde e evitar o sofrimento, a doença e a morte, mas são de fato desnecessárias e prejudiciais, ou necessárias mas utilizadas em pessoa, tempo e/ou lugar indevidos.

Vamos tratar, então, de como estar saudável e apreciar a saúde sem intervenções preventivas desnecessárias. Fizemos uma avaliação, utilizando vários exemplos escolhidos pela sua importância e potencial pedagógico. Em geral, incluímos recomendações para a melhor forma de enfrentar os problemas considerados. No entanto, nossas propostas não podem ser aplicadas a todos os casos individuais, para os quais deve sempre haver um médico responsável.[2]

---

1 Em muitos casos, o conhecimento científico é controverso e há ainda divergências sobre dados primários e não apenas quanto à sua interpretação. Neste texto, procuramos utilizar o conhecimento e os dados "consistentes", originados de rigorosos ensaios clínicos (estudos que compararam aleatoriamente, em dois grupos, uma nova intervenção *versus* a habitual, ou um medicamento com outro ou com placebo). Quando necessário, preferimos os dados e resultados publicados em revistas de prestígio e/ou fontes oficiais. No final, sem dúvida, interpretamos o conhecimento e os dados segundo nosso saber e nossa cultura, formação, ideologia e experiência (em clínica, ensino e pesquisa). Tentamos evitar erros e enganos, mas apreciamos correções e críticas, bem como receber informações relacionadas.

2 Em caso de dúvida, não hesite em contatar-nos pelos e-mails jjgervas@gmail.com e mpf1945@gmail.com. Aceitaremos de bom grado comentários e sugestões. Mas é conveniente que os casos e as situações pessoais sejam discutidos com o médico. Você pode estender suas habilidades e manter-se a par das mudanças científicas a partir de textos dos mesmos autores por meio do acesso livre e direto ao *site* <www.equipocesca.org> e da coluna semanal "El Mirador" (às segundas-feiras), no periódico *on-line* gratuito *Acta Sanitaria*, <http://www.actasanitaria.com/>. Neste livro, utilizamos o conteúdo de alguns textos que são acessados mais amplamente nas fontes citadas na página da Equipe CESCA. O leitor interessado pode recorrer a eles para expandir as informações diretamente dos autores citados em casos específicos. Ao longo do texto, são referidos vários autores e projetos, que podem servir como uma palavra de ordem para "explorar" questões específicas, uma vez que são facilmente localizados na *internet*. Você pode também fazer buscas específicas em espanhol, inglês, português e outras línguas em Epistemonikos. Nos mesmos idiomas, é muito útil o livro gratuito "Avaliação de tratamentos de saúde?" (*Testing Treatment*). Recomendamos também alguns trabalhos publicados em espanhol, com acesso direto na *internet*, gratuitamente e sem publicidade, como o *Boletín de Información Farmacoterapéutica de Navarra*, o *Butlletí Groc*, *Evidencias en Pediatría*, *Gestión Clínica y Sanitaria*, *Hemos Leído*, a Oficina de Evaluación de Medicamentos del Servicio Extremeño de Salud e *Therapeutics Initiative*. Em inglês e francês, e com acesso gratuito apenas para alguns textos, a melhor revista do mundo sobre medicamentos, *Prescrire*. Finalmente, em inglês (por vezes também em outros idiomas) e com acesso direto e gratuito, a Cochrane Library e as recomendações de US Preventive Services Task Force dos EUA. É muito útil seguir os *blogs* de Rafael Bravo (*First Do No Harm*) e Vicente Baos ("El Supositorio"), ambos médicos de família em Madrid, e "Médico Crítico", do grupo liderado por Javier Padilla, também médico de família. No Brasil, você pode seguir o *blog* de Luis Cláudio Correia (Medicina Baseada em Evidências) e o *site* do Grupo de Prevenção Quaternária, Grupo de Trabalho da Sociedade Brasileira de Medicina de Família e Comunidade, (SBMFC).

xii Prefácio

Este livro pode ser lido por profissionais ou leigos, e para compreendê-lo basta apenas um nível cultural médio. Recomendamos a leitura capítulo por capítulo, na ordem apresentada, com tranquilidade e tempo; entretanto cada seção pode ser lida de forma independente, pois foi repetido o necessário para cada uma delas fazer sentido por si só. Por exemplo, se você está particularmente interessado em osteoporose, câncer de mama e/ou triagem pré-natal de anomalias cromossômicas, vá direto para esses tópicos, uma vez que o conteúdo é autossuficiente no que diz respeito aos conceitos necessários para a sua interpretação. Além disso, os conceitos importantes são repetidos em diferentes situações e problemas, para facilitar a compreensão e enfatizar sua importância.

Se você tiver dificuldade com qualquer seção, não desista e continue a ler, pois muitas vezes as seções seguintes o ajudarão a entender as precedentes. Faça o mesmo se você estiver entediado com dados específicos, e pule os parágrafos com números e nomes que lhe causarem desconforto: ainda que ajudem a justificar os argumentos e entender o contexto, eles nunca são absolutamente necessários.

Este livro destina-se ao leitor espanhol e ao brasileiro[3], mas tentamos ser globais, de modo que as situações locais sejam ilustrativas, e os leitores de outras nacionalidades também possam obter proveito.

Finalmente, convidamos o leitor a desfrutar das maravilhas que reunimos neste livro. Maravilhas no sentido de conhecimento novo que surpreende, mas também no sentido do prazer de descobrir o óbvio ululante que é revelado com brilho radiante. Desejamos que este "livro das maravilhas" abra as portas de muitas "cidades invisíveis", onde o estabelecimento de um diálogo silencioso consigo mesmo ajude o leitor a preservar e aumentar a sua saúde.

Os Autores

---

3 Tivemos a ajuda de vários médicos de família brasileiros para incluir dados sobre o Brasil. Se houve erros, foram nossos. Apreciamos especialmente a cooperação de Eberhart Portocarrero Gross (Rio de Janeiro), Gustavo Gusso (São Paulo), Sandro Rodrigues Batista (Goiás) e Pablo de Lannoy Stürmer (Porto Alegre). Também estão incluídos alguns dados de Portugal. Os três países não são comparáveis, devido às diferenças de idade e população (10,5 milhões em Portugal, 47 milhões na Espanha, 200 milhões no Brasil), além de economia e geografia muito distintas. No entanto, os dados ilustram claramente as ideias - e por isso os utilizamos.

Sumário

1 A saúde e a prevenção de doenças: uma visão entre a biologia e a sociologia I

2 A saúde e seus determinantes biológicos, ambientais e sociais ... 15

Analema e medicalização 15

    Viver e morrer com saúde 21

    Saúde e prazer 26

A normalidade e suas variações 28

    Em busca da normalidade 28

    A harmonia 30

    A singularidade 33

    Interpretação pessoal da normalidade 34

Proteção ou resiliência (física, psicológica e social) 36

    A proteção aumenta com a adversidade 36

    A resiliência social 37

    A convalescença 39

    Resiliência variável 40

A saúde e suas circunstâncias 41

    Circunstâncias genéticas e epigenéticas 41

    Determinantes sociais da saúde 44

xiv Sumário

Capital social	45
O estado de bem-estar	48
A "Lei de cuidados inversos"	50
Equidade vertical e horizontal	50
Desigualdade e saúde	51
Quanto mais necessidades, menos cuidados	54
O desvio do sistema de saúde e os "insignificantes"	56
O direito à saúde	58
O sistema público de saúde de cobertura universal	61
Egoísmo inteligente	61
Equidade *versus* liberdade	62
As mudanças no adoecer e a necessária atenção primária	63
Doentes complexos contra um sistema de saúde simples	65
Financiamento do sistema de saúde e provisão de cuidados	67
O sistema de saúde nos Estados Unidos	68
Morbidade e mortalidade desnecessariamente prematuras e sanitariamente evitáveis (MDPSE)	71

3 Prevenção primária

	77
Conceitos e vários exemplos	77
Alguns exemplos históricos de prevenção primária	84
Escorbuto	84
Cólera	85
Febre puerperal	86
Amigdalectomia (tonsilectomia)	87
Infecções e vacinas	92
A relação dinâmica entre os seres humanos e os germes	92
A varíola e sua vacina	94
A poliomielite e suas vacinas	98
As melhorias necessárias nas vacinas e na vacinação	101

Sumário **xv**

A rejeição às vacinas 104

    Do benefício global ao benefício pessoal 104

    Razões para a rejeição 107

    O negócio das vacinas 109

    Conteúdo e efeitos adversos das vacinas 110

    Indenizações compensatórias 114

    Transparência na ignorância 114

    "Vacinologia social" 116

Outras atividades de prevenção primária 117

    O tabaco fumado 117

    Não meça o colesterol, seja feliz! 118

    Hipertensão 130

    Osteoporose 137

    Hemocromatose 148

    Endocardite 156

    Menstruação 158

    Evitando gestações não desejadas 160

    Gravidez, parto e pós-parto saudáveis e aleitamento materno 165

    Morte súbita infantil 174

    Menopausa e terapia de reposição hormonal 176

    Testosterona e envelhecimento 180

    "Condições" de vida e prevenção primária social 184

    Prevenção primária com cautela 186

4 Prevenção secundária 187

Conceitos e vários exemplos 187

Sobreviver ao câncer e à prevenção secundária
(rastreamento e detecção por oportunidade ou acaso) 197

    Câncer de próstata 203

    Câncer de colo do útero 209

Câncer de mama 220

Melanoma 232

Neuroblastoma 237

Triagem pré-natal das anomalias cromossômicas mais frequentes 240

A perda auditiva em recém-nascidos 244

Displasia do desenvolvimento do quadril (luxação do quadril) 247

Check-ups 251

5 Contrato preventivo e contrato curativo 263

Contrato preventivo e princípios éticos básicos 266

Sociedade expectante (e exigente) 267

A oferta preventiva provoca uma demanda insaciável 268

A boa governança clínica para ter serviços eficazes também na prevenção. 269

Corolário 273

1

A saúde e a prevenção de doenças: uma visão entre a biologia e a sociologia

Na Espanha, a expectativa de vida ao nascer duplicou-se em um século: passou de 40 anos, para os indivíduos que nasceram no início do século XX, a 80 anos, para os que nasceram no início do século XXI. Em Portugal, passou de 40 para 76 anos, e no Brasil de 30 para 70 anos (mais que o dobro). Esse resultado espetacular é principalmente devido à melhoria das condições ambientais, culturais, econômicas e sociais e de alguns aspectos críticos de intervenções de saúde[1] como vacinas, antibióticos, cirurgia, reabilitação e outros.

No entanto, esse resultado global é popularmente atribuído aos "doutores", que certamente oferecem intervenções quase miraculosas por várias técnicas, como a anestesia geral e local, diagnóstico precoce e tratamento adequado de infarto do miocárdio, e que curam com a escuta terapêutica a depressão leve e moderada.

---

1 Neste texto se fala, com frequência, do "doutor" como o profissional de saúde essencial. Ele o é, mas outros profissionais são também imprescindíveis, cada um em seu lugar com seus conhecimentos e habilidades. No entanto, a produção científica sobre saúde refere-se, com um desvio enorme, à atividade do médico, por isso há grande quantidade de publicações desse teor. Além disso, muitas vezes nos referimos ao médico de família, que trabalha em atenção primária na comunidade, próximo à casa dos pacientes, aos quais faz visita domiciliar, quando necessário, às vezes para atendê-los em sua enfermidade final (por esse motivo, é chamado "médico de cabecera", no idioma espanhol, aludindo à cama do enfermo e a confiança e conhecimento mútuo pessoal). O médico de cabeceira é um especialista nos problemas de saúde frequentes, com sua complexidade (na situação de cada doente e sua família, com seus componentes específicos biológicos, psicológicos e sociais). Esse médico de cabeceira é o clínico geral ou o médico de família, de acordo com sua denominação oficial em cada país (no Brasil e na Espanha, médico de família; na Noruega, na Nova Zelândia e no Reino Unido, clínico geral; em Portugal, clínico geral e médico de família). Naturalmente, o médico de família coordena-se com os outros especialistas e o hospital para atender aos problemas de saúde mais raros. Além disso, a saúde pública (centrada nas populações) e a atividade intersetorial são necessárias para somar os esforços, por exemplo, dos serviços sociais, da educação, da veterinária e outros.

A duração da vida não é dobrada. Ou seja, não se vive o dobro, mas muito mais pessoas vivem durante muito mais tempo. No início do século XX, já havia muitos octogenários (e alguns centenários), especialmente entre os membros da classe alta. A conquista social tem sido evitar as mortes em consequência de pobreza, fome, analfabetismo, falta de suprimentos e de purificação da água, más condições de moradia e de trabalho e falta de cuidados eficazes de saúde. Como na maioria das vezes, o sucesso tem sido alcançado por um esforço comum. O teólogo brasileiro Leonardo Boff sugeriu que o milagre dos pães e dos peixes não consistiu em conseguir a multiplicação dos pães e dos peixes, o que seria simples, mas sim fazer a partilha de tudo o que cada um tinha e a distribuir de forma justa (o que é verdadeiramente difícil). Nada demonstra isso melhor do que a saúde das crianças britânicas, pois, durante o racionamento, na II Guerra Mundial, foram alcançados níveis de saúde que jamais foram repetidos. Havia poucos recursos, mas eram distribuídos de forma justa e, consequentemente, a saúde infantil melhorou como nunca em seu conjunto.

A melhor distribuição e o uso da riqueza têm impedido as causas de morte que prevaleciam no início do século XX, como a desnutrição. Além disso, essa mesma riqueza bem-distribuída tem levado cuidados de saúde eficazes para toda a população, e os novos recursos gerados pelo progresso científico e técnico têm permitido a abordagem de causas frequentes de morte, tais como as pneumonias infantis.

Na Espanha e no Brasil, ao longo do século XX, o aumento da riqueza e sua melhor distribuição levaram à redução da mortalidade por doenças e lesões decorrentes da pobreza (desnutrição, hanseníase, violência, acidentes domésticos e laborais, tuberculose, desidratação, febre reumática, câncer de colo do útero, complicações da gravidez, parto e pós-parto e outras) e a um aumento da mortalidade devido a doenças e lesões provenientes da riqueza (diabetes, gota, acidentes por atividades de lazer, insuficiência cardíaca, demências senis, efeitos adversos de medicamentos, entre outras), sem grandes mudanças em doenças congênitas (síndrome de Down, hemocromatose, hemofilia e outras). Por sua vez, o envelhecimento progressivo da população também introduziu mudanças quantitativas e qualitativas na mortalidade. Por exemplo, as mortes por demência senil e doença de Alzheimer se incrementam com o aumento da longevidade porque são doenças que não acometem indivíduos jovens.

Não conseguimos ter uma longa vida com uma morte "curta", porque, no século XXI, é comum morrer de velhice, mas depois de anos de lenta e progressiva deterioração. No entanto, de um modo geral, há melhor expectativa de vida ao nascer, tanto em quantidade quanto em qualidade. Adicionamos anos com mais saúde e, nesse contexto, é muito importante a assistência médica eficaz. Por exemplo, a medicação para aliviar a asma, a cirurgia para remover catarata, o tratamento dentário para a infecção de um molar, o monitoramento de pacientes com diabetes, a prótese de quadril para osteoartrose (e fraturas), a vacina contra a poliomielite, etc. Obviamente é importante, por exemplo, que, além de recuperar a visão por meio de uma cirurgia de catarata (ou não perder a visão devido à retinopatia diabética evitada com o tratamento adequado), se saiba ler e ter tempo e vontade para ler livros (e poder comprá-los ou ter acesso a uma rede de bibliotecas públicas bem-abastecidas).

A saúde é sempre entrelaçada a determinantes biológicos, ambientais e sociais. Consideramos a saúde como um vetor final, em um dado momento, resultante da combinação de muitos outros vetores (determinantes) que resultam em um tal estado que, por sua vez, permite desfrutar a vida, mesmo com suas limitações e inconvenientes.

O aumento da quantidade e da qualidade de vida não tem sido acompanhado por uma maior felicidade geral, nem por maior satisfação com a própria saúde. Tudo parece pouco nesse campo. É paradoxal que a melhora da saúde gere apetite insaciável por mais saúde sem que se desfrute da que já se tem. Busca-se a saúde por si só, e consegui-la não sacia, mas convida ao aumento do consumo. Amartya Sen (economista e filósofo bengali e norte-americano) descreveu isso como o paradoxo da saúde.

O apetite insaciável para o consumo de serviços de saúde (preventivos e curativos) por pacientes e populações tem um preço, não apenas financeiro, porque o próprio sistema de saúde acaba sendo a terceira causa de morte, como demonstrado nos EUA, onde causa cerca de 400 mil mortes por ano. Na União Europeia, morrem cerca de 200 mil pessoas anualmente devido a efeitos adversos de medicamentos. Na Espanha, estima-se que ocorram cerca de 19 milhões de casos de efeitos adversos apenas relacionados a medicamentos, dos quais 1 milhão é grave e 0,65% deles é fatal; isto é, causam a morte de cerca de 6.500 pacientes. Em alguns lugares do mundo, especialmente em Israel, tem sido demonstrado que as greves de médicos associam-se a um declínio na mortalidade geral em até 45%.

Sem dúvida: a assistência à saúde é um fator de risco, e a sua utilização requer cautela, para casos de verdadeira necessidade.

O objetivo deste livro é ajudar os leitores a resolver o dilema entre desfrutar da saúde (e aumentá-la) e o temor de perdê-la ao aproveitá-la. Trata-se de encontrar um equilíbrio entre as expectativas futuras de saúde que gostaríamos de obter e as possibilidades presentes que temos de sobra.

Há muitas diferenças entre a Espanha, o Brasil e Portugal do início do século XX e do século XXI. Algumas delas se relacionam intensamente com a saúde e a insatisfação com a saúde. Por exemplo, a transição de uma sociedade rural e tirana para uma urbana e democrática (na medida do possível). De uma economia baseada na agricultura e na pecuária para outra baseada em serviços e indústria de tecnologia. De lavar roupa no rio para um vestuário (quase) descartável. Da falta de água corrente para o ar condicionado. Do fogo em casa para o fogão de indução (pouco utilizado, pois se cozinha pouco). Da pobreza terrível para a ostentação da riqueza. De um estado de mal-estar (impotência diante de um clima árido, sem aposentadoria) para um estado de bem-estar (sem exagero). De uma população com fortes sentimentos de pertencimento à comunidade (graças à estabilidade da residência e às relações pessoais) para uma população de indivíduos sem designação geográfica, conectados remotamente por diversos meios de comunicação. Da importância da comunidade para a sacralização do indivíduo. De analfabetos (não ignorantes) para universitários (desempregados). Do indivíduo como um elo a mais na cadeia da evolução para o personagem que se sente no final (e como a finalidade) da mesma. Do casamento como um remédio para a concupiscência para o amor livre (e aborto voluntário feito pelo sistema público de saúde). Da aceitação (da morte e do "destino") para a negação (da morte e do "destino"). Da sobrevivência (agradecida) para o desfrute (aqui, agora e de tudo). Da desnutrição por escassez ("um pedaço de pão e saúde") para a abundância de alimentos de qualidade baixa (*junk food*). Da doença aguda (causa única, infecciosa) para a doença crônica (múltiplas causas e associada a várias outras doenças, multimorbidade). Da religião como consolo para a medicina como chamariz. Da cura (do que se podia) para a prevenção (tudo se exige, incluindo risco zero). Da saúde como experiência pessoal e social para a saúde como produtos de consumo pessoal "medicamente certificado". Do estigma social de ser mãe solteira (e "filho de") ao desaparecimento do estado de solteirice (e a consideração legal de igualdade entre os filhos, independentemente da sua origem). Da vida de parto em parto (e morte por isso, com famílias numerosas e inúmeros homens casados duas ou três vezes) à esterilidade voluntária por razões econômicas (e à parceria de fato, com divórcio legal).

O resultado é uma população com uma saúde invejável e insaciáveis consumidores de produtos e serviços de saúde. Como chegamos a esse fim tão inesperado?

Sintetizaram bem Soledad Márquez (médica de Sevilha na saúde pública) e Ricard Meneu (médico de Valencia, estudioso de economia e organização de serviços), ao analisar a participação daqueles que são protagonistas da medicalização, às vezes inconscientemente.

Houve uma confluência de interesses entre várias partes, incluindo os indivíduos e as populações que escolhem como ideal a fase juvenil e aspiram à eterna juventude, de modo que o envelhecimento e a morte sejam rejeitados, pois são entendidos como erros e falhas do sistema de saúde.

Os médicos se convertem em sacerdotes da nova religião da saúde do corpo e da mente, e a eles se confia a certificação de saúde depois de cumprir as regras que ditam o bom comportamento. Mede-se a saúde com métodos rigorosos e aparentemente científicos (porém mutáveis ao longo do tempo, de acordo com interesses diversos), sempre com base em cânones biológicos, o que se denomina biometria.

Os próprios pacientes comungam com a biometria e aprendem valores da pressão arterial normal, do colesterol HDL (antigo "colesterol bom"), percentis de crescimento de crianças, densitometria, PSA e outros.

O objetivo geral é encontrar uma pílula mágica ou uma solução simples para remover pela raiz e sem incômodos todos os complexos problemas de adoecimento no século XXI. São rejeitados todos os inconvenientes da vida diária e as variações da normalidade, de forma que tudo afeta e espanta, aceitando-se propostas quase do tipo daquelas feitas pela astrologia. Finalmente, expropria-se a saúde, termo cunhado por Ivan Illich (teólogo e pensador austríaco). Por exemplo, a saúde infantil é definida pelo pediatra com suas artes e sua ciência - não pela mãe nem pela experiente avó.

As atividades de saúde, especialmente as preventivas, são justificadas por vitórias pírricas contra a morte. Basta salvar uma vida para justificar programas milionários (em euros) que causam efeitos adversos, como dor, sofrimento e morte, que não são valorizados. Produz-se uma espécie de "medicina baseada em sentimentalidade", que poderia muito bem levar à proibição total do tráfego de carros para evitar morte acidental nas estradas. Naturalmente, o bom-senso quase sempre se impõe e são melhoradas as regras, os veículos e as estradas, e não é proibido o trânsito. Às vezes, a prevenção é justificada por esse final feliz de se evitar uma morte visível à custa de danos invisíveis, até mesmo fatais.

Muitos médicos e sociedades profissionais alimentam essas crenças absurdas e contribuem para a sua gênese; por exemplo, insistindo que a dor é um fracasso da medicina, em vez de considerar o papel protetor da dor na vida (como bem demonstram as amputações decorrentes da perda de sensibilidade local provocada pela hanseníase) e que existem apenas algumas poucas dores patológicas que deveriam ser evitadas. Criam-se os *experts* e os grupos de *experts* que carregam *slogans* sobre o problema de saúde "desta temporada" (e suas biometrias e tratamentos), a partir de uma situação conflituosa acadêmica, empresarial e tecnológica.

Os médicos não costumam estar sozinhos ou "vagando no espaço", de modo que as indústrias os apoiam, incentivam e, de alguma forma, os cativam, pois a imensa maioria das atividades de formação e eventos está contaminada com as presunções industriais e comerciais.

Entre as indústrias, destaca-se a farmacêutica, mas também a de tecnologia, alimentos, meios de comunicação, organização de serviços, materiais, etc. Os médicos com mais conflitos de interesse se apoiam e são apoiados pela indústria da criação de doenças *(disease mongering)*, para produzir um mercado e consumidores de cada nova promessa (medicamento, alimentação, comportamento, próteses, cirurgia), um *marketing* da doença que tentará nos aproximar do ideal do jovem como ídolo e da morte como evitável. Os acionistas dessas empresas estão cada vez mais visando ao lucro imediato e, às vezes, com danos aos melhores interesses sociais (e à saúde dos pacientes).

Os meios de comunicação pertencem a empresas que se concentram em conglomerados que buscam a atenção dos consumidores com imagens

São e salvo **7**

impactantes, mensagens curtas e simples, dramatização da vida diária, promessas irrealistas e notícias surpreendentes. Cabe pouca análise sensata, serena e extensa. Muitas vezes, os interesses dos jornalistas e seus empregadores se aliam aos dos médicos e das indústrias que os mantêm. É notícia diária qualquer gene, medicamento, intervenção preventiva e opinião que surpreenda o público e satisfaça as suas expectativas de saúde para todo o sempre.

Os políticos têm legitimidade democrática, mas muitas vezes a sua prática cotidiana é distante e pouco transparente, e outras vezes francamente corrupta. Seu comportamento se guia pelo curto prazo e pelo desempenho eleitoral. Com seu faro habitual, muitas vezes sintonizam com os interesses industriais e sempre encontram médicos e especialistas que justifiquem cientificamente "o negócio" em questão, seja uma vacina contra a gripe, seja a osteoporose. Infelizmente, muitos políticos não são guiados pelo bem público e assim desacreditam as instituições e as suas atividades.

Os gestores, em sua maioria, são dependentes dos políticos e temem a demissão tanto quanto a pressão de médicos líderes de opinião (aqueles que às vezes confundem os "conflitos de interesses" até transformarem o conceito em puro "interesse pelo lucro"). A gestão é conservadora e de continuidade, pois logo se aprende que aquele que não joga o jogo não sai na foto. Por consequência, segue-se a moda, e os recursos são consumidos na medicalização dos indivíduos e das populações.

A academia (universidades, institutos de pesquisa) costuma calar e outorgar. Gasta o seu tempo no desenvolvimento, na implementação e na publicação de estudos de grande elegância interna, mas crescente irrelevância externa (muito bem feitos, mas inúteis). Seu mundo é um outro mundo, exceto para aqueles que estão envolvidos na liderança de opinião e têm muito gás para defender hoje "isto" e amanhã "aquilo", conforme o ritmo imposto pela indústria que fornece maior orçamento. Os estudantes são formados nesse ambiente distante da transformação social, tendo como exemplo uma atenção biológica fragmentada e tecnológica que consome e esteriliza sua empatia para com o paciente já no início do curso de medicina, e podem se formar, por exemplo, sem ter estudado nada sobre o impacto do analfabetismo e da solidão na saúde dos idosos. Sobre os estudantes exercem influência tanto o currículo oficial quanto o currículo oculto, que de fato colocam em evidência que o importante é a biologia, a especialização

8 Juan Gérvas e Mercedes Pérez Fernández

e a tecnologia. O que se destaca é um ensino centrado na tirania do diagnóstico, no uso da tecnologia, na visão fragmentada do corpo (apenas sem alma) como campo de batalha contra a doença e no fator de risco. A pessoa propriamente dita, o ser humano doente em seu contexto familiar, cultural e social, não costuma existir no ensino dos profissionais de saúde.

Nesse mundo complexo de interesses, desejos e expectativas, aceitam-se propostas de prevenção impossíveis, de intervenções sem justificativa que prejudicam a população com as provas diagnósticas e os consequentes tratamentos. Todos percebem o problema, mas seguem esse padrão com doses variadas de inocência e de malícia e colocam seu granito na construção social de aspirações impossíveis. Os anos de maior expectativa de vida se transformam em mais anos de medo da morte, e para evitá-la se vive com medo noite e dia. São pandemias iatrogênicas de medo; ou seja, o medo provocado pela própria intervenção médica. Um bom exemplo é a gravidez, que de "estado de êxtase" tem se transformado na travessia de um campo minado que durante quarenta semanas obriga a tomada de medicamentos preventivos e a realização de testes, exames de sangue e urina, ecografias, investigações, consultas e reconsultas e vários estudos para se estar seguro de que "tudo vai bem", mas sem nunca ter esta certeza, até chegar a um parto em muitos casos por cesárea (em geral desnecessária).

Claro, há políticos, jornalistas, médicos, gerentes, cientistas e acadêmicos que procuram frear e inverter a transformação medicalizadora da atenção à saúde, que caminha em direção a uma visão biológica, fragmentada e tecnológica da prestação de serviços aos pacientes e populações.[2]

---

2 Por exemplo, além dos citados no próprio texto, há quem desembaraçou e desembaraça o caminho entre médicos e acadêmicos, como Thomas McKeown (médico e sociólogo britânico), Kerr White (médico norte-americano, epidemiologista e pesquisador de serviços), Petr Skrabanek (médico tcheco oncologista e de saúde pública), George Engel (médico e psiquiatra norte-americano), James McCormick (médico de família irlandês), Donald Crombie (médico de família e epidemiologista inglês), Pedro Laín Entralgo (médico e historiador espanhol), John Horder (médico de família inglês), Arthur Kleinman (psiquiatra e antropólogo norte-americano), Vicente Navarro (médico e sociólogo espanhol), Geoffrey Rose (médico e epidemiologista britânico), Uwe Ravnskov (médico de família e nefrologista dinamarquês), Marc Jamoulle (médico de família belga), Robert Solomon (filósofo norte-americano), David Sackett (médico e epidemiologista canadense), Robert Proctor (historiador norte-americano), José Tuells (médico espanhol, especialista em saúde pública), Mark Siegler (ética médica, norte-americano), David Banta (avaliação médica e de tecnologias, holandês), Enrique Regidor (médico e epidemiologista espanhol), Luis Castiel (médico e epidemiologista brasileiro), Carlos Álvarez-Dardet (médico espanhol, especialista em saúde pública), Livia Giordano (médica italiana, especialista em saúde pública), Carme Borrell (médica espanhola, especialista em

Contrastam com os médicos e especialistas interessados no negócio, que manejam com malícia a informação e causam medo. Repetem como um mantra, por exemplo, que todos os anos se diagnosticam 500 mil novos cânceres de colo do útero e morrem, por isso, 250 mil mulheres no mundo. Na Espanha, se diagnosticam anualmente cerca de 2.500 novos casos e morrem cerca de 700 mulheres por câncer de colo do útero (a cada ano, morrem por todas as causas cerca de 190 mil de um total de 24 milhões).

No Brasil, se diagnosticam cerca de 15.600 novos casos por ano e morrem cerca de 5 mil mulheres por câncer de colo do útero (a cada ano morrem por todas as causas aproximadamente 515 mil mulheres de um total de 102 milhões). Agora, finalmente, dizem que há uma "vacina contra o câncer de colo do útero". Com ela a mulher aceita fazer uma citologia anual (se possível semestral), sem duvidar de que o câncer de colo do útero seja uma doença comum e uma frequente causa de morte. Aceita também vacinar-se e vacinar as suas filhas contra o papilomavírus humano (HPV).

É difícil manter a calma e compreender que a vacina é inútil. É preciso calma e cabeça fria para pensar que há mais de 3 bilhões de mulheres no mundo e que a cada ano morrem quase 180 milhões de mulheres por várias causas (cerca da metade por fome, desnutrição, guerra e outras doenças decorrentes da pobreza), e que o câncer de colo do útero é justamente uma dessas enfermidades decorrentes da pobreza, sendo, com muita frequência, a causa de morte nos países mais pobres do planeta.

Na Espanha, as mulheres que morrem de câncer de colo do útero também são na sua maioria pobres e marginalizadas (viciadas em drogas, prostitutas, fumantes...). São feitos, ao ano, 10 milhões de exames de

---

saúde pública), Peter Mansfield (médico de família australiano), Charles Tesser (médico brasileiro, especialista em saúde pública), Armando Norman (médico de família brasileiro), Barbara Mintzes (médica e farmacologista canadense), Joan Ramon Villalbí (médico e epidemiologista espanhol) Ernesto Barrera (médico de família espanhol) e Gustavo Gusso (médico de família brasileiro), que encontraram eco em jornalistas e escritores como Shannon Brownlee (norte-americano), Ray Moynihan (australiano), Milagros Pérez Oliva (espanhola), Louise Russell (norte-americana), Jörg Blech (alemão), Marcia Angell (norte-americana), Henry Sigerist (suíço-norte-americano), Ben Goldacre (inglês), Jeremy Greene (norte-americano), Miguel Jara (espanhol) e Alan Cassels (canadense). Na Espanha, é aconselhável seguir as publicações de Andreu Segura (médico catalão, especialista em saúde pública), Roberto Sánchez (médico de família, Salamanca), Alberto Ortiz (médico e psiquiatra, Madrid) e Enrique Gavilán (médico de família, Andaluzia-Extremadura). Em relação a organizações independentes, há o internacional Healthy Skepticism e as espanholas NoGracias e Farmacriticxs.

Papanicolau, a grande maioria desnecessária, e quase nunca são feitos em mulheres pobres e marginalizadas. As estatísticas desse país mostram que a morte por câncer de colo do útero é tão incomum como a morte por suicídio em mulheres.

A prevenção é oferecida como a solução *urbi et orbi* e se supõe que, no futuro próximo, será eliminado todo sofrimento, toda enfermidade e até mesmo a morte. Trata-se somente de ir controlando os fatores de risco até não restar nenhum. Esse desejo desmedido foi definido, em 2003, por Vicente Verdú (escritor e jornalista valenciano) como "pornoprevenção".

Utiliza-se a aura positiva da prevenção para justificar quase qualquer intervenção. É verdade, por exemplo, que é muito eficaz o conselho do médico de família contra o tabaco, mas também é verdade que o diagnóstico precoce preventivo de câncer de pulmão com tomografia computadorizada (TC) é inútil.

Parece que a prevenção não tem efeitos adversos, esquecendo-se de que as intervenções médicas sempre podem causar danos (e benefícios), assim como as moedas têm cara e coroa. A expressão "é melhor prevenir" é verdadeira apenas quando "o remédio não é pior que a doença". A prevenção vale a pena quando é melhor prevenir do que curar, como bem demonstra o fracasso de tratamentos farmacológicos para a obesidade.

Todos os bons resultados em saúde são atribuídos à prevenção, como, por exemplo, a diminuição da ocorrência de acidente vascular encefálico por controle da hipertensão arterial, apesar de vir diminuindo continuamente desde o início do século XX talvez pelas melhores condições de vida e de trabalho, conservação de alimentos, melhor redistribuição da riqueza e outras melhorias.

Mesmo o médico bem-intencionado acaba dedicando tempo e recursos excessivos, testes e tratamentos para a prevenção desnecessária. A prevenção clínica invade campos da saúde pública, como se fosse melhor salvar aqueles que estão se afogando na enchente, um por um, do que prevenir inundações.

Os casos relatados são usados para deslumbrar, sem uma análise que ajude na sua interpretação. Um bom exemplo é o caso de "não câncer" de tireoide, em 2012, da presidente da Argentina. Foi uma mutilação de fato, porém justificada com "era uma tireoide com nódulos" (como acontece com todas as tireoides). Após a intervenção, há o tratamento ao longo de toda a vida com tiroxina e o controle do seu nível. Mas a prevenção justifica tudo, até mesmo esse efeito adverso serviu para promover o diagnóstico precoce preventivo de câncer de tireoide, uma proposta sem base científica.

Os danos da prevenção geralmente são percebidos a longo prazo. Por exemplo, a terapia de reposição hormonal alcança um benefício imediato quanto às desconfortáveis ondas de calor e sudorese, tão frequentes, o que explicava sua aceitação por muitas mulheres. Ao longo dos anos, mostrou que causava infartos, embolias e câncer de mama (55 mil novos cânceres de mama no Reino Unido, p. ex.).

O balanço a favor de muitas atividades preventivas também carrega um custo não justificado. Estima-se que cerca de 30% do total do orçamento da saúde (30 bilhões de euros por ano na Espanha) são gastos ineficientemente, e mais de 75% desse esbanjamento corresponderiam a atividades de prevenção desnecessárias.

Convém analisar as vantagens e desvantagens da prevenção e escolher exames preventivos que atinjam um balanço final com mais benefícios. O segundo e último objetivo deste livro é proporcionar ao leitor informação completa e compreensível sobre as intervenções preventivas mais comuns. Para isso, as atividades de prevenção primária e prevenção secundária são consideradas separadamente.

Em ambas, a intervenção é feita em pessoas sem sintomas ou sinais da doença que se quer prevenir ou diagnosticar precocemente.

Na prevenção, se busca:

1. Evitar a doença (prevenção primária).
2. Diagnosticar a doença em sua fase assintomática (antes que cause desconforto e/ou produza sintomas).

Como normalmente se trata de pessoas saudáveis, a prevenção exige, por ética, que as intervenções tenham um claro equilíbrio a favor dos benefícios e que os danos sejam pouco frequentes e muito leves.

Este livro está organizado em quatro seções. A primeira abrange a saúde e seus determinantes, e nela se faz uma abordagem científica, ideológica e social para explicar que a saúde é mais do que biologia, pois os determinantes ambientais e sociais foram, são e serão fundamentais.

As duas outras seções são dedicadas às prevenções primária e secundária. Insistimos que as atividades analisadas sejam executadas quando não houver sinais ou sintomas que permitam suspeitar da doença que se deseja evitar.

Há uma parte final sobre as diferenças entre o contrato clínico curativo e o contrato clinico preventivo, pois convém que o leitor se aproxime do impacto das prevenções primária e secundária na relação entre o médico e o paciente. Reivindicamos, assim, aos profissionais de saúde que, com seus trabalhos, objetivem produzir um sistema de saúde que preste serviços eficazes, apesar da medicalização da sociedade e outros problemas ideológicos.

Finalmente, no corolário sintetizamos o que acreditamos ter ficado evidente depois de analisar as informações contidas no livro.

Neste livro, analisamos as atividades de prevenção clínica, ou seja, a prestação de serviços de prevenção pessoais que estão intimamente relacionados com a atividade médica diária. Não analisaremos as medidas de prevenção coletivas, voltadas para a população (com ou sem serviços pessoais). Por exemplo, esforços para purificar e fluorar a água, campanhas de promoção do uso de preservativos, medidas para reduzir o envenenamento por chumbo ou programas de troca de seringas para reduzir a propagação de doenças infectocontagiosas entre os consumidores de drogas são atividades específicas do campo da saúde pública. No entanto, incluímos a análise das campanhas de vacinação, o rastreamento do câncer de mama, o diagnóstico pré-natal de anormalidades cromossômicas, o aconselhamento contra o tabaco e outros, pois na prestação desses serviços há sobreposição da saúde pública e prevenção clínica.

Não incluímos, neste livro, a prevenção terciária, nem a quaternária, duas atividades típicas do bom médico clínico. É prevenção terciária limitar os danos causados pela doença, tão logo se apresentem seus sintomas e/ou sinais (após o diagnóstico), assim como reintegrar o paciente ao seu mundo e à sua atividade habitual. É prevenção quaternária evitar atividade médica desnecessária e/ou os danos causados por atividades necessárias; em certo sentido, é a expressão moderna do velho princípio médico básico de "primeiro não causar dano" (*primum non nocere*).

Neste livro também não tratamos de doenças propriamente ditas, embora de vez em quando falemos delas. O foco clínico é a prevenção, não o diagnóstico, o tratamento ou a reabilitação dos pacientes.

Esperamos que o leitor finalize a leitura com proveito e, ao terminar de ler, tenha conseguido satisfazer o velho slogan de *La Codorniz,* revista satírica que se declarava "a revista mais audaciosa para o leitor mais inteligente."

2

A saúde e seus determinantes biológicos, ambientais e sociais

ANALEMA E MEDICALIZAÇÃO

Analema é o termo astronômico para a figura que se obtém quando se determina, a partir do mesmo ponto geográfico, a posição do Sol no mesmo instante a cada dia durante um ano. Por exemplo, sobre o vidro da janela, se marca com um ponto o lugar do Sol no céu às quatro da tarde, todos os dias durante um ano. Depois, os pontos são unidos entre si, formando-se uma figura que chamamos analema.

Na Terra, o analema é uma figura curva fechada, um enorme oito inclinado com dois laços de tamanhos distintos. A extremidade superior do oito corresponde ao solstício de verão (quando o Sol atinge sua altura máxima) e a sua extremidade inferior corresponde ao solstício de inverno (quando o Sol está a uma altura menor sobre o horizonte). A junção dos dois laços do oito corresponde aproximadamente aos equinócios de primavera e outono.

Podemos ver nossas vidas como analemas terrestres, como curvas fechadas que vão e voltam ao ponto de origem, desde o nascimento até a morte. Poderíamos imaginar nosso analema vital lembrando o que fizemos e onde estávamos, por exemplo, a cada 21 de dezembro ao meio-dia. O que fizemos, sentimos, vivemos ao meio-dia dos dias 21 de dezembro de nossas vidas? Como poderíamos descrever nosso analema vital, se fôssemos observadores externos situados nesse ponto fixo? Onde mudamos, onde começamos novos caminhos, onde tomamos desvios e atalhos, em que ponto e lugar da geografia física, social, sentimental, profissional, pessoal, familiar e econômica? Que outros analemas vitais se entrelaçaram com o nosso e como se sobrepuseram e entrecruzaram, quando e como, por quanto tempo?

Que atrasos e avanços tem o nosso analema em relação à normalidade, ao tempo oficial, ao correto e prudente? Em que somos comuns e em que somos especiais? Aonde gostaríamos de levar o analema, e onde estamos e por quê?

É importante ter uma imagem mental desse analema vital que se desenha ao recordar uma data memorável, e especialmente é essencial ajustá-lo para que se encaixe às nossas expectativas, aos nossos desejos e às nossas fantasias. Nesse processo está uma grande parte da saúde, dizendo que "isto é o que há, isto eu aceito, isto eu mudo", "meu analema teve essas características e gostaria que fossem estas outras, mas, por experiência, sei que no futuro serão aquelas". Não se trata de ter a estabilidade e a resistência da rocha, mas sim a flexibilidade do junco. Analisar calmamente o analema vital pessoal acrescenta saúde, porque a saúde não está no consultório do médico, nem nas intervenções de saúde, embora às vezes essas intervenções sejam determinantes. Sentirmo-nos vivos, aproveitar a vida, superar os inconvenientes e aceitar nossas limitações, isso é saúde.

Quando nos permitimos ser seduzidos pelos cantos de sereia que desviam nosso analema vital, entramos, sem necessidade, em órbitas às vezes prejudiciais. Convém recordar que, no século XXI, podemos ser:

- Saudáveis. Simplesmente porque o somos e por não ter tido contato desnecessário com o sistema de saúde, nem com os que propagam promessas impossíveis de saúde.
- Saudáveis preocupados. Porque tivemos contato desnecessário com o sistema de saúde ou por acreditarmos no que difundem os meios de comunicação que transmitem a propaganda médica ou técnica sem sentido. Por exemplo, as pessoas preocupadas com os fatores de risco e com a probabilidade de estarem doentes.
- Saudáveis estigmatizados. Por estarmos marcados com algum fator de risco (ou alguma probabilidade de doença), como hipertensão, mutação genética, níveis elevados de colesterol, osteoporose, etc. Esse fator de risco os faz entrar na roda da assistência à saúde, como se fossem pacientes.

- Doentes, reais ou imaginários (induzidos). Por sofrer um problema de saúde real ou imaginário (uma doença imaginária ou "sem doença", em inglês *non disease*, como, por exemplo, os pacientes que acreditam que a pressão alta é uma doença).

Quando deixamos de sentir-nos saudáveis e de aproveitar a vida por termos sido estigmatizados e/ou diagnosticados com uma doença imaginária, passamos a aumentar um grande setor da população que sofre sem causa e, portanto, cumpre com analemas vitais deformados artificialmente.

Na Noruega, foi estimado, em 2003, que, considerando apenas os valores de risco da pressão arterial e de colesterol no sangue, 50% da população de 24 anos estariam fora da categoria de "saudáveis" e dentro de alguma das outras três categorias acima; com a idade de 49 anos, seriam 90%. Vale a pena lembrar que a expectativa de vida na Noruega é de 80 anos, por isso essa legião de saudáveis preocupados, saudáveis estigmatizados e doentes imaginários apresenta, na prática, uma saúde de ferro.

O sofrimento geralmente segue o desenvolvimento de uma nova técnica diagnóstica ou de um tratamento novo que justifique uma nova doença, pois seu próprio nome angustia. Parece não importar que adoecer implica sofrimento, uma questão-chave para o paciente.

Às vezes, parece que esse sofrimento significa pouco para o médico que, de boa fé (ou com malícia para lidar com dados de saúde), passa a acreditar que a doença existe sem esse sofrimento. Por exemplo, o caso da síndrome de deficiência de testosterona, que transforma o envelhecimento normal em uma doença "curável" por administração de testosterona. Ao transformar um processo normal em alterações patológicas, muda a percepção pessoal e social e surgem a angústia e o sofrimento, o adoecer leva à dependência de médicos e das suas atividades.

Essa abordagem cruel, exageradamente focada na doença, é peculiar do médico centrado no biológico, que ignora o adoecer da pessoa em sua complexidade de indivíduo singular em um contexto social e familiar particular e concreto. Uma coisa é adoecer (o sofrimento por estar ou se acreditar doente) e outra é a doença (o conjunto de sinais e sintomas que pode receber um rótulo, um nome).

Os médicos que inventam doenças e criam novos rótulos são como os agentes infecciosos que transmitem doenças. Seu trabalho cria doentes e faz adoecer a sociedade com *marketing* de doenças imaginárias *(disease mongering)*. O termo foi cunhado, em 1994, por Lynn Payer (jornalista científica norte-americana) em seu livro *Disease Mongers*[1]: *How Doctors, Drug Companies and Insurers are Making You Feel Sick (Promotores de doenças: Como médicos, empresas farmacêuticas e seguradoras o estão convertendo em doente)*.

Isso nos leva à medicalização da vida cotidiana, e são muitos os interesses que se somam a essa atividade "infecciosa" que muda os analemas vitais de milhões de pessoas que, sendo saudáveis, desviam suas órbitas naturais e tornam-se saudáveis preocupados, estigmatizados ou simplesmente doentes imaginários, todos girando em torno de médicos e medicamentos. Como dizem ironicamente os estudantes de medicina espanhóis agrupados em Farmacriticxs: "Estamos desenvolvendo novos medicamentos para doenças projetadas."

Entre os interesses que convergem na medicalização da vida, destacam-se as próprias expectativas individuais e sociais de uma juventude eterna e de uma vida sem inconvenientes, a ganância de acionistas das indústrias farmacêuticas, tecnológicas, alimentícias e outras, os benefícios do poder, prestígio e dinheiro de médicos e políticos e uma ciência sem consciência, que se concentra em questões irrelevantes das sociedades ricas.

A resolução dos problemas de existência duvidosa criados em pacientes com doenças imaginárias justifica o trabalho de mais e novos especialistas com inovações em técnicas de diagnóstico e terapêutica. Na área da saúde, "a oferta cria a demanda." Assim, por exemplo, quanto mais hospitais, mais doentes, mas a saúde não melhora (pelo contrário).

Os passos para causar uma epidemia de doença imaginária são quatro:

- Desenvolve-se um novo método de diagnóstico ou de tratamento para a sociedade, os pacientes ou os profissionais lidarem com uma situação que existe como uma doença; por exemplo, a síndrome de deficiência de testosterona.

---

1 N. de T.: monger é um termo pouco traduzido e utilizado; sua tradução literal mais adequada seria "tráfico de doença" porque aqui significa a promoção de algo indesejado ou de pouca credibilidade.

São e salvo **19**

- Define-se a doença de maneira que se adapte ao novo diagnóstico ou ao novo tratamento, que envolve o uso de métodos estatísticos, com os quais sempre haverá doentes (o que é chamado de biometria); no exemplo considerado, os níveis "normais" de testosterona no sangue são definidos, com o que se criam pacientes por obrigação (alguns vão estar sempre nos extremos da distribuição normal e os que estiverem fora dos "valores de referência" serão considerados doentes, mesmo se o nível de testosterona acompanhar uma normalidade vital, incluindo a sexual).[2]

- Com a facilidade e eficiência do novo método diagnóstico ou tratamento, se começa a perder a capacidade de discriminar, e esses métodos são oferecidos aos casos limítrofes, ou *borderlines,* aumentando assim o número de doentes imaginários sem fronteiras e levando a epidemia a crescer de maneira explosiva.

- É importante o envolvimento de pacientes e familiares e dos que ajudam na organização de associações de defesa do consumidor e queixas para que o problema tenha eco social e a solução se torne uma exigência e uma necessidade urgente (que consome recursos, em detrimento de outras necessidades prementes, que são ignoradas ou relegadas). Em geral, as indústrias são muito importantes no apoio às sociedades médicas, organizações profissionais e associações de pacientes e familiares, sendo também eficientes no *lobby* para pressionar os políticos.

Com tal estratégia, se criam doenças imaginárias que, sendo inventadas, afetam verdadeiramente os pacientes, porque o rótulo é falso, mas o sofrimento induzido é real.

Por exemplo, não há pênis retos e, por mais eretos que estejam, todos se curvam em certo grau. É melhor assim. Dessa forma, alcançam

---

2 Nesse sentido, aceita-se como "normal" o mais frequente, o habitual, e como anormal (e patológico) o incomum. Se você empregar as definições utilizadas, deve incluir como doentes os 5% da população que, por definição, caem para mais do que dois desvios-padrão da média estatística (quando há uma distribuição "normal"). Esses 5% podem não ser a soma simples de 2,5% em ambos os lados da curva, mas também os 5% de apenas um lado (o direito, p. ex., na distribuição dos números de pressão arterial). Esses 5% da população podem não se sentir doentes, nem se beneficiar por serem taxados de doentes, mas essa é outra questão.

melhor o ponto G (na parte anterior da vagina) durante a relação sexual vaginal tradicional, além de roçar eficiente e suavemente o clitóris. Na relação sexual anal, estimulam o colo do útero por meio das paredes do reto e da vagina. Na boca, se adaptam para chegar à úvula e além dela. Se falamos de sexo entre homens, a curva peniana ajuda a estimulação da próstata do parceiro e na boca facilita a sucção. Inclusive na masturbação é benéfica a suave curvatura que facilita a massagem estimulante. A curva no pênis é o normal.

Às vezes, ocorre uma fibrose do tecido elástico que cobre os corpos cavernosos do pênis, a túnica albugínea. Essa fibrose provoca maior curvatura no pênis, e em alguns casos pode levar a uma curvatura excessiva durante a ereção, que pode chegar a dificultar a relação sexual por ser doloroso (para o homem ativo). Em casos extremos, pode impedir fisicamente a penetração. Nesses casos, fala-se em doença de Peyronie, denominação devida ao médico francês que a descreveu em 1743. É uma doença muito rara; por exemplo, nos Estados Unidos são tratados com cirurgia cerca de 5 mil casos por ano (para cerca de 150 milhões de homens).

A doença de Peyronie pode ser tratada com medicamentos, massagens e cirurgia, muitas vezes com sucesso limitado. Em 2011, surgiu um novo fármaco, apresentado pela imprensa como uma maravilha: a colagenase.

Não é um milagre, porque a curvatura passa de 49 graus para 31 graus no grupo de intervenção (tratados com colagenase) e 39 graus no grupo--controle (placebo).

Para incentivar o uso do medicamento promissor:

1. Introduz-se um novo nome mais "científico" e simples para a referida doença de Peyronie: CITA (*chronic inflammation of the tunica albuginea*).
2. Converte-se essa doença em algo muito comum ("acomete até 10% dos homens").
3. A CITA passa a ser relacionada a doenças "de verdade" (doenças do tecido conectivo, como a retração palmar de Dupuytren).
4. É definida cientificamente em graus (biometria).

5. Emprega-se um fármaco que é útil em outras situações. Não sabemos se, em breve, haverá associações de doentes com CITA para pressionar, mas algo incomum está se tornando muito frequente.

As vendas de colagenase para a CITA podem ser de 100 milhões de dólares anuais, se a população a ser tratada aumentar para 150 mil (somente nos EUA). Não é de se admirar que as ações da empresa fabricante tenham subido. Os urologistas diagnosticarão CITA com frequência, pois agora a normalidade impossível será o pênis reto. Essa definição de nova doença vai trazer muito sofrimento, angústia e preocupação, e muito adoecimento. É uma doença inventada que se promove sobre uma doença muito rara, tornando muitos homens saudáveis em doentes.

O analema vital normal, biológico, cultural e social pode ter atrasos e avanços em relação ao tempo marcado por outros, em relação à normalidade que é forçada com a biometria. É adequado estarmos cientes de nosso próprio futuro, do percurso vital que para nós é normal.

Viver e morrer com saúde

Há muitas definições de saúde. A pior é a da Organização Mundial de Saúde: "A saúde é um estado de completo bem-estar físico, mental e social e não meramente a ausência de doenças ou enfermidades". Essa definição é o germe que leva ao paradoxo da saúde, porque ninguém consegue tal estado de saúde, exceto, talvez, durante o orgasmo.

Estar saudável é, primeiro, estar vivo e ser consciente disso. E depois, estar saudável é aproveitar a vida com as suas inevitáveis complicações. Em geral a saúde não é percebida, é um pouco como o ar que respiramos, de que apenas sentimos falta quando não o temos.

Na saúde há muitos graus, do estado de nirvana (de quietude e paz, ao libertar-nos de todos os laços), ao de êxtase (de lucidez e máxima plenitude), reservado para poucos seres excepcionais, como os homens santos e místicos; da saúde despreocupada do jovem que desfruta sua vida sem perceber nem saúde nem juventude, ao saudável atormentado pelo medo contínuo de doença e da morte; da falta de saúde de algumas crianças nascidas com deficiências neurológicas terríveis ("piores que a morte", dizem seus pais), ao esplendor dos idosos que suportam suas enfermidades, dançando na festa da comunidade. Assim, há graus e graus de saúde.

É possível um envelhecimento saudável? Sem dúvida, com saúde e vitalidade. É importante ter otimismo a respeito disso. Quem tem uma atitude positiva em relação ao envelhecimento vive, em média, oito anos mais do que aqueles que têm uma atitude negativa. O medo do envelhecimento é uma atitude que adoece.

Acreditar que há épocas vitais perfeitas anula a possibilidade de aproveitar as mudanças de cada etapa. Por exemplo, aceitar a juventude como um modelo é tão absurdo quanto aceitar a infância como ideal. Ser jovem é viver apenas um período da vida, não é estabelecer marcas de perfeição. Cada fase tem suas vantagens e desvantagens. A velhice também.

A vida é curta, e cumprimos nela o ciclo da matéria viva, pois nascemos, crescemos, nos reproduzimos e morremos. Não há como fugir disso, nascemos para morrer, sem mais. Isso foi dito por meio de uma centena de maneiras, sendo a experiência vital universal. Uma boa expressão dessa viagem, dessa verdadeira e única viagem, é a pele. Da suavidade da pele de um recém-nascido às rugas de um centenário não há mais que o tempo. O tempo que é o nosso próprio passar. A ternura que um bebê transmite é imprescindível para a sobrevivência humana, como é essencial o respeito com o idoso que acumula experiência e sabedoria.

Os seres vivos têm uma longevidade muito variável, e por meio do material genético podemos considerar-nos quase imortais. Algumas bactérias vivem segundos, alguns animais são centenários, há plantas milenárias. Por exemplo, o próprio homem vive em alguns casos um século ou mais; alguns moluscos, baleias e tartarugas vivem um, dois ou mais séculos; há oliveiras, pinheiros, carvalhos, zimbros, sequoias e *welwitschias* ("polvos do deserto") que vivem séculos e milênios. Mas, no final, todos os seres vivos morrem, sem remédio.

O envelhecimento é um sinal de vida, pois somente aqueles que estão vivos envelhecem. E o envelhecimento digno dá crédito e respeito. Por exemplo, a mulher verdadeiramente bela é a idosa que em seu rosto reflete o equilíbrio interior que a torna atraente e agradável em sua venerável serenidade. Sábios anciãos são os que envelhecem aproveitando a experiência para gerar conhecimento, sejam homens ou mulheres.

É possível ter uma doença grave e ser saudável ao mesmo tempo? Sim, se no meio do sofrimento encontrarmos oportunidades para aproveitar a vida. Por exemplo, suponhamos um paciente com esclerose lateral amiotrófica, cuja paralisia avançada o tenha deixado confinado a uma cadeira de rodas. O paciente recebe o lógico apoio familiar e médico. A paralisia, nesse caso, é motora, dos músculos, e nada impede que quem o ame lhe faça desfrutar de sexo até atingir orgasmos que levariam à saúde impossível da Organização Mundial da Saúde. Assim, ninguém poderia atrapalhá-lo de seguir a construção do analema desenhado sobre o vidro de sua janela. Quem vai impedi-lo de imaginar-se em pé e exuberante, desfrutando de sua fantasia? Mas como ninguém costuma falar de analema, ninguém costuma falar de sexo nem de fantasia com os pacientes, pois temos terrenos proibidos, verdadeiros tabus. Parece que o paciente é apenas um saco de mecanismos que são alterados e que já não pode mais ter esse completo estado de bem-estar. E não é assim, o paciente é uma pessoa que pode ser feliz e ter momentos saudáveis com suas expectativas, desejos e fantasias. Ser saudável é sentir-se vivo e cheio de possibilidades, é ser capaz de ser feliz, pelo menos de alguma forma.

É possível morrer de maneira saudável? Sim, se deve morrer saudavelmente. Deve-se morrer com dignidade e aceitar a morte como um fim esperado. Pode-se aproveitar as últimos horas e minutos, em especial se um médico que nos conhece é capaz de usar os enormes recursos científicos e tecnológicos existentes para aliviar a dor e outros problemas (constipação intestinal, vômitos, edemas, ansiedade, insônia).

Como diz o ditado: "Morreu? Não, acabou, ele começou a morrer quando nasceu." Nascemos e morremos cumprindo um analema vital, cheio de oportunidades para aproveitar, mesmo nos últimos momentos. Assim, uma música favorita ou o som preferido, uma mão amorosa, um beijo quente, uma palavra sentida, um cheiro agradável e/ou comovente, uma carícia sensual, uma lágrima amiga, uma piada boba e engraçada, etc. Infelizmente, disso quase tudo é negado ao moribundo, com o qual costumamos brincar de esconder tanto o respeito aos sentimentos profundos e solidários, como o respeito em relação à palavra "morte". Nega-se e se distancia a morte, colocando o paciente em um hospital ou casa de repouso, longe de tudo o que ele ama e sem que os cuidados hospitalares contribuam em nada que não poderia ser dado em casa por um bom médico de família e uma família unida. A morte é considerada tão insana, que se distancia o moribundo do seu mundo. É cada vez mais raro e difícil morrer em casa, em paz e com saúde.

Por exemplo, na Andaluzia (Espanha), em 2009, 61% das mortes ocorreram em hospital, 31% em casa e 8% em asilos e casas de repouso. Conforme a idade aumenta, aumenta também a possibilidade da morte em casa e, acima de tudo, em asilo. Em 2013, no Brasil, 72% das mortes aconteceram no hospital e 20% em casa.

Ao lidar com alguém que está em processo de morrer, alguns médicos esquecem seus compromissos sagrados de compreender o paciente, oferecer soluções razoáveis e, em qualquer caso, aliviar o sofrimento. Os familiares e os próprios pacientes se refugiam no hospital, "onde me farão de tudo." Os médicos chegam a oferecer milagres e a perseguir fins impossíveis. Na luta contra a morte, parece que vale tudo.

Mas nem tudo vale na luta contra a morte. Especialmente porque não é uma batalha, mas sim um acompanhar e um aliviar. A morte é um processo pessoal em um contexto social. Muitas vezes, a etiologia é incerta, o prognóstico é fatal e o tratamento é de natureza experimental. Mas tudo é justificado para atrasar a morte.

Morrer não é sempre brutal e rápido, como em um acidente ou por um infarto fulminante do miocárdio. Muitas vezes é um sofrimento fluido, um futuro que termina em horas, dias ou meses. Em algum momento a morte vem, e deve ser bem-vinda. "Tudo tem um momento e cada coisa tem seu tempo abaixo do céu: seu tempo de nascer e seu tempo de morrer".

A luta, o combate e toda a linguagem militar confundem o médico, o paciente e a família. A rendição é esquecida, não há recuo, e é considerado indigno deixar o campo de batalha. Excessos, barbárie e crueldade são justificados. A ferocidade é aceita como normal. Ninguém se atreve a parar a máquina de guerra, os abusos diagnósticos e terapêuticos. Não há uma ética do "já basta!".

O paciente agradece submissamente à ferocidade, e a família exige isso dele. Não importa se a doença é câncer, insuficiência cardíaca, fibrose pulmonar, DPOC, esclerose lateral amiotrófica, demência de Alzheimer ou lúpus eritematoso. A morte é negada, sempre vista como um fracasso.

No ápice, torna-se normal aplicar a sedação terminal, com todo mundo sabendo, menos o paciente. Em seguida, vem o tormento da má lembrança, mas o dano já está feito. O ciclo termina com a negação do velório em casa. Tudo se torna absurdo e cruel, sem necessidade.

A saúde tem muitos graus. A saúde não é uma variável dicotômica em que só servem exclusivamente o sim e o não. A saúde tem variações e modulações, altos, baixos e extremos. Se somos humanos, a saúde tem sempre um grau compatível com a doença e com a morte. A saúde não é um estado perfeito, mas possível e variante.

Cada um sabe o seu estado vital, de sua saúde. Sentir-se saudável é uma questão pessoal e possível em qualquer circunstância e idade. E nessa percepção pessoal sobre o próprio estado de saúde há grande acerto. Por exemplo, a autopercepção da saúde tem maior valor preditivo em relação à mortalidade do que o julgamento clínico. O paciente que manifesta ter uma saúde muito ruim tem grandes chances de morrer em um futuro próximo, embora um exame médico completo conclua com a categorização "transbordando de saúde" (quase o completo bem-estar da Organização Mundial da Saúde). São muitos os estudos que confirmam esse valor preditivo poderoso da percepção de problemas de saúde, que também serve para o contrário (se o paciente se sente em excelente saúde tem pouca probabilidade de morrer em um futuro próximo, independentemente do resultado do exame médico).

A saúde autopercebida também prevê o uso de serviços de saúde e o gasto consequente. Se for perguntado a idosos com mais de 65 anos sobre o seu estado de saúde ("em geral, e por comparação com outras pessoas da sua idade, você diria que sua saúde é excelente, muito boa, boa, regular ou ruim?") e se for analisado, no próximo ano, o uso de serviços de saúde e o custo dos cuidados prestados pela categoria escolhida, pode-se perceber que os idosos que se sentem em más condições de saúde são hospitalizados cinco vezes mais do que aqueles que se sentem com excelente saúde. O gasto com saúde varia em proporção semelhante, de mais de cinco vezes (8.743 contra 1.653 euros). Ou seja, nada se equipara à autopercepção da saúde como valor preditivo para a futura utilização dos recursos de saúde e o prognóstico de vida.

A biometria que leva ao adoecimento sem doença por meio da criação de doenças imaginárias se contrapõe ao desfrute da saúde autopercebida e ao prazer de nos sentirmos vivos, mesmo em circunstâncias adversas.

Saúde e prazer

O desenvolvimento científico e tecnológico tem ido à frente do desenvolvimento moral e filosófico. Somos capazes de chegar a Marte, mas não sabemos do que dependerá a felicidade daqueles que se estabelecerem por lá. Da mesma forma, somos capazes de acrescentar saúde à vida, mas não sabemos como aproveitar tal saúde.

Por exemplo, as mortes por doenças evitadas com vacinas em pessoas jovens se transformam, por vezes, em mortes por acidentes e suicídios (respectivamente, a primeira e a segunda causas de morte no mundo entre pessoas com idade entre 10-24 anos). Nos idosos, a beleza da integridade que alcançam ao longo dos anos é "premiada", por vezes, com a sua reclusão final em asilos ("casas de repouso").

Um último exemplo: na Espanha, o atraso na maternidade "para aproveitar a vida e não arruinar as perspectivas profissionais" está em nítido contraste com o que têm alcançado as mulheres em sociedades como a da Noruega. Na Espanha, as ajudas às famílias são muito limitadas, a tal ponto que a falta de suporte social torna respeitável a "esterilidade econômica voluntária." Assim, as mulheres espanholas e brasileiras aceitam ter pouco mais de um filho, e a taxa de fertilidade é de 1,4 na Espanha e 1,8 no Brasil. Além disso, as mulheres que vivem na Espanha aceitam ter o primeiro filho, em média, aos 31 anos (32 as espanholas e 29 as estrangeiras), contra a sua vontade e a natureza. As espanholas pagam com suas vidas tal atraso; assim, a mortalidade materna aumentou quase 20% na Espanha, em paralelo com o aumento da idade do primeiro parto (e do uso "liberal" de cesarianas). Em comparação com as mulheres mais jovens, a mortalidade materna triplica em mulheres de 35 a 45 anos. No Brasil, também estão atrasando a idade para o nascimento do primeiro filho, que era de 27 anos em 2013, e as cesarianas desnecessárias são muito comuns (mais de 50% dos nascimentos, contra 30% em Portugal e 25% na Espanha).

Em outros países, se apoia a saúde da mulher e da família, e se consegue, na Noruega, por exemplo, que as mulheres tenham seu primeiro filho aos 28 anos, que 80% das mulheres trabalhem, que 82% tenham pelo menos uma criança com menos de 10 anos e que a taxa de natalidade seja de 2. Tudo isso permite outra experiência de maternidade, ajudando a ter mais saúde e liberdade de escolha e de vida.

As mulheres norueguesas alcançaram esse gozo da saúde com apoio social, laboral e econômico; por exemplo, a lei norueguesa dá aos pais seis meses de licença remunerada se um de seus filhos estiver hospitalizado, e eles têm 20 dias por ano para ficar em casa se as crianças estiverem doentes.

Tais decisões, na Noruega, não só refletem sua riqueza, mas uma opção que apoia a sociedade como um todo, uma vez que outros países, como Luxemburgo e Catar, de riqueza semelhante, não optaram por tais políticas de apoio à igualdade entre os sexos. Se compararmos os países desenvolvidos em relação ao conjunto de medidas para apoiar as mulheres (e homens) na infância, a Noruega obtém 9,8 (em 10 pontos), a Espanha 7,4 e os Estados Unidos 4,2. Não é de se admirar que os Estados Unidos sejam o país com a pior classificação do mundo desenvolvido, pois, por exemplo, é o único que não tem legislação para garantir a licença-maternidade. Tais apoios sociais, laborais e econômicos ajudam na saúde da mãe, do pai e dos filhos. Por exemplo, a amamentação natural é a norma na Noruega (70% aos 3 meses), é menos de metade (44%) na Espanha e chega a 35% nos EUA. No Brasil, 39% das crianças são amamentadas exclusivamente até os seis meses.

Em suma, as mulheres norueguesas podem escolher quando e quantos filhos querem ter, sem que isso atrapalhe as suas oportunidades educativas e/ou laborais; isto é, se desejarem, têm a oportunidade de desfrutar a maternidade como atividade saudável e não têm que passar por uma esterilidade econômica forçada.

Como Mark Twain disse: "Há pessoas que se privam de todas as coisas que se pode comer, beber e fumar, e que, por qualquer motivo, adquiriram uma má reputação. É o preço que pagam pela sua saúde. E a saúde é tudo que recebem. Que estranho! É como gastar toda a sua fortuna em uma vaca leiteira que não dá leite." Ou pior, é como gastar toda a sua fortuna em uma vaca que dá leite, mas não o usar. É um pouco como alcançar saúde para não a desfrutar, por medo de perdê-la; ou como, na busca da saúde, consumir tempo, dinheiro e até mesmo a própria saúde. Há muito disso, porque as intervenções para melhorar a saúde muitas vezes levam à sua perda.

Se estamos saudáveis, notaremos, porque vamos desfrutar esse estado. Podemos escolher entre aproveitar a saúde como um louco, "queimando" horas e dias, como em fogos de artifício, ou podemos apreciá-la em pequenos goles, puxando um foguete ocasionalmente. Cada um vai desfrutar da saúde ao seu estilo, de acordo com seu caráter e personalidade, idade, sexo, situação e possibilidades. Em sua aparência séria, a saúde permite vivenciar o bebê sugando, a criança estudando, o adolescente descobrindo, os jovens formando-se, o adulto trabalhando e o idoso refletindo, mas em qualquer caso, se temos saúde é porque a temos aproveitado de mil maneiras e todos os dias. Em outros aspectos, a saúde facilita o gozo de tudo o que nos traz vida, do sexo à amizade, da dança à visita a um museu, por exemplo.

A vida oferece infinitas possibilidades, quando acompanhada de saúde. Quem tem saúde e não a aproveita carece realmente de saúde e sofre da doença mais grave.

A NORMALIDADE E SUAS VARIAÇÕES

Em busca da normalidade

O que é normal depende do lugar e do momento em que você vive. Cada sociedade, cada cultura e cada indivíduo constroem sua normalidade. Como há um cânone de beleza, há também um cânone de saúde. É um conjunto de características que são consideradas ideais e raramente se encontra em alguém. Mas é comum a aspiração à normalidade, tanto quanto possível atender às normas atuais e mutantes de beleza e saúde para se sentir confortável consigo mesmo e com aqueles ao redor.

Por exemplo, todos têm em mente um nariz normal. Esse modelo permite variações dentro de uma ordem. O mesmo se aplica para as orelhas. Ou com o seu peito. Ou com a altura. Ou a reação à dor. Ou com a coragem diante da morte. Ou a utilização de serviços médicos. Ou com o consumo de drogas. Ou com o compromisso ético e político. E assim por diante, com tudo o que se relaciona a vários recursos físicos, psicológicos e sociais. Nesses valores aceitos há muitos julgamentos culturais, políticos e sociais que nos são impostos como normais e que nos impomos. Não somos neutros em relação ao normal, pois, ao aceitá-lo, ajudamos a construí-lo.

Encontrar-se entre os normais dá segurança e confiança, porque nos identificamos com o grupo, e a nossa atratividade aumenta. Submetemo-nos à tirania da normalidade e a exercemos, como uma maneira de obter afeto, para nos colocarmos em uma posição social que envolve reconhecimento e aceitação.

Somos capazes de fazer muito para alcançar a normalidade. Isso é bem demonstrado pela ascensão da cirurgia plástica, por exemplo, para modificar a aparência dos seios nas mulheres. Essa busca de um padrão está incluída dentro do contexto de uma biologia surpreendente, porque somente fêmeas humanas conservam as mamas em seu esplendor fora do período de amamentação. Em geral, os machos humanos são atraídos pelos seios fartos e empinados, talvez como promessa biológica de fertilidade e sucesso reprodutivo, mas as mesmas mulheres avaliam a si mesmas e às outras, "anotando" cuidadosamente as próprias formas e as das outras. O resultado final é a tirania da aparência e da submissão à cirurgia para atender aos padrões cada vez mais exigentes para seios, nádegas e até mesmo vulva e vagina.

Na Espanha, em 2009, 105 mil intervenções de cirurgias plásticas foram realizadas, com um custo estimado de 175 milhões de euros; 90% em mulheres. A mais frequente (42%) foi a cirurgia facial (muitas rinoplastias), seguida de mamas (30%), lipoaspiração (19%) e outras. As intervenções foram mais comuns em mulheres de meia-idade, exceto as de mama, que se concentraram principalmente nas mais jovens e foram decrescendo com a idade. O padrão está se alterando, de modo que a cirurgia facial diminui e aumenta a de mama e a lipoaspiração; assim, em 2011, na Argentina e nos Estados Unidos, as intervenções plásticas mais comuns foram as de mama, seguidas de rinoplastia e lipoaspiração em porcentagens semelhantes. No Brasil, a lipoaspiração é a cirurgia mais comum.

Em busca de uma normalidade impossível, submetemo-nos à tirania de intervenções médicas desnecessárias, tanto cirúrgicas quanto farmacológicas (p. ex., para fazer crescer cílios com a aplicação local de bimatoprost).

Às vezes, são impulsionadas pela sociedade, como demonstra o abuso de cirurgia plástica das mamas, outras vezes são impulsionadas pelo complexo médico, industrial e científico.

A valorização da homossexualidade serve como um exemplo da interação social, religiosa, médica e cultural com a normalidade. A homossexualidade é normal para alguns e para outros é doença ou vício; algumas pessoas consideram pecado, para outras é perversão ou delito. A distinção não é trivial, porque, por exemplo, era considerado crime punível com a pena de morte ainda em 2012, em alguns países (Arábia Saudita, Mauritânia, Somália e outros). A homossexualidade foi legalizada na Espanha em 1979 e na Índia em 2009. A Organização Mundial da Saúde, em 1990, removeu a homossexualidade da Classificação Internacional de Doenças. No Reino Unido, foi legalizada em 1967, mas a rejeição social nos anos 60 e 70 do século XX levou ao estabelecimento de clínicas para tratar a homossexualidade em Londres, Birmingham, Manchester, Glasgow e Belfast. Foram utilizados tratamentos às vezes agressivos como alternativa ao encarceramento; por exemplo, as terapias de aversão com eletrochoque e apomorfina, que em alguns casos levaram à morte.

Os tempos distanciaram a homossexualidade do campo da doença, mas o poder dos médicos continua a definir o que é normal em muitos outros campos. Na verdade, os médicos se têm gradualmente apropriado do conceito de saúde com suas definições e dados biométricos. Agora são os "guardiões da saúde". Qual é o nível normal de colesterol? Qual é o peso ideal? Que altura mínima define o nanismo? Que quantidade de vinho é normal beber diariamente? O que é defecação normal? O que é atividade sexual normal? Transposições de definições, segundo certos números, tabelas e gráficos, que afastam do indivíduo e da sociedade o conceito de normalidade.

A harmonia

O poder médico substitui o poder pessoal para sentir e desfrutar de saúde, e já não cabe mais a satisfação consigo mesmo, a harmonia sentida que compensa vícios e virtudes, o equilíbrio íntimo entre defeitos e "perfeição". Estamos apenas saudáveis quando cumprimos todas as declarações, os números, as tabelas e os gráficos que são artificialmente definidos com um simples brilho da (falsa) ciência. Por exemplo, já não é a avó, nem a própria mãe experiente, definindo a saúde do bebê, mas o peso, as atividades e as medidas do pediatra (ou enfermeira pediátrica). Assim, em uma sociedade desenvolvida, com a melhor saúde da história da humanidade, alguns médicos podem assinalar como doentes - ou com fatores de risco - até 90% das pessoas. Em um exemplo extremo, com sua falsa ciência e retorcida estatística, chega a haver mais doentes do que indivíduos na população, ao se somarem os verdadeiramente doentes aos sãos preocupados, saudáveis estigmatizados e doentes imaginários.

A saúde é estar vivo e curtir a vida. Ser saudável é aceitar e apreciar as variações da normalidade que "adornam" a todos nós. Ninguém atende aos padrões de beleza e saúde. Ninguém é perfeito em qualquer sentido. O ideal não é a perfeição, mas a harmonia. Se somos cientes da nossa própria existência, devemos ser também de nossa singularidade, e nela encontrar uma harmonia que satisfaça. Isso inclui reconhecer e aceitar nossas fraquezas físicas e mentais.

Algumas pessoas reagem a problemas e inconveniências da vida com dor de estômago, outras com asma e falta de ar, outras ainda com dor abdominal e diarreia, com dor de cabeça, com tontura e vertigem, com um tique na pálpebra, com um surto de herpes labial ou com secreção de cera nos meatos acústicos externos (antigos canais auditivos externos). Alguns não podem correr porque têm gases, outros tremem a voz e gaguejam sob estresse, há quem pague a pressa com dor nas costas e há quem se esgote até precisar acamar-se para enfrentar situações complicadas familiares e/ou no trabalho.

São as fraquezas que todos temos, variações da normalidade que não devem levar-nos para consultar o médico, porque elas não estão descritas como tal em seus livros e, assim, seremos considerados "anormais" e doentes, sem que o sejamos de fato. Por exemplo, algumas pessoas têm um ponto fraco no ânus e, ocasionalmente, apresentam sangramento retal ("retorragia"), de modo que, por vezes, ocorre uma mancha de sangue no papel higiênico. De acordo com o Código Europeu Contra o Câncer, uma pessoa com sangramento retal deve consultar-se com um médico, devido ao risco de câncer de colo ou reto. Na população, o sangramento retal é muito comum e ocorre em 20% das pessoas, pelo menos uma vez por ano.

Quando você tem sangramento retal, a probabilidade de ter câncer colorretal é de 1 por 1.000; ou seja, 999 pessoas com esse sintoma não têm câncer de reto ou colorretal. Portanto, a maioria das pessoas com sangramento retal é saudável ou tem algum problema benigno, como hemorroidas ou fissura anal. Com boa lógica, as pessoas não cumprem o Código Europeu Contra o Câncer e não consultam o médico (de família ou gastrenterologista).

E não fazem mal, uma vez que foi demonstrado que aqueles que consultam seu médico de família sabem se autosselecionar, e neles a chance de desenvolver câncer de cólon ou retal vai de 1 a 20 por 1.000. Isto é, as pessoas percebem quando o sangramento retal é patológico, ou anormal, talvez por que mude o ritmo ou a frequência da defecação, ou pela presença de sangue misturado com fezes, por exemplo, e só então elas decidem consultar um médico.

Por sua vez, o médico de família atua corretamente, e multiplica por 16 a possibilidade de câncer colorretal entre aqueles que encaminha para o gastrenterologista (a possibilidade aumenta de 20 para 320 por 1.000). O que teria acontecido se os pacientes não se autosselecionassem e fossem todos diretamente para um gastrenterologista? Bem, 999 teriam ido por nada, mas para saber que estão saudáveis seriam submetidos a exames que adoeceriam a muitos, de modo que se obteria mais prejuízo do que benefício. As pessoas costumam se conhecer bem e viver em harmonia com suas variações e "anormalidades".

Para aproveitar a vida e a saúde, devemos construir um mundo harmonioso interior em que aceitemos nossas mudanças e nossas fraquezas. Por exemplo, podemos ter um nariz maior ou menor, especialmente plano (platirrino) ou mais agudo (leptorrino) ou especial, que nos dê personalidade. Não devemos aceitar as normas sociais sobre a forma do nariz, causando intervenções de saúde desnecessárias em busca de uma perfeição física impossível. Hoje é o nariz, amanhã os seios, passando pelas orelhas, até o tom de voz, e logo um certo temperamento depressivo e por fim o politicamente correto, então você tem que mudar tudo que o constitui como próprio para poder alcançar a normalidade. Perdemos a saúde ao tentarmos nos ajustar a padrões médicos e sociais impossíveis e muito variáveis de acordo com as culturas, os interesses e o tempo. O foco vai mudando; por exemplo, anteontem foram a hipertensão arterial e o colesterol, ontem a osteoporose e o tamanho dos seios, hoje são a hepatite C e a "juventude" vaginal, e amanhã serão os distúrbios do sono na primeira infância.

Ser saudável é estar consciente de viver em harmonia e desfrutar da singularidade que nos preenche de todas as formas (física, psicológica e social). Somos nós, e não os médicos, quem define a normalidade e suas variações. Cabe ser saudável, sendo muito diferente do ideal perfeito, absurdo e manipulado da sociedade e do tempo que calhou vivermos. Na verdade, todo mundo é diferente, por definição.

A singularidade

Você pode ser diferente, ser original, estar muito saudável, ser harmonioso, aproveitar a vida, ser diferente e contribuir para a melhora da saúde social. Há milhões de exemplos de comportamentos e variações normais que são únicos e não majoritários. Alguns podem julgar como indesejáveis certos traços e comportamentos, mas por trás deles há saúde. Assim:

- Seios pequenos estão sobre um coração generoso em uma mulher de bela paz interior.
- Um fumante masculino obeso é o mais devotado amigo que já tivemos.
- Uma criança com síndrome de Down tem um humor fresco e constante.
- Quem tem uma horrível cicatriz de queimadura no rosto pode ter mel na boca e beijar como ninguém.
- Uma penugem escassa e uma cabeleira desgrenhada cobre o rosto do adolescente sensível à agonia dos desempregados e do sofrimento de suas companheiras.
- O adolescente gago escreve belos poemas.
- O funcionário amargo, cinzento e silencioso cumpre o seu trabalho perfeitamente bem, e em seu tempo livre é um barítono fenomenal no coral do conservatório de música.
- A anciã de olhos pequeninos e milhares de pequenas rugas é alegre como um passarinho.
- A mulher com diabetes sabe levar sua doença de maneira a não deixar de aproveitar a vida, e ri um pouco das metas impossíveis que os médicos lhe designam.

- O homem baixo e feio é carinhoso com sua sogra (e sua mãe), e uma fera sexual inesgotável e fiel à sua esposa.

- Aquele que nos vende o jornal e as revistas é grosseiro e mal-humorado, mas um dia nos surpreende com o presente de um anel que pertenceu a sua mãe (que morreu recentemente), pois diz que "você a fez sorrir num dia em que ela me acompanhou no trabalho".

- A garota mais indisciplinada na classe, a quem desejam diagnosticar com "transtorno de déficit de atenção e hiperatividade", é a mais inteligente da escola ("eu escrevo para sua professora e informo que o seu médico disse que o problema de sua filha não é a hiperatividade, mas sua singularidade e inteligência, e que o ensino também deve se adaptar a essas crianças e adolescentes, que basta de drogar com anfetamina jovens inteligentes, vivos e despertos, e que o metilfenidato nos Estados Unidos já é o medicamento mais prescrito para adolescentes entre 12 e 17 anos").

- A garota gordinha da classe é a mais carinhosa com os colegas e professores.

- O paciente com esclerose múltipla de 30 anos de evolução e incapacidade grave continua vindo em cadeiras de rodas, todos os sábados à tarde, para jogar cartas com os amigos (eles têm que ajudar a segurá-las), e seus comentários afiados fazem todo mundo rir (e a quase todos perturbam sua "sorte" demasiada e suas vitórias frequentes).

Quem define a normalidade biológica, psicológica e social, com suas variações, e a atratividade e aceitação que isso implica? Quem pode julgar quem? O que sabemos dos outros realmente? O que sabemos sobre nós mesmos? Quem conhece a harmonia interior que consegue equilíbrio e tolerância entre os vícios e as virtudes, entre defeitos e "perfeição"?

Interpretação pessoal da normalidade

O que é normal é uma interpretação da realidade e faz parte da cultura e da sociedade, que atribui rótulos e legitima condutas. Por exemplo, na maioria dos países do mundo, a hipotensão é uma variação normal que, na pior das hipóteses, gera um desconforto menor. Mas, na Alemanha, hipotensão é uma doença em si, socialmente aceita como tal. Quem sofre hipotensão é um paciente em todos os sentidos da palavra, com o seu adoecer (sofrimento), a ponto de ser causa de absenteísmo, menos-valia social e justificativa de incapacidade permanente. Na Espanha, a hipotensão pode causar desconforto e mal-estar em alguns casos, mas não é considerada uma doença e sim uma variação do normal.

A normalidade cultural, política e social tem a sua própria interpretação, e muitas pessoas que são portadoras de deficiências evidentes e importantes as superam até o ponto de considerar "anormais os normais" (por não terem provado ser capazes de enfrentar tais testes). Um bom exemplo dessa atitude é o de Alison Lapper.

Em Trafalgar Square, Londres, foi exibida publicamente, entre 2005 e 2007, uma escultura escandalosa de uma mulher nua grávida e focomélica (sem braços e com apenas cotos no lugar de pernas). A modelo era a britânica Alison Lapper, e o autor dessa obra era o escultor, gravador e pintor, também britânico, Marc Quinn. A modelo nasceu em 1965, e seus pais se separaram após o nascimento; sua mãe a abandonou aos 4 meses sendo que ela viveu até os 19 anos em orfanatos, juntamente com outras crianças afetadas por talidomida. Depois de ingressar na vida "civil", Alison estudou Artes e Ofícios, na Universidade de Brighton, e tornou-se uma renomada fotógrafa, pintora e artista gráfica de mídia digital. É famosa sua série de autorretratos com referência à Vênus de Milo. Era também famoso seu desejo de não "adoçar" a sua imagem. Na verdade, ela rejeitou a prótese no orfanato, onde imperava um desejo de torná-la tão normal quanto possível. "Normal é se sentir confortável com o seu corpo", argumentou a artista e mãe feliz.

No mesmo sentido de rejeição à prótese (de braços) se desenvolveu a vida de Lary León, mas com o apoio da família e em um ambiente rico. Caçula de cinco irmãos, nasceu em 1973 com cotos no lugar de braços e sem a perna esquerda. Em 2012, já era famosa jornalista e tinha um relacionamento conjugal. Em suas declarações, insiste em dizer que "nasci assim e não tive que superar nada, isso não é mais que uma condição de vida, o importante está na cabeça."

Há muita saúde em aceitarmos como singulares, como normais com nossas variações (por mais extremas que possam ser, se as aceitamos como normais). Nosso analema é único e irreprodutível, com suas luzes e sombras e suas variações da normalidade. Os analemas dos outros também são únicos, normais em suas variações. Aceitar nosso analema e aceitar os alheios contribui para a saúde.

Socialmente, trata-se de evitar qualquer tipo de discriminação por razões estéticas, por sexo e orientação sexual, idade, raça, crenças políticas, religiosas e/ou filosóficas e quaisquer características que se parecem "fora do padrão". A normalidade não existe como tal, além do conjunto de singularidades que adornam os indivíduos. O normal é ser singular.

PROTEÇÃO OU RESILIÊNCIA (FÍSICA, PSICOLÓGICA E SOCIAL)

A proteção aumenta com a adversidade

O termo "resiliência" vem do latim, por meio do inglês *resilience*, e refere-se a "saltar para trás, dar rebote". Equivale à proteção, à capacidade de resistência e de recuperação frente às adversidades. Com sua capacidade de superar a focomelia, Alison Lapper é um exemplo de boa saúde, resiliência e força diante da adversidade.

A proteção é um componente-chave da saúde, porque não se trata de manter um estado ideal rígido de alcançar, mas de desfrutar de um "saudável estado instável", que permite adaptação ao ambiente em mudança. A proteção permite a recuperação ao estado anterior, mantendo-se inalterado ou até com melhora da saúde e, em qualquer caso, busca o ajuste do equilíbrio possível (às vezes simplesmente igual ao inicial, às vezes melhor, às vezes pior). O ser humano é caracterizado pela sua plasticidade frente às mudanças internas e externas. O corpo e a mente são capazes de superar desafios aparentemente impossíveis, e fazer isso gerando saúde (ou não a perdendo, ou perdendo muito pouco).

A saúde não é como o diamante, duro e frágil, mas como o ouro, tenaz e maleável. Para viver é preciso essa plasticidade, proteção e resiliência, como bem demonstra a sua fraqueza e/ou ausência, definida pela vulnerabilidade e fragilidade.

Em geral, as adversidades e os problemas inconvenientes da vida aumentam a saúde e a fortalecem. A saúde aumenta e "amadurece" ao enfrentar a adversidade e o sofrimento, para superar a doença e outros inconvenientes. Não se trata de buscar sofrimento e dor, é claro, mas, uma vez que ambos são "companheiros de viagem" na vida, devemos aproveitá-los para potencializar a proteção biológica, psicológica e social.

Em certo sentido, é como não evitar o contato com os germes, uma vez que fazem parte do nosso ecossistema. Em contato com as infecções, o sistema imunológico amadurece e aumenta a nossa força. Assim, convém a higiene e a vacinação, mas sem chegar à histeria de desejar criar um mundo sem germes, o que nos tornaria vulneráveis e frágeis. Não se pode esquecer que os próprios germes que fazem parte de nosso corpo pesam, no total, um quilo e o seu papel é vital para nossa fisiologia normal.

Grande parte da resiliência frente à infecção vem de dois eventos recentes (apenas 10 mil anos) que nos expuseram intensamente aos germes: a domesticação de certos animais e a vida sedentária nas vilas e cidades. Isso é bem demonstrado pelo impacto mortal das infecções que os espanhóis disseminaram na América ao explorá-la e conquistá-la. Os índios morreram aos milhões, porque não tinham resiliência frente aos germes trazidos pelos espanhóis (sem se dar conta, pois esses tinham adquirido resistência ao longo de milênios). Esse exemplo demonstra que a saúde também depende da exposição prudente às infecções (e às adversidades e ao sofrimento), o que ajuda a aumentar a proteção e reduzir a vulnerabilidade e a fragilidade.

A resiliência social

Na engenharia, a resiliência é definida como a energia acumulada por um material que foi deformado. Na tecnologia, refere-se à capacidade de um sistema para suportar (e recuperar-se) frente a desastres e perturbações. Em ecologia, serve para definir a recuperação das comunidades às mudanças. Na justiça, refere-se à reinserção no mundo de valores e de direitos após a agressão ao Estado. Na psicologia, é a capacidade dos indivíduos e grupos para superar ambientes e situações estressantes na vida, tais como dor e doença, e a morte de seus entes queridos. Na sociologia, define o retorno à normalidade de populações submetidas a condições extraordinárias.

Por exemplo, podemos comparar a proteção (resiliência) das sociedades na Noruega e nos Estados Unidos ante a barbárie terrorista, apesar de os fatos terem sido muito diferentes e com dez anos de distância. Eles estão unidos pela violência religiosa: de extremistas islâmicos e um extremista cristão. Em 2001, a destruição das Torres Gêmeas de Nova York, e em 2011, o atentado em Oslo e o tiroteio subsequente na ilha de Utoya. Em ambos os casos, a situação foi extrema, uma terrível adversidade que levou a um estado de choque social em que a vulnerabilidade e a fragilidade chegaram ao seu extremo. Ambas as sociedades se recuperaram, mas parece mais racional e saudável a reação norueguesa (o que implica uma maior proteção e maior saúde) com o fortalecimento da democracia, da tolerância e da coesão social.

Em outro exemplo, o estudo de Miguel Ángel Ripoll, clínico geral rural, de Ávila, sobre a mortalidade na aldeia Santa María del Cubillo-Aldeavieja (Ávila, Espanha) demonstrou que, entre 1900 e 1985, as doenças infecciosas já não eram a causa mais comum de morte em meados do século. Essas mudanças poderiam ser atribuídas à prestação de melhores serviços de saúde ao longo do século, e é verdade. Mas os determinantes sociais são críticos, como evidenciado pelo fato, estudado na Inglaterra e no País de Gales, de que a mortalidade por tuberculose foi reduzida para um quarto entre 1861 e 1947, sem antibióticos ou vacinas. A introdução do tratamento com estreptomicina em 1948 teve pouco impacto sobre a tendência de queda em tal mortalidade. O mesmo foi mostrado em outros países, como na Finlândia e na Suécia, em relação à mortalidade por tuberculose e outras doenças infecciosas, como a coqueluche e a difteria. Assim, os elementos principais na luta contra a mortalidade por infecções foram as melhorias sociais relativas a alimentação, aglomeração, habitação, higiene, diminuição do tamanho da família, educação, trabalho, redistribuição da riqueza, dentre outros.

No século XXI, a importância da resiliência social foi confirmada ao demonstrar-se, na Suécia, que a tuberculose ocorria na mesma proporção entre imigrantes e suecos, sempre que havia pobreza e aglomeração (que é o elemento-chave). Assim, a taxa de tuberculose na Suécia e em todo o mundo depende de muitos outros determinantes, não só dos biológicos e/ou relacionados à atenção médica.

A proteção é uma característica inata da saúde, mas também pode ser aumentada. Por exemplo, é comum que as mães alemãs deixem a janela aberta no inverno rigoroso para os seus filhos (bem abrigados na cama) desenvolverem mecanismos adaptativos saudáveis a esse ambiente hostil. Da mesma forma, é preciso dar ampla liberdade para os adolescentes experimentarem, até certo ponto, os perigos sociais, de forma que amadureçam saudavelmente. Aos idosos, não convém sufocar suas capacidades resolvendo-lhes todos os problemas, pois assim se faz o desserviço de aumentar sua fragilidade e vulnerabilidade.

Portanto, é artificial e prejudicial criar uma bolha para se refugiar e negar todas as adversidades, as desvantagens e os problemas da vida cotidiana. Nossa proteção é aumentada com a exposição à dor e ao sofrimento físico, psicológico e social. Ser saudável é ter capacidade de resiliência às adversidades, tendo plasticidade para mudar se for necessário e capacidade de resistir para se recuperar e aumentar a proteção para ocasiões sucessivas.

A convalescença

No sentido biológico, reconhecemos bem o período de convalescença, durante o qual o paciente está se recuperando de uma doença ou lesão; por exemplo, recuperando-se de uma gripe, ou de um fêmur fraturado. É um tempo em que se retorna ao normal. Implica uma série de mudanças, como naquelas crianças que estão "melhorando, mas ainda estão meio manhosas". Psicologicamente, o luto frente à morte leva tempo para a sua cura (integração na normalidade), para retomar hábitos e costumes. Também socialmente é preciso um tempo de recuperação, por exemplo, para superar os danos profundos de uma guerra civil.

Você pode usar técnicas e intervenções que facilitam a convalescença, como fisioterapia na recuperação de uma fratura múltipla por acidente de trabalho grave, ou reabilitação cardíaca após infarto do miocárdio, ou apoio psicológico em uma resposta excessiva ao luto, ou todo um conjunto de intervenções sociais, com iniciativas, leis, organizações e várias cerimônias para curar as feridas sociais. Por exemplo, na África do Sul, após a recuperação da democracia e a normalização das relações entre negros e brancos em 1992. O *apartheid* era uma forma brutal de segregação racial, de exclusão social, de ostracismo político vigente na África do Sul desde sempre, mas legalizado desde 1948. O dano para a convivência e o capital social foi imenso, e ainda não foi recuperado totalmente, mas a atividade de Nelson Mandela e de seu partido político (o Congresso Nacional Africano) tem sido e será um exemplo de como curar feridas sociais.

Na biologia, o melhor exemplo de apoio à resiliência foi o desenvolvimento de "casas de convalescença", hospitais de transição para os pacientes transferidos das grandes emergências para evitar certas complicações hospitalares, como infecções. Às vezes, só se podia oferecer ao doente as casas de repouso e convalescença, como os hospitais para tuberculosos nas montanhas, antes da descoberta da estreptomicina. Em uma versão moderna, existem hospitais de transição para facilitar a alta de pacientes complexos, e as clínicas de cuidados paliativos ou instituições para pacientes terminais.

Resiliência variável

A resiliência é uma característica da saúde de cada indivíduo e varia em resposta a diversos eventos, de acordo com as culturas e ao longo do tempo. Basta assistir aos partos de mulheres de diferentes culturas para verificar diferenças profundas; por exemplo, os gritos de mulheres do Magreb, como uma forma de mostrar ao seu marido o quanto sofrem por ele, ou a rejeição das mulheres hindus à anestesia, pois relacionam com covardia pessoal e sentimentos de culpa. Dentro de uma mesma cultura, há mulheres que se assustam pensando no parto, por mais que não tenha complicações, e outras que o aceitam como uma prova natural da vida. Continuando com o mesmo exemplo, a mulher serena e forte no parto pode se descompor diante da menor doença de seu filho recém-nascido.

Em geral, nos idosos, a proteção e a coragem frente às mudanças biológicas, psicológicas e sociais diminuem, mas não tanto como se costuma pensar, pelo paradoxo do bem-estar na velhice. Assim, existem idosos com problemas graves que se mostram encantados com a vida. Os seres humanos têm uma enorme plasticidade. Frente à evidente deterioração biológica, psicológica e social, as pessoas idosas respondem com uma adaptação flexível ao ambiente, que os leva a desfrutar de capacidades mínimas como se fossem máximas. É uma reação oposta ao paradoxo da saúde, como já comentado.

O envelhecimento diminui a capacidade física, cognitiva e social dos idosos e muda seus relacionamentos interpessoais e seu papel familiar, mas o idoso reajusta seu equilíbrio e aproveita a vida de forma saudável. Isto é, a resiliência dos idosos é muito mais elevada do que se espera quando é medida com os olhos de pessoas jovens e/ou adultas. A saúde pode ter diminuído no sentido genérico, mas a resiliência se mantém.

A resiliência dos idosos expressa, talvez, a capacidade de adaptação do ser humano, que também é influenciada pela sociedade e pelo desenvolvimento tecnológico. Hoje parece inconcebível o abandono consentido, entre os esquimós, dos idosos que perdiam a capacidade de mastigar, em meio à neve e para serem comidos por lobos. Em vez disso, hoje parece normal a reclusão em asilos ("casas de repouso"), embora, em geral, se pudesse organizar os cuidados em casa, especialmente com outra opção de saúde, social e tecnológica. São formas de exclusão social por vezes muito cruéis. E ainda sim, o idoso resiste. As consequências de sua fragilidade e vulnerabilidade não são tão intensas como parecem, pelo menos algumas vezes.

A resiliência, então, é uma característica básica da saúde e, como essa, varia e se gradua pela idade, personalidade, história médica, cultura e sociedade. A resiliência permite a adaptação às mudanças internas e externas e explica, por exemplo, que se pode envelhecer com muita saúde, estar saudavelmente doente e morrer de maneira saudável.

A SAÚDE E SUAS CIRCUNSTÂNCIAS

Circunstâncias genéticas e epigenéticas

O filósofo disse: "eu sou eu e minhas circunstâncias". No que diz respeito à saúde, o básico é existir, isto é, o fato fundamental é ter sido concebido e nascido e, em seguida, o essencial é a família, o lugar e o momento em que você nasceu. A família, o local e a hora de nascimento são as variáveis que determinam o potencial de desenvolvimento; assim, não é o mesmo ter nascido em uma família pobre na Somália ou em uma família de classe alta na Dinamarca, e não é o mesmo ter nascido no século XI ou no século XXI. Como já foi dito, "a geografia é o destino". E isso se dá de duas maneiras: a localização geográfica das suas condições em um determinado momento (clima, recursos naturais, etc.) e o ambiente social com as suas circunstâncias históricas e atuais (sistema político, distribuição da riqueza...). Nesse sentido, a geografia vai muito além da geografia física e também se refere, por exemplo, à geografia urbana, ao *design* (ou não *design*) das cidades com suas redes de transporte, à localização de hospitais e centros de saúde, à distribuição de recursos, tais como parques, etc.

No momento da concepção (da formação do zigoto por união de um espermatozoide e um óvulo), já existe muita saúde, o germe de toda a saúde. Além disso, apenas os zigotos saudáveis chegam ao fim, até ao nascimento. Portanto, para ser saudável, nada como sentir-se vivo e curtir a vida, com seus inevitáveis inconvenientes.

Cada ser humano é o produto final de uma seleção brutal, em si mesmo e como um membro da espécie. Conseguir parceiro, coito vaginal e gravidez desejada é uma vitória para os pais (e para a sociedade). Na própria formação dos espermatozoides e dos óvulos, há um processo de seleção que não termina até a fusão dos mais bem preparados e o desenvolvimento adequado de um zigoto saudável. A maioria dos zigotos é eliminada espontaneamente nas primeiras fases de crescimento, por ser inviável; somente alguns passam para a fase de embrião e de feto, antes do parto. O processo final não está isento de erros e problemas, como mostram as doenças congênitas.

Os seres vivos são de alguma forma "portadores de genes". Os genes contêm a chave para o desenvolvimento do zigoto desde o ventre materno até a morte. Para sermos humanos, precisamos de genes e cromossomos humanos.

Não entendemos completamente o desenvolvimento embrionário, explosivo no início e com diversos caminhos que se vão percorrendo para a produção de um ser com características humanas. Por exemplo, o embrião do sexo masculino (com os cromossomos X e Y correspondentes) acaba por ser uma mulher aparente se não começar a produzir testosterona na oitava semana após a concepção, pois o sistema genital masculino não amadurece e nem se desenvolve. Para ser homem são necessários os cromossomos Y e X, mas também ser "banhado" de testosterona a partir da oitava semana de vida e pelo menos durante o primeiro trimestre da gravidez. Maravilha das maravilhas é a formação do cérebro humano, com essas extensões que chamamos retinas e membranas olfativas que nos permitem ver e cheirar, respectivamente, e o enorme desenvolvimento dos lobos frontais, associados a funções humanas superiores.

A saúde depende basicamente da constituição genética com a qual nascemos. Essa herança genética é expressa e regulada de acordo com um processo que não terminamos de entender, mas, por vezes, depende inteiramente do acaso. Por exemplo, as mulheres têm dois cromossomos sexuais X (um herdado do pai e o outro, da mãe), mas cada célula feminina só expressa um deles; isto é, uma célula expressa aleatoriamente o cromossomo X materno, e outra o cromossomo X paterno (cada uma portadora de genes semelhantes, mas diferentes informações nos seus genes paralelos ou alelos); por isso se diz que as mulheres são geneticamente uma "quimera", porque suas células não têm todas o mesmo conjunto de genes sexuais. Esse "silenciamento" de um alelo é chamado de *imprinting* e também ocorre em cromossomos autossômicos (em 1% do total de alelos).

A mulher é especial, também, por transmitir genes que não estão contidos no núcleo da célula. Assim, as mitocôndrias do óvulo também contêm genes. As mitocôndrias são organelas celulares citoplasmáticas, onde grande parte da energia é gerada. A maioria dos genes humanos está agrupada no núcleo da célula e origina-se da união dos núcleos do espermatozoide e do óvulo, mas alguns genes estão localizados nas mitocôndrias que provêm do citoplasma do óvulo, uma vez que o citoplasma do espermatozoide não participa praticamente da fecundação.

Para seguir a herança paterna, nada como o estudo do cromossomo Y (sempre vem do pai, em linha patrilinear), e para seguir a herança materna devem ser estudados os genes mitocondriais (sempre vêm da mãe, em linha matrilinear).

A informação transmitida pelo gene não se expressa por si só, mas por fenômenos pouco conhecidos em geral. Da concepção à morte, intervêm outros genes (hereditariedade) e fatores ambientais, tanto dentro quanto fora do corpo. Chamamos de epigenética à intervenção ambiental não genética que está associada com a expressão de genes. São mudanças físicas e químicas, mas também psicológicas e sociais, como está bem demonstrado especialmente em relação à imunidade. Por exemplo, a resposta a certas vacinas pode depender da qualidade do sono, e a possibilidade de infecção aumenta com perturbações do humor. Da mesma forma, os cuidados durante a gravidez podem ter um impacto ao longo da vida, e a criança que nasce com carência de iodo, por exemplo, pode ter retardo mental. Em pacientes com câncer, ter otimismo melhora a saúde e participar de atividades comunitárias e de grupos (coros, esportes, teatro, artesanato, leitura em conjunto) produz saúde em geral. Os genes são essenciais para a saúde, mas o ambiente biológico, psicológico e social também.

Determinantes sociais da saúde

A saúde depende de nossa dieta e das condições de vida de nossa mãe antes, durante e depois da gravidez. Os primeiros mil dias de vida são fundamentais, desde a concepção até o segundo ano; esses dias se projetam para o futuro da saúde até o fim da vida, e por isso é importante o cuidado pré-natal e o pós-natal. São exemplos o fornecimento de ferro para as mulheres grávidas em países em desenvolvimento e o suplemento de vitamina A para seus filhos. Ou o apoio para um parto o mais fisiológico e saudável possível. Ou o suporte em todos os casos para que seja possível a amamentação natural. A saúde materno-infantil é altamente dependente do apoio familiar, cultural e social, como bem demonstram as políticas norueguesas, que conseguem, de fato, promover a amamentação natural.

É fundamental para a saúde o nível de instrução de cada um e a de nossos pais (especialmente da mãe). Uma das medidas fundamentais para promover a saúde consiste em conseguir que meninas vão para a escola e completem pelo menos o período de escolaridade obrigatória.

Também é fundamental para a saúde ter uma casa e um trabalho digno, o que é complementado pelo abastecimento e purificação da água e a distribuição justa da riqueza (por isso a política e a democracia são fundamentais para a saúde).

A existência de um sistema de saúde também é um determinante da saúde; assim, precisamos de um sistema de saúde capaz de obter as vacinas essenciais e lidar com os problemas de saúde agudos e crônicos, e até mesmo para morrer (sem dor, por exemplo).

Os determinantes da saúde são, portanto, de caráter pessoal, familiar e social. Nesse sentido, a saúde é construída sobre a base da genética, concatenando os vários determinantes da saúde (as circunstâncias). Ter uma mãe que tenha recebido educação formal é um tesouro para a saúde, da mesma forma que também o é ter uma família estruturada para prestar assistência (de alimentação a carinho) e transmitir cultura. Viver em uma sociedade tolerante, sem grandes diferenças sociais, ajuda a saúde de uma forma que não entendemos bem (por exemplo, a confiança mútua entre os membros de uma comunidade é importante para a saúde). Ser vacinado é a chave para a prevenção de doenças infecciosas que foram o flagelo da humanidade, com graves consequências sobre a morbidade e a mortalidade, tais como difteria ou poliomielite. Mas o acesso à educação, à água potável ao trabalho e à habitação é tão importante para combater infecções quanto as vacinas e os antibióticos. Parece-nos "normal" poder apreciar esses fatores determinantes da saúde, mas sua falta causa um sério impacto no bem-estar.

A importância dos determinantes sociais da saúde é demonstrada com o impacto da crise econômica, levando ao desemprego milhões de pessoas e reduzindo a coesão social. Isso afeta a saúde mental, especialmente dos desempregados e suas famílias e, consequentemente, aumenta as taxas de suicídios. Por sua vez, a morte por suicídio tem um impacto ao longo da vida na família e nos amigos, e na própria sociedade. Esse impacto cresce quando se trata de suicídio "social" (e não individual), no sentido de estar associado à deterioração das condições e expectativas de vida, como consequência da crise econômica. Foi chocante saber que, entre 2008 e 2010, no Reino Unido, houve mil suicídios "extras" como consequência da crise económica; quase todos homens, quase todos desempregados - e é lógico supor-se que quase todos sem esperança. A morte por suicídio está se tornando uma praga, por isso é a segunda principal causa de morte no mundo entre os jovens, após o acidente de trânsito.

Capital social

Participar nas decisões que afetam a vida também é importante para a saúde, e isso vai desde o controle e a escolha de alternativas pessoais (p. ex., onde viver e em que trabalhar) até a seleção de opções para a resolução de problemas sociais e econômicos por meio da política. O sentimento e a capacidade de controlar a própria vida e as mudanças sociais produzem saúde. Participar da "vida" da comunidade soma saúde ao indivíduo e à sociedade. Essa participação é conseguida por meio das redes e grupos formais e informais, que ao final produzem saúde, mesmo sem buscá-la diretamente, pela própria participação.

Chamamos de capital social todas as redes, instituições, regras, prêmios e penalidades que facilitam a interação e o desenvolvimento de indivíduos e grupos. Capital é a "cola" que une os indivíduos e as famílias, essa confiança mútua entre as pessoas e o crédito entre as autoridades e as instituições. Quanto mais confiança mútua, mais capital social e mais saúde.

O investimento em capital social cria um círculo virtuoso, pois mais capital social em uma comunidade com maior confiança mútua produz mais saúde. Ou seja, rende mais investir em "x" indivíduos em uma comunidade com grande confiança entre os seus membros, do que investir a mesma quantidade no mesmo número "x" de indivíduos em várias comunidades com diferentes níveis de confiança. Tal círculo virtuoso pode ser um perigo se não houver direcionamento para que sejam feitos maiores investimentos de capital social diretamente onde são necessários, e não onde mais renderem.

O aumento do desemprego diminui a saúde dos desempregados e de seus filhos, especialmente nos aspectos psicológicos; isso ocorre devido ao declínio econômico, mas especialmente pela perda da capacidade de decidir, de escolher o próprio destino. O sofrimento com a crise econômica se traduz em aumento de suicídios entre os desempregados.

Os pobres têm pior saúde, não só pelas piores condições econômicas, de habitação e de cultura, mas sobretudo pela incapacidade de "governar" as próprias vidas. A perda de autoestima e reconhecimento social implica uma saúde mais precária. Assim, a exclusão social é uma espécie de ostracismo tácito que envolve repulsa e, finalmente, isolamento e menos saúde. Quanto mais marginalizadas forem as pessoas, pior saúde para as próprias e para a sociedade. Por exemplo, com o aumento do número de pessoas sem-teto ou de indivíduos que necessitam de "restaurantes comunitários", piora a saúde individual e coletiva.

Somos indivíduos sociais para o bem e para o mal e precisamos fomentar a confiança mútua e o cuidado como "cola" que une os indivíduos, as famílias e as comunidades.

Existe uma relação complexa entre saúde biológica, saúde mental e saúde social. Assim, os resultados da Pesquisa de Saúde de Andaluzia (Espanha), de 2003, mostraram que a chave para que as mulheres tenham diabetes não era a obesidade, nem o sedentarismo, mas não ter recursos econômicos para custear as suas despesas. Ou seja, as dificuldades econômicas diárias conduzem a maus hábitos, que influenciam a incidência da doença. Problemas de alimentação, de pouca prática esportiva, de perda da expectativa de vida e outros levam a alterações biológicas, mentais e sociais profundas, que se associam ao desenvolvimento de diabetes. Os pobres, em sociedades desenvolvidas, não estão famintos, mas obesos, e não morrem de fome, mas de complicações do diabetes (entre outras várias causas).

Em outro exemplo, a mortalidade materna, na antiga Alemanha Oriental, era semelhante entre mulheres casadas e solteiras, mas após a reunificação e o desaparecimento da proteção social do regime comunista a mortalidade no grupo de mães solteiras aumentou, até triplicar com relação à do grupo de mães casadas após seis anos de "ocidentalização" (e algum caos social).

O efeito diferencial da exclusão é também demonstrado em estudos norte-americanos que examinam "o paradoxo latino-americano", pois a mortalidade infantil e a mortalidade materna são menores na população hispânica do que na população de brancos não hispânicos, e muito inferior à da população negra. Logicamente, as mortalidades materna e infantil latino-americana e negra deveriam ser semelhantes, pois ambos os grupos compartilham a exclusão social e outros determinantes socioeconômicos da saúde. No entanto, os resultados da população hispânica são muito melhores do que os da população negra, e melhores do que os dos brancos não hispânicos. O fator de diferenciação é a existência de laços familiares fortes, laços sociais e religiosos entre os hispânicos, que muitas vezes pertencem a famílias bem-estruturadas. Entre os determinantes sociais, nada como a inclusão em uma família, uma cultura e uma comunidade. Assim, a mortalidade é muito maior entre os não casados do que entre os casados, e a expectativa de vida dos idosos solitários (que não estão integrados em família ou redes sociais) é menor.

Como demonstrou Manel Nebot (médico de família e especialista em saúde pública catalão) em Barcelona (Espanha), os homens morrem mais cedo se vivem solteiros (ainda que convivam com outros parentes, como filhos) e não tiverem o apoio adequado emocional por falta de amigos e da família.

Nas mulheres, o resultado foi semelhante no que diz respeito ao aumento da mortalidade quando não viviam com um companheiro e quando não tinham família e amigos, mas para elas foram importantes o apoio dos vizinhos e a participação nas atividades da igreja e/ou centro comunitário de aposentados. Quanto às pessoas idosas, 25% afirmaram carecer do apoio de vizinhos. E a um mesmo percentual, faltava apoio emocional. Esses estudos confirmam achados de estudos semelhantes, feitos no Canadá e na Suécia, que mostraram manutenção de uma saúde melhor naqueles que frequentemente estão envolvidos em atividades culturais (com controle para que os dois grupos de comparação fossem semelhantes em termos de saúde basal, classe social, sexo, idade ...). Na Suécia, os dois grupos foram acompanhados por 14 anos, e demonstrou-se maior mortalidade no grupo com atividade cultural baixa ou nula. Por exemplo, entre as pessoas com mais de 75 anos que mantiveram um estilo de vida ativo, com hábitos saudáveis e uma rica rede social, com participação em eventos culturais e sociais, as mulheres e os homens viveram cinco e seis anos mais, respectivamente.

Somos animais sociais, e convém cuidar da rede social que nos protege, muitas vezes sem percebermos.

O estado de bem-estar

No geral, as sociedades desenvolvidas conseguiram alcançar um estado de bem-estar ao longo dos séculos. Tal estado de bem-estar aumenta a quantidade e a qualidade de vida (saúde das populações) pelo desenvolvimento econômico e aumento de capital social.

O estado de bem-estar se baseia em:

- Apoio às famílias e seus filhos para o pleno desenvolvimento físico, psicológico e social de todos os indivíduos
- Criação, manutenção e fornecimento de uma estrutura educacional, com uma fase de ensino obrigatório na infância e adolescência e o objetivo de proporcionar igualdade de oportunidades a todos os cidadãos, promovendo a meritocracia social (progresso de acordo com os próprios méritos e não por origem ou outras características)

São e salvo **49**

- Acesso a um sistema de saúde público que assegure a cobertura universal da prestação do serviço na medida do necessário (e não de acordo com a capacidade/disposição em pagar).

- Redistribuir a riqueza e promover/facilitar a participação de todos na "coisa pública" por meio do desenvolvimento democrático.

- Facilitar a atividade econômica, com uma legislação prudente e estável para os trabalhadores e empregadores, respeitosa para com o meio ambiente, para desenvolver as comunicações, o transporte e o comércio.

- Assegurar, tanto quanto possível, dada a incerteza e o futuro, um sistema de subsídios para doenças, acidentes, desemprego e o estabelecimento de um sistema de pensões de aposentadoria.

A saúde depende muito das circunstâncias, e algumas circunstâncias nos ultrapassam como indivíduos. Um terrível exemplo é o da mortalidade por câncer no Campo de Gibraltar (Cádiz, Espanha), estudada por Antonio Escolar Pujolar (médico e epidemiologista da Andaluzia). Tal excesso de mortes por câncer tem sido geralmente atribuído às indústrias de produtos tóxicos que se instalaram lá com a criação do Polo de Desenvolvimento Industrial, lançado no final dos anos 60 do século XX. Mas Pujolar demonstrou que o assunto é complexo e requer avaliar o prévio e continuado impacto global sobre a saúde da população da dinâmica estabelecida ao longo dos séculos XVIII, XIX e XX pela presença, na região, de uma colônia do Império Britânico e pela distribuição de terra, com proprietários espanhóis de grandes áreas, e a desigualdade, insegurança e injusta distribuição da riqueza resultante. À incerteza econômica e à falta de esperança e futuro, somou-se o analfabetismo, a pobreza, a má nutrição, o desemprego, a servidão e a aglomeração, além do contrabando (e consumo) de tabaco, do alcoolismo e da contaminação por amianto nos estaleiros e de radônio nos túneis e galerias de Penõn (*The Rock*). Em conjunto, uma mescla "tóxica", não só por poluentes industriais, mas pelo modo de vida em um contexto geográfico muito singular, marcado por uma história política, social e econômica específica.

O exemplo do Campo de Gibraltar demonstra a necessidade de sermos membros ativos nas famílias, comunidades e sociedades a que pertencemos, para contribuir com o estabelecimento de uma dinâmica global e no desenvolvimento dos determinantes da saúde, para atingir e manter um estado de bem-estar. Os determinantes de saúde são, muitas vezes, modificáveis, e ao modificá-los podemos melhorar nossa própria saúde e a dos outros. A saúde é o vetor final da interação entre muitos fatores que têm "pesos" distintos; alguns não são modificáveis, como a idade, mas outros podem variar muito, dependendo do contexto cultural, econômico e social que criamos e mantemos para todos.

A "LEI DE CUIDADOS INVERSOS"

Equidade vertical e horizontal

Os sistemas públicos de saúde de cobertura universal têm por objetivo oferecer serviços conforme a necessidade. Ou seja, cumprir com a equidade nos dois sentidos: horizontal e vertical. Há equidade horizontal quando são oferecidos serviços semelhantes a quem tem necessidades parecidas. Existe equidade vertical quando se presta mais cuidados para quem mais precisa.

Em geral, tem-se estudado a equidade no acesso aos serviços de saúde, mas convém não esquecer a equidade "dentro" do sistema de saúde, no processo de atenção. Ou seja, é tão importante facilitar o acesso aos serviços conforme a necessidade, quanto prestar os serviços segundo a gravidade para aqueles que já tiveram acesso.

A equidade horizontal e a vertical são importantes no acesso e no processo. Por exemplo, é importante que as crianças desidratadas tenham acesso aos serviços de que precisam, conforme a necessidade (não segundo a classe social, o nível econômico, etc.), mas também é importante que, após o acesso aos serviços, sejam as crianças mais graves as que recebam mais cuidados (não por classe social, posição econômica, etc.).

Alguns estudos mostram a atração que os pacientes de classe alta, sorridentes, jovens e bonitos exercem sobre os médicos. O atrativo se transforma, posteriormente, na atribuição, a esses pacientes, de maior inteligência, autocontrole e racionalidade. Tudo isso pode acabar na prestação de mais e melhores serviços à classe alta, em situação de, a priori, igualdade de acesso. A diferença no atrativo entre pacientes ricos e pobres foi três vezes maior que o atrativo de pacientes que sorriem contra aqueles que ficam sérios, e equivalente a uma diferença no atrativo de "30 anos" (40 a 70 anos, p. ex., porque os pacientes mais jovens são mais atraentes e se estabelece um gradiente de "atração" por idade contra os velhos).

Alcançar o objetivo da equidade é quase impossível na prática, tanto para o acesso quanto para o processo. Por exemplo, no Reino Unido, durante décadas os recursos foram distribuídos de modo que o Sistema Nacional de Saúde fosse mais forte onde houvesse maior mortalidade evitável e maior necessidade de cuidados, mas nunca se conseguiu reverter a desigualdade entre as classes mais baixas (trabalhadores manuais e suas famílias) e as classes altas (empresários e graduados e suas famílias). Os mesmos resultados são apresentados em todos os países do mundo, como documentado, por exemplo, na Bélgica, Espanha, França, Polônia e Suécia, entre outros.

O sistema de saúde, além disso, é apenas um dos fatores determinantes de saúde, e não se pode atribuir ao sistema a capacidade milagrosa de reverter o efeito dos demais determinantes. Por exemplo, na Espanha, o sistema de saúde pública é a favor dos pobres, no sentido de que os pobres têm mais acesso ao médico de família e fazem uma maior utilização da atenção primária, mas isso não consegue compensar o efeito da desigualdade social.

Desigualdade e saúde

Na Espanha, foi estimado no ano de 2000 (e é pior na atualidade) que, se toda a população tivesse as taxas de mortalidade dos mais ricos, ocorreriam 35 mil mortes a menos por ano. Ou seja, cerca de quatro mortes a menos por hora. A mortalidade dos 20% mais ricos é muito diferente da mortalidade dos 80% restantes. As diferenças estão aumentando, tanto entre os Estados como entre as populações de cada um deles. Há aumento da mortalidade nas regiões pobres, como Andaluzia, Canárias e Extremadura, que são também as que têm mais analfabetos. As diferenças não diminuem, mas aumentam, pois sem políticas ativas a pobreza e a saúde têm uma relação direta (as comunidades mais ricas e cultas produzem mais riqueza e mais saúde). As diferenças na Espanha diminuíram na década de 80 do século passado, mas têm aumentado desde então, tornando a Espanha um dos países mais desiguais da União Europeia.

Portugal é o país mais desigual da União Europeia; embora a desigualdade tenha diminuído ligeiramente até 2009, desde então aumentou novamente. No Brasil, também diminuíram as diferenças (20% de 2001 a 2013), mas ainda continua a ser o país mais desigual da América Latina e, por exemplo, levará 20 anos para se aproximar da desigualdade dos Estados Unidos, país muito desigual entre os países desenvolvidos. Além disso, no Brasil é muito importante o impacto da desigualdade social na saúde. Por exemplo, a alta incidência de morte violenta em jovens pobres, em todas as regiões, e as dificuldades no acesso a serviços de saúde de qualidade nas zonas rurais. No Brasil, 46% das mortes em 1930 foram por doenças infecciosas, passando a 15% em 1980 e 5% em 2004; essas mortes continuam a ser concentradas nas regiões mais pobres, no Nordeste. A Estratégia Saúde da Família tem contribuído para um declínio na taxa de mortalidade infantil no Brasil, e seus efeitos foram mais fortes em áreas com maiores taxas de mortalidade e menor índice de desenvolvimento humano, sugerindo que a Estratégia Saúde da Família pode estar contribuindo para a redução das desigualdades sociais em saúde.

Quando as instituições políticas são incapazes de intervir para garantir o pluralismo, distribuir a riqueza e controlar privilégios, aumentam a desigualdade, o sofrimento, a doença e a morte. Nesses casos, é muito fraca a capacidade dos cidadãos para monitorar o trabalho dos políticos, e o descrédito das instituições leva à perda de confiança nelas e menos participação ou colaboração. Aumentam as desigualdades, uma vez que as políticas públicas dirigem-se mais aos privilegiados, e as distâncias aumentam entre os níveis de renda (os ricos estão ficando mais ricos e os pobres cada vez mais pobres). Entre os pobres, cabe pontuar os idosos e as crianças, e outras minorias que somam fragilidade e vulnerabilidade à pobreza.

Pior saúde significa menos anos de vida e menor qualidade de vida durante os anos em que se vive. Ou seja, a classe mais baixa tem menor longevidade do que a classe alta, e mais doença, sofrimento e dor nos anos de vida. Isso tem sido exaustivamente estudado no País Basco (Espanha); por exemplo, até 15% da mortalidade são atribuíveis a causas socioeconômicas, tais como o nível de educação, o conforto da habitação, a classe social, o desemprego e o tabagismo. As diferenças são aparentes desde o nascimento, uma vez que o baixo peso ao nascer é muito mais comum na classe baixa, e a vitalidade (medida pelo índice de Apgar, que avalia a necessidade de cuidados médicos) do recém-nascido é também muito menor entre os pobres. As desigualdades continuam durante toda a vida, e a diferença de expectativa de vida entre graduados universitários e analfabetos é de quase uma década. Além disso, grande parte da mortalidade dos pobres é por MDPSE (morbidade e mortalidade desnecessariamente prematuras e sanitariamente evitáveis), revelando os problemas de equidade horizontal e vertical, no acesso e no processo.

Na cidade de Cádiz (Andaluzia, Espanha) foi demonstrado que as crianças nascidas em 2002 tinham uma expectativa de vida de 77 (homens) e 84 (mulheres) anos, se nascidos em bairros ricos, e 69 e 80 anos, respectivamente, se nascidos em bairros pobres.

Na Austrália, também foi demonstrado o efeito precoce e brutal da exclusão em saúde. Assim, as mulheres de origem asiática (Bangladesh, Índia, Sri Lanka e Paquistão) tiveram abortos tardios (no terceiro trimestre e, muitas vezes, pouco antes da data prevista para o parto), com uma frequência 2,5 vezes maior do que as outras mulheres australianas. Esses abortos são de particular importância, tanto pela perda fetal como pela comoção física e psicológica nas mulheres. O Reino Unido é o país do mundo desenvolvido com a mais alta incidência de abortos tardios, onde a associação entre saúde e marginalização também foi demonstrada. Entre 2000 e 2007, persistiu na Inglaterra a diferença de classe social em relação aos abortos tardios, que tiveram uma taxa quase três vezes maior em mulheres pobres, se comparadas com as de classe alta. Isso foi devido a hemorragia pré-parto, eclâmpsia, fetos com anomalias cromossômicas e/ou baixo peso ao nascer e outros motivos relacionados com a sua própria situação social ou que não entendemos bem.

A desigualdade na mortalidade varia segundo os grupos etários. Na Espanha, pessoas com mais de 65 anos concentraram a mortalidade evitável por desigualdade (26 mil das 35 mil mortes). A pobreza e o analfabetismo estão concentrados na população idosa, e não nas circunstâncias, mas na estrutura. Ou seja, a desigualdade é intensificada com uma estrutura muito fraca do estado de bem-estar, como é demonstrado em toda a sua crueldade com os idosos, e também com as crianças e suas famílias. Nesse contexto, é absurdo oferecer "consulta de criança sadia" em vez de melhorar o acesso

54 Juan Gérvas e Mercedes Pérez Fernández

e o processo de atenção "de crianças pobres e com família desestruturada", porque o importante é concentrar-se na pessoa e no contexto, não na biometria e biologia.

No futuro, teremos que levar em conta novos bolsões de pobreza, especialmente na infância. Dois milhões de crianças espanholas vivem na pobreza, e a pobreza crônica (mais de três anos vivendo abaixo da linha de pobreza) aumentou mais de 50%. Na Espanha, 14% das crianças vivem em famílias de extrema pobreza. Entre os 27 países da União Europeia, só a Romênia e a Bulgária têm piores níveis de pobreza infantil grave. No Brasil, a pobreza extrema diminuiu de 23% da população em 2002 para 6% em 2012, e em 2015 se aproximou de 2%. A pobreza infantil marca a vida, não apenas pelo impacto no crescimento e na maturação, mas pelo "fardo" psicológico e social de crescer em uma família sem esperança e em que se aceitam expectativas de vida pessimistas. Perder a esperança é morrer em vida, e a isso estão condenadas as crianças pobres e suas famílias. A saúde e suas circunstâncias não são algo teórico, mas prático. Isso foi demonstrado na Espanha, utilizando dados da Pesquisa Nacional de Saúde de 2006, uma vez que, por exemplo, a saúde mental das crianças é pior entre a classe mais baixa, e existe um gradiente de mentalidade positiva entre os anos de estudo da mãe e a saúde mental dos filhos. Em outro exemplo, no Brasil, a prevalência de tabagismo nas mulheres dobrou entre aquelas com menos de quatro anos de escolaridade, comparadas com aquelas com mais de nove anos (e essa desigualdade vem aumentando ao longo do tempo).

Quanto mais necessidades, menos cuidados

Diz a "lei de cuidados inversos" (de Julian Tudor Hart, médico generalista rural galês) que "quanto mais serviços são necessários, menos são recebidos, e isso é mais verdadeiro no sistema de saúde que é mais orientado para o mercado". Essa lei se cumpre sempre, e o sistema público de saúde de cobertura universal só pode atenuar os seus efeitos. Às vezes, em raras ocasiões, consegue isso por completo. Por exemplo, o País Basco (Espanha) fornece um atendimento odontológico exemplar a todas as crianças e adolescentes, com um programa que está em vigor há mais de 20 anos, tendo começado com José Manuel Freire (médico basco de saúde pública, e político, que foi

Secretário de Saúde). Cada dentista tem uma "lista" de crianças e adolescentes e recebe uma taxa anual por capitação (por "cada cabeça"), que cobre os seus serviços.

No País Basco, não se pode distinguir entre adolescentes ricos e pobres por seus dentes, o que é um sucesso mundial, que nem mesmo a Suécia conseguiu. Claro, a comparação entre o País Basco e Andaluzia é dolorosa, dado o mau estado dos dentes dos adolescentes pobres da Andaluzia.

Em geral, o estado da dentição permite classificar ricos e pobres. Basta sorrir para demonstrar a classe social a que pertencem. Entre os países desenvolvidos, apenas nos Estados Unidos há maior desigualdade do que na Espanha na visita ao dentista. Cuidar de seus dentes é um luxo, sem dúvida, e é um serviço muito mal coberto pelo sistema público de saúde. Assim, os pobres não vão visitar o dentista, ou vão somente em situações extremas, para a pura extração de peças dentárias.

Comparando-se países desenvolvidos, a Espanha é o país mais desigual do mundo no acesso aos serviços de especialistas. Os ricos usam em excesso os especialistas (privados e públicos). Os mais cultos, jovens e saudáveis são os que mais utilizam os serviços de especialistas na Espanha. Isto é, em relação ao acesso, "a lei de cuidados inversos" não é cumprida na Espanha para serviços do médico de família, mas sim (e muito intensamente) para os serviços de especialistas. Podemos dizer que muitos dos serviços que os ricos recebem dos especialistas são serviços desnecessários, que produzem mais mal do que bem, e que sobrevivem a esses serviços por sua saúde geral. No Brasil, o padrão global é repetido, com um melhor acesso dos ricos (propensos a usar até 60%) a serviços de saúde e intervenções em excesso, como bem demonstra a taxa de quase 90% de cesarianas nas mulheres da classe alta.

No que se refere à equidade no processo de cuidado, há estudos que mostram o cumprimento da "lei de cuidados inversos" no mundo inteiro. Por exemplo, os médicos atendem melhor os pacientes mais jovens, bonitos e bem vestidos, mais instruídos e que muitas vezes exigem menos serviços. Isso explica o atraso, por exemplo, no diagnóstico do câncer oral, pois é mais comum em fumantes e bebedores pesados, que geralmente pertencem à classe baixa e são muitas vezes mais pobres e menos instruídos. Não há nada mais fácil do que explorar a boca, mas é feito com menos frequência e mais negligência quando se suspeita de mau hálito (a higiene dental é pior entre os fumantes, bebedores e pobres).

Em outro exemplo, na França, as mulheres de classe baixa dão à luz mais crianças com síndrome de Down. Não é que os pobres tenham mais gestações com síndrome de Down, mas as mulheres de classe alta abortam mais nesse caso. O resultado é devido a problemas de equidade no acesso e no processo. Por um lado, pesa a pobreza e o fato de que, naquele país, o sistema público de saúde exige um pagamento direto ao médico (depois o paciente é reembolsado, mas não 100%, no chamado copagamento com reembolso); as mulheres pobres têm dificuldade em obter o dinheiro da consulta e dos testes diagnósticos de determinação de anormalidades cromossômicas fetais e, por isso, não é diagnosticado o problema. Além disso, tendem a receber menos apoio e aconselhamento oportuno e adequado sobre o aborto, por isso renunciam a esse. O resultado final é o exposto: a maioria das crianças com síndrome de Down encontra-se entre os pobres, como consequência da falta de equidade no acesso e no processo.

O desvio do sistema de saúde e os "insignificantes"

Os problemas de desigualdade no processo de atenção são demonstrados em todas as áreas. E também depois de receber o diagnóstico de infarto do miocárdio: nos hospitais públicos, em países com sistema de saúde de cobertura universal, o atendimento de pacientes com infarto é proporcional à sua classe social (os pobres recebem pior cuidado).

Essa tendência se agrava com o passar do tempo, à medida que os sistemas de saúde são reorientados para prestar assistência de acordo com os protocolos, diretrizes e algoritmos baseados em doenças (uma a uma). Os pobres são pacientes muitas vezes complexos, com multimorbidades (mais problemas de saúde e variados), e não se "encaixam" nos processos semi-industriais orientados a "uma" doença, como os que pretendem melhorar a qualidade do atendimento. O efeito final dos protocolos, diretrizes e consensos é o aumento da desigualdade e da iniquidade no processo de atenção, o verdadeiro cumprimento da "lei de cuidados inversos".

Além de centrar-se em uma doença, tais protocolos, diretrizes e consensos têm quase exclusivamente uma orientação biológico-tecnológica. Exemplos disso são as variáveis incluídas em tabelas de cálculo de risco cardiovascular (idade, sexo, taxa de colesterol LDL, hemoglobina glicosilada, tabagismo), que se aplicam ignorando que se triplica o risco por causa de problemas socioeconômicos (os infartos do miocárdio são "coisa de pobre"). Apesar de seu impacto na saúde, não se costumam considerar as variáveis psicológicas e sociais associadas à saúde e ao adoecer, e sua invisibilidade leva a dar respostas biológicas (medicamentos) para os problemas sociais.

As mudanças que promovem a privatização do sistema público de saúde levam a um maior risco de ocorrer a "lei de cuidados inversos". Nos países que primam pela orientação ao mercado e "a liberdade" (e o princípio bioético da autonomia), se cumpre com maior rigor a "lei de cuidados inversos", e isso explica os maus resultados na saúde dos Estados Unidos. A orientação para a equidade (e o princípio bioético da justiça) oferece oportunidades para que a "lei de cuidados inversos" ocorra com menor intensidade.

A mudança dos sistemas de saúde na direção da prevenção também aumenta o rigor do cumprimento da "lei de cuidados inversos", pois aqueles que são mais saudáveis (ricos, jovens, universitários) são mais sensíveis à oferta preventiva e a exploram mais quantitativa e qualitativamente. Os mais instruídos, mais jovens, mais ricos e mais saudáveis são os que mais valorizam suas vidas e seu futuro, portanto são os que mais consomem prevenção. Por exemplo, as campanhas instauradas na Inglaterra, entre 2003 e 2008, sobre o consumo excessivo de álcool, dieta pouco saudável, tabagismo e sedentarismo não tiveram impacto sobre os estilos de vida da classe baixa, pois, na análise das variações, foi observado um declínio generalizado (de 33 a 25%), mas a mudança só veio nas classes média e alta. Em geral, a prevenção transfere recursos de pobres para ricos, de idosos a jovens, de doentes a saudáveis e de analfabetos a universitários.

Os sistemas de saúde que consideram ter direito apenas os cidadãos (segurados) e não todos os habitantes estabelecem barreiras que dificultam o acesso aos serviços médicos, uma vez que muitas pessoas não cumprem as condições legais de cidadania. Entre os cidadãos que não são normalmente incluídos estão as pessoas "insignificantes" (minorias sem documentação, sem seguro e outros). Os "insignificantes" de Gustavo Gutiérrez Merino (filósofo, padre e teólogo peruano) são muitas vezes invisíveis, "não cidadãos" para aqueles que lhes negam de fato direitos humanos inalienáveis. São prostitutas, vagabundos, dependentes químicos, doentes mentais sem família, indígenas e imigrantes pobres sem documentação e "sem papéis". Essas pessoas em geral não têm um médico de família, nem um cartão de saúde. Consequentemente, a atenção é variável e esporádica, em salas de emergência hospitalares, em alguma organização não governamental ou em outros locais. Essas fontes de cuidado atuam para "apagar incêndios", de forma não contínua, com a boa intenção de tratar o problema presente e fazer pouco mais. Os "insignificantes" são facilmente localizados, se cruzarmos os dados do uso de urgências hospitalares com o uso de abrigos para indigentes, serviços sociais de emergência e participação em "encontros" com a polícia e juízes, por exemplo. Neles se cumpre com virulência a "lei de cuidados inversos".

São também "insignificantes", ignorados e invisíveis muitos espanhóis, brasileiros e estrangeiros que vivem em instituições fechadas, como orfanatos, estabelecimentos juvenis, centros de detenção de imigrantes, prisões ou asilos, para os quais se negam os direitos humanos inalienáveis de fato (incluindo uma assistência médica eficiente). Em muitos casos, estão condenados a regimes de vida desumanos. Por exemplo, como demonstrou na Espanha Mariano Hernández Monsalve (psiquiatra de Valladolid e Madrid), as prisões se tornam hospitais mal-organizados de infecciosos (Aids, sífilis, tuberculose, dentre outras), dependentes químicos e doentes mentais (alguns muito graves). Serve de símbolo do abuso em outros "insignificantes" o uso liberal e desnecessário, mas justificado por causa médica, de "restrições" para pacientes idosos em casas de repouso ("residências").

O direito à saúde

É dito e repetido como um mantra que temos o direito à saúde. No entanto, a saúde depende da genética e de muitos determinantes, e ninguém pode "assegurá-la"; portanto, "o direito à saúde" propriamente não existe. Se realmente existisse, não haveria direito de "ter gripe" ou "sofrer de diabetes" nem, por exemplo, "padecer de síndrome de Klinefelter", nem teria direito à dor de uma "neuralgia" ou a ter dor em geral, e o fato de morrer iria contra esse direito.

A saúde é um estado e um valor, como a beleza, a inteligência, a paz interior ou o amor, e ninguém pode "garanti-la". É absurdo exigir o direito à saúde, quando na verdade se está pedindo proteção, promoção, prevenção e atenção à saúde. Pedir o direito à saúde é como pedir o direito à paz interior. Não pode existir, nem podemos reivindicar, o direito de inteligência, mas podemos pedir um sistema de educação pública de qualidade, igualdade de oportunidades e meritocracia. Da mesma forma, no que diz respeito à saúde, não pode existir, nem podemos reivindicar, o direito à saúde. O que é preciso pedir são condições que facilitem a maior quantidade e qualidade de vida e a melhor saúde possível para o maior número de pessoas.

É necessário um sistema de saúde que preste serviços eficazes e equitativos, mas convém lembrar que o impacto médio das intervenções de saúde, em geral, sobre os anos ajustados de vida de acordo com a qualidade, oferece uma relação custo/benefício de 1 para 4, enquanto mudanças favoráveis às condições de vida têm uma relação de 1 para 30.

As obrigações das autoridades de saúde pública em relação à saúde são a defesa à saúde (proteção-regulamentação, como a que regula o transporte de mercadorias perigosas), o aumento da saúde (promoção-intervenções, como a construção de campos de esporte), a prevenção de doenças e suas consequências (atividades preventivas, como a vacinação infantil) e a organização dos serviços pessoais (prestação de serviços médicos em hospitais e atenção primária).

Atender a essas quatro obrigações é a tarefa das autoridades de saúde pública, e não é fácil de alcançar. Assim:

- No que diz respeito à proteção à saúde, não é suficiente, por exemplo, estabelecer uma legislação sobre o transporte de mercadorias perigosas, se não se contar com o poder e o desejo continuado para colocá-la em prática. Isso envolve a redação de regulamentos, a imposição de obrigações e sanções, o controle e o seguimento da circulação desses produtos, entre outras providências. Em última análise, a defesa da saúde exige que a sociedade aceite e promova toda a legislação que limita e restringe a liberdade (pessoal, do mercado e outras), a fim de proteger a saúde dos indivíduos e das populações. Há sempre um difícil equilíbrio entre liberdade e equidade, e encontrar o ponto certo implica a ação intersetorial (que se refere à participação de vários poderes e interesses, e não apenas os relacionados diretamente à questão sanitária).

- O investimento em promoção à saúde é feito de muitas maneiras, mas também com uma ação intersetorial. Por exemplo, o pensamento em saúde está bem longe do legislador quando este descentraliza gastos e garante um orçamento adequado às necessidades dos municípios, mas tais decisões facilitam que eles promovam a saúde. Assim, a criação e a manutenção de áreas verdes e para esportes facilitam a coesão social e a atividade física de toda a população.

- Quanto à prevenção de doenças e deficiências, as responsabilidades do governo são múltiplas, como, por exemplo, fornecer água potável e sanear águas residuais, estabelecer um calendário de vacinação infantil e alcançar seu cumprimento, ou reduzir acidentes e doenças ocupacionais. Como mostrado, a prevenção também é uma ação intersetorial, que envolve muitos responsáveis e instituições. Por exemplo, o fornecimento de água para as moradias supõe uma legislação específica, obras de engenharia, monitoramento contínuo e outros fatores. Também envolve negócios e restrições à liberdade. Assim, há companhias construtoras e de abastecimento e tratamento de água que, na busca de benefício para o acionista, podem produzir um bem social se cumprirem honestamente os objetivos e a regulamentação. Isso envolve limitações sobre "o mercado", mas as pessoas também aceitam, por exemplo, o fechamento de fontes poluídas e o pagamento de uma taxa para receber a água tratada em casa.

- Por fim, as autoridades públicas têm por obrigação o desenvolvimento e a manutenção de um sistema de saúde pública que preste cobertura universal de serviços pessoais aos necessitados, com pouco ou nenhum copagamento no local da prestação desses serviços. Os serviços de saúde não são "gratuitos" (nada é de graça, dizem os economistas), porque são sempre pagos, mas, em geral, por meio de impostos, não no momento da necessidade. Os serviços clínicos pessoais são oferecidos na atenção primária (o médico de família e outros profissionais que trabalham no entorno e no ambiente da comunidade) e na assistência hospitalar (centros que podem alojar o paciente enquanto este é diagnosticado ou tratado), e há também serviços de urgência, que podem deslocar-se para onde sejam necessários, e atenção ambulatorial de especialidades. Finalmente, os sistemas de saúde oferecem serviços públicos de saúde às populações. Todos os serviços são coordenados para otimizar a resposta às necessidades individuais e gerais em busca do melhor desempenho possível dos recursos que a sociedade atribui ao sistema de saúde.

Portanto, não deve ser esquecida, como determinante de saúde, a existência de um sistema público de saúde de cobertura universal; as intervenções de saúde necessárias são muito importantes, e para se ter uma ideia basta pensar nas vacinas, ou no reparo de uma fratura de quadril com prótese, ou na intervenção de uma catarata que causa cegueira, ou no aconselhamento e tratamento da insônia.

A doença, a dor e a morte comovem os seres humanos, e na busca do alívio para nós e para os outros aceitamos nos agrupar e sustentar entre todos um sistema de saúde que permita o ditado "hoje para você, amanhã para mim". O sistema público de saúde de cobertura universal é um importante determinante de saúde.

O SISTEMA PÚBLICO DE SAÚDE DE COBERTURA UNIVERSAL

Egoísmo inteligente

Em cidades da Grécia antiga, já existia um médico para os pobres, pago pelos cidadãos, origem de uma atenção de acordo com a necessidade. Paralelamente a esse sistema de "caridade", na Idade Média, as associações começaram a pagar taxas fixas anuais ao médico (na Espanha, "*igualas*") para ter atenção médica. No final do século XIX, os sindicatos deram continuidade a essas "mutualidades", enquanto as autoridades intervieram para "assegurar" os trabalhadores. Desde então, as sociedades desenvolvidas criaram regras e estruturas para levar o sistema de saúde a toda a população, independentemente da sua "capacidade de pagamento". São os sistemas de saúde públicos de cobertura universal típicos dos países desenvolvidos (com a notável exceção dos Estados Unidos) que se caracterizam por cobrir com dinheiro público (impostos, taxas, etc.) mais da metade da despesa total de saúde. O Brasil tem o SUS (Sistema Único de Saúde), que visa fornecer uma cobertura universal, mas o gasto público em saúde está abaixo de 50% do total, então não se pode dizer que exista um sistema público de saúde com cobertura universal. No entanto, se aproxima: os gastos públicos com saúde em 2014 corresponderam a 48% do total.

Esses sistemas públicos de cobertura universal podem ser vistos como "altruístas", mas na verdade são manifestações de "egoísmo inteligente", porque ao melhorar a saúde da população melhora a saúde de todos os indivíduos; por exemplo, uma melhor saúde dos pobres leva a uma melhor saúde para o rico; quanto melhor a saúde do idoso, melhor a saúde das crianças, etc.

Assim, o acesso e o processo de atenção conforme a necessidade garantem que todos os habitantes recebam os serviços no momento e local adequados, e não apenas os trabalhadores ("assegurados") e os cidadãos que nasceram no país. Por exemplo, a tosse e a febre persistentes no morador de rua "sem documentos" são diagnosticadas e tratadas como tuberculose antes de se espalhar para os outros. O bem do morador de rua "sem papéis" é o bem de trabalhadores segurados e cidadãos "com papéis", e seu mal é nosso mal. Assim é também no que diz respeito a outras minorias e outros socialmente excluídos, como os imigrantes ilegais, as prostitutas, os viciados em drogas e os pobres, porque estamos todos no mesmo barco, queiramos ou não.

Equidade *versus* liberdade

Os sistemas públicos de saúde de cobertura universal fundam-se na equidade, o que significa aceitar certas limitações à liberdade. Por exemplo, em países com médico de família e lista de pacientes (Canadá, Dinamarca, Eslovênia, Espanha, Holanda, Irlanda, Itália, Noruega, Nova Zelândia, Reino Unido, dentre outros), os pacientes vão primeiro ao seu médico de família e, de comum acordo, decidem sobre a necessidade de serviços de especialistas. O médico de família tem o monopólio do "primeiro acesso", o que implica uma enorme confiança social no seu mérito científico e na sua honestidade profissional. Assim é a situação do médico que trabalha na atenção primária do SUS, a Estratégia de Saúde da Família no Brasil, que tem atribuída a si uma lista de pacientes que atende com apoio da equipe de saúde (cerca de 4 mil habitantes).

Nesses países, o médico de família perde a liberdade, pois só pode trabalhar no sistema público se houver pessoas suficientes para "construir" uma lista de pacientes; os especialistas perdem a liberdade, porque os pacientes não podem ir até eles diretamente, mas por meio de seu médico de família; e a população também perde a liberdade, pois aceita ter um médico de família que decide sobre a conveniência de visitar um especialista. Quais os benefícios que justificam tal ênfase na equidade e tal recorte na liberdade?

Nos EUA, se prefere a liberdade, e por isso a dúvida em se forçar a ter um seguro universal; lá todo mundo é livre para "comprar" um seguro. Quanto custa essa liberdade?

Nos países da Europa (e na Austrália, Canadá, Japão, Nova Zelândia, Taiwan, dentre outros), o importante é o respeito ao princípio bioético da justiça (serviços de acordo com a necessidade de todos os residentes, independentemente da sua capacidade de pagamento), e os poderes públicos impõem o seguro obrigatório para toda a população. Trata-se de distribuir encargos e benefícios de acordo com a capacidade e a necessidade, e para evitar qualquer tipo de discriminação.

Nos Estados Unidos, o princípio bioético principal é a autonomia, o respeito aos propósitos do indivíduo e a prestação de serviços de acordo com a capacidade e disposição para pagar, ou com critérios restritivos de acesso e seguro por meio do trabalho. Por isso, a deliberação de seguro para todos tem sido vista como uma imposição, como uma perda de liberdade e da capacidade de escolher. Na verdade, em 2012, o Supremo Tribunal teve que intervir para declarar que a reforma da saúde efetuada por Barack Obama - pela qual todos os norte-americanos com um nível suficiente de renda estariam obrigados a contratar um seguro por si próprios, ou pela empresa onde trabalhassem, a partir de 2014 - não atentava contra a Constituição.

As mudanças no adoecer e a necessária atenção primária

Como demonstrou Barbara Starfield (médica pediatra norte-americana e pesquisadora de organização de serviços), o sistema público de saúde de cobertura universal "produz" mais saúde com maior uniformidade e menor custo, e o consegue pela prestação de serviços de atenção primária a toda a população, sem copagamentos (ou mínimos) para atingir as minorias e os socialmente excluídos (distribuição de recursos para atender às necessidades da população).

A questão-chave é a mudança profunda das causas de adoecimento, que estão se tornando cada vez menos claras, menos diretas e menos simples. A causa "única" de adoecer é rara, e é mais habitual a interação entre as causas ambientais, biológicas, psicológicas e sociais. Daí a necessidade de mudar as atividades e a filosofia do sistema de saúde e, portanto, o valor crescente da atenção primária à saúde e do médico de família, capaz de considerar a pessoa como um todo e não como a soma de "pedaços", como muitas vezes é visto nos serviços especializados.

O impacto positivo de uma atenção primária boa e eficaz é demonstrado nas comparações internacionais feitas no último quarto de século. Isso se deve à prestação de cuidados aos indivíduos e famílias ao longo do tempo para vários problemas de saúde dos pacientes, com uma compreensão profunda da situação de cada um deles, suas características e atitudes em relação à vida pessoal, profissional, familiar, psicológica e social. É uma atenção contínua e longitudinal, em contraste com a atenção episódica e esporádica de especialistas.

As mudanças sociais são globais e afetam a maneira de adoecer (as formas e experiências da doença), mas infelizmente não se modifica a forma de atenção. Assim, responde-se ao sofrimento individual atual com modelos clínicos e organizacionais obsoletos, tanto curativos como preventivos. O sistema de saúde segue ao longo de um caminho em que transitam massas "adoecidas" em grande parte pela atividade do próprio sistema. Os pacientes que de mais cuidados precisam percorrem trajetos de vida que apenas esporadicamente se cruzam com tais percursos do sistema de saúde. Alguns recebem serviços em excesso e outros em falta, enquanto a desigualdade de saúde aumenta e a atividade do sistema de saúde torna-se tóxica, como demonstrado por Barbara Starfield.

Levam-se em conta, inclusive, alterações biológicas tão importantes quanto o aumento da multimorbidade (pacientes com várias doenças de uma vez), fato que dificulta o cuidado em todas as idades pelo aumento da sobrevivência na maioria das doenças; por exemplo, doenças genéticas (síndrome de Down), autoimunes (lúpus eritematoso), cardiovasculares (infarto do miocárdio), endocrinológicas (diabetes), oncológicas (linfoma), neurodegenerativas (doença de Parkinson) e outras. O impacto da multimorbidade é bem-demonstrado com o estudo sobre a mortalidade. Logicamente, se durante a vida sofremos de múltiplas doenças, a morte também há de ter várias causas. Foi demonstrado, na Austrália, onde apenas uma em cada cinco mortes por causas naturais (não causadas por traumatismos de origem variada) tem uma única causa definida de morte. Em 2007, a média das causas de morte foi de 3,1. A proporção de mortes por cinco ou mais causas aumentou de 11% do total em 1997 para 21% em 2007.

Os modelos vigentes de atenção são incapazes de responder aos novos problemas agudos e crônicos, à complexidade do adoecer que interage com as mudanças tecnológicas, sociais, econômicas, culturais e científicas em um ambiente que não tem nada a ver com o que prevaleceu durante o desenvolvimento da medicina científica no final do século XIX e ao longo do século XX.

A prática clínica tem que mudar para centrar-se na pessoa e no conjunto de acontecimentos vitais que levam a alterar a longo prazo sua suscetibilidade frente às doenças. O ponto central é a pessoa em sua singularidade, e a mudança deve levar ao desenvolvimento de uma atenção primária forte, com o médico de família muito acessível, "pessoal", versátil e "permanente" (para prestar cuidados ao longo da vida), capaz de resolver os problemas, tendo um profundo conhecimento do paciente como pessoa. No entanto, no século XXI, grande parte da alteração do sistema de saúde ocorreu na direção oposta, de dependência da técnica (o "brilho da tecnologia"') e de especialistas e hospitais com o foco sobre a doença e o fator de risco (e praticamente sem coordenação com outros especialistas ou o médico de família).

Doentes complexos contra um sistema de saúde simples

O sistema de atenção à saúde responde ao aumento da complexidade com simplicidade. Não surpreende que o sistema de saúde se torne um problema de saúde e uma causa de doença, invalidez e morte. Daí a importância de ser saudável e ficar a salvo de intervenções de saúde desnecessárias, especialmente atividades preventivas.

Os mais pobres e excluídos precisam de acesso a uma atenção primária forte que os considere como pessoas, já que sofrem de mais doenças e são mais "complexos" como pacientes. Além disso, neles as doenças são "pegajosas" (uma expressão de Julian Tudor Hart) e persistem por mais tempo (ou toda a vida) e, portanto, têm mais multimorbidade e maior variabilidade de problemas de saúde; ou seja, os pobres e os excluídos têm, ao longo do tempo, mais doenças, e essas são mais variadas, pois quase sempre mesclam com problemas biológicos, psicológicos e sociais. Essa multimorbidade se nota precocemente, em comparação com a dos ricos: até 15 anos antes, na classe baixa. É preciso insistir, ainda, sobre a distância cultural (às vezes abissal) entre os profissionais de saúde e os pobres, o que aumenta a dificuldade de ver o pobre como pessoa que vive diariamente a exclusão social. Consequentemente, as doenças dos pobres (que são mais sérias, mais variadas e persistem por mais anos) recebem cuidados de qualidade inferior, ainda que tenham acesso aos serviços necessários.

Tomemos por exemplo uma paciente marginalizada, dependente química, com Aids e grávida, que busca o pronto atendimento devido a um aborto espontâneo. Todo o processo de atenção contínua vai mostrar sua condição de excluída: desde a percepção do medo de contágio durante os atendimentos, até o isolamento após uma histerectomia provavelmente desnecessária. Lá, a paciente não é pessoa plena, com seus direitos e sua singularidade, mas "uma HIV positiva". Ela responde com desdém ao desprezo de profissionais em um círculo vicioso que vai acabar com a morte, antes do tempo, da paciente.

O mais lógico é tentar reverter a situação, não só pela "caridade e altruísmo", mas pelo egoísmo inteligente, pois a melhoria da saúde dos pobres e excluídos repercute na saúde e no bem-estar de todas as pessoas.

Mas o sistema de saúde e muitos médicos preferem uma visão ideológica "realista", levando a um modelo mecânico para um conceito biológico de doenças, protocolos, diretrizes e algoritmos (e respostas farmacológicas simples). Os seres humanos vivem um processo de reducionismo mecânico, e são vistos como meros organismos biológicos. A medicina se entende como mais um ramo da biologia. As doenças existem por si só; os fatores de risco e as pré-condições também. Todo adoecimento é visto como um desvio do desenho da espécie, como uma alteração biológica de cuja compreensão será deduzida a solução. Saúde e doença, nesse sentido, são conceitos biológicos, e as pessoas devem-se encaixar nos modelos. Essa visão filosófica "realista" se comporta, de fato, como se não houvesse "doentes", mas sim "doenças", contra o que demonstra a prática médica empírica, pois justamente o que existem são "doentes", e não "doenças".

À complexidade do paciente como pessoa, o sistema de saúde responde com um reducionismo que quase o transforma no "óleo que lubrifica" a engrenagem do sistema de saúde. Erro grave, com o qual todos nós perdemos. Convém a mudança, a reivindicação e a prática de cuidados médicos de qualidade total; ou seja, a qualidade técnica e a qualidade humana.

Financiamento do sistema de saúde e provisão de cuidados

No sistema de saúde, deve-se distinguir entre financiamento e provisão. O financiamento diz respeito ao fornecimento de dinheiro e capacidade de crédito. A provisão diz respeito à prestação de serviços, aos cuidados de saúde. No Brasil, na Espanha e em Portugal, o sistema de saúde público é de financiamento e provisão públicos. Ou seja, o dinheiro vem principalmente de impostos (dinheiro público), e os pacientes são tratados nos estabelecimentos públicos por profissionais de saúde que são estatutários. Há exceções, mas esse é o modelo geral.

Dizemos que o sistema é de financiamento público quando mais da metade de todos os gastos em saúde de um país vem de fontes públicas. Com a exceção dos Estados Unidos, em todos os países desenvolvidos o financiamento é público, pois mais de 50% das despesas de saúde vêm de fontes públicas. Nenhum país cobre com dinheiro público 100% dos gastos em saúde. Na Dinamarca, no Reino Unido e na Suécia, cobrem-se mais de 80%, na Finlândia, cerca de 75%, no Canadá e na Espanha, cerca de 70%, em Portugal, 65% e na Suíça, pouco mais de 50%. No Brasil, o percentual é de quase 50%, como já assinalado.

O habitual em países desenvolvidos é o financiamento público e a provisão privada (com os médicos que são profissionais independentes). Mesmo na Espanha há financiamento público e provisão privada.

Por exemplo, existem as seguradoras de saúde para os funcionários (MUFACE, MUGEJU e ISFAS), os quais podem optar pelo sistema geral ou por essas seguradoras, e mais de 90% optam pelo último. Elas contratam com o dinheiro público serviços privados, e os funcionários são atendidos por médicos particulares, em consultas e clínicas privadas, com acesso direto a especialistas privados.

Ou seja, as seguradoras oferecem aos funcionários um sistema de saúde de financiamento público e prestação de serviços privada. Como seria de suspeitar, quando as situações se "complicam" (transplantes, diálise, metástase do câncer e assim por diante) muitos escolhem (ou são forçados a escolher, mais ou menos sutilmente) o sistema geral. Esse é um outro exemplo de como as seguradoras privadas "oxigenam" sua carteira de clientes (tentando assegurar apenas aqueles que precisam de menos serviços, ou serviços mais baratos), aumentando os lucros.

O sistema público de saúde de cobertura universal com financiamento e provisão públicos existe unicamente no Brasil, na Espanha, em Portugal e em alguns outros países (Finlândia, Islândia e Suécia). No resto do mundo desenvolvido, é de financiamento público e provisão privada; ou seja, o dinheiro vem de fontes públicas, mas os médicos são profissionais independentes, proprietários de pequenas empresas contratadas pelo sistema de saúde. Assim, o médico é "privado" (não cobra do paciente, mas do sistema de saúde) na Alemanha, Austrália, Áustria, Canadá, Dinamarca, Irlanda, Itália, Japão, Noruega, Nova Zelândia, Reino Unido, dentre outros países.

Precisamos de um sistema público de saúde de cobertura universal, e as principais características são o seu financiamento a partir de fontes públicas, o acesso quando necessário e a ausência (ou pouca importância) de copagamentos no local do serviço. Esse sistema envolve a solidariedade e o bem-estar social, produz saúde equitativamente e o faz a um custo razoável do ponto de vista social, evitando falências pessoais e familiares.

O sistema de saúde nos Estados Unidos

Posto que a doença e a morte são acompanhadas pelo sofrimento e risco de falência, quando não há sequer um sistema público de saúde universal, há pior saúde, maior gasto com saúde e mais falências devido à doença. Assim, a liberdade e a autonomia pessoal nos Estados Unidos são pagas com dinheiro, com falências, com mais doentes e com mais doenças e morte. Por exemplo, as mortalidades infantil e materna são maiores nos EUA do que em qualquer outro país desenvolvido no mundo. Na verdade, a mortalidade materna triplicou nos Estados Unidos, contra a tendência global de queda, mesmo em países pobres.

Em 1987, a mortalidade materna, nos Estados Unidos, foi de 7, em 2000 foi de 12, em 2007 foi de 15, e em 2011 subiu para 24, chegando em 2013 a 28 para cada cem mil nascidos vivos. Em contraste, em 2013, a mortalidade materna foi de 4 na Suécia, 4 na Espanha, 8 em Portugal, 11 no Canadá e 69 no Brasil (para cada cem mil nascidos vivos). A mortalidade materna nos Estados Unidos é considerada pela Anistia Internacional como um problema de direitos humanos grave, e não um problema médico. O que está falhando é a sociedade como um todo.

Em outro exemplo, nos EUA, há muitas MDPSEs (morbidade e mortalidade desnecessariamente prematuras e sanitariamente evitáveis) e, portanto, perdem-se "anos de vida" (anos que poderiam ser vividos, caso tivessem sido prestados cuidados médicos apropriados). Para cada cem mil mulheres, são 3.600 anos potenciais de vida perdidos (na Espanha, são 1.950) e para cada cem mil homens são 6.400 anos (na Espanha, 4.350).

Comparando os Estados Unidos com países europeus, como Alemanha, França e Reino Unido, observa-se que, de 1999 a 2007, as MDPSEs nos Estados Unidos baixaram 19% e nos países da Europa 37%. Na verdade, os EUA têm o dobro de MDPSEs da França, por exemplo. Ou seja, nos Estados Unidos, morrem mais de apendicite, infarto do miocárdio, diabetes, infecções (tuberculose, pneumonia, etc.) e outros problemas cuja morte pode ser evitada pela atividade adequada do sistema de saúde.

Quando são comparados os gastos totais com saúde (público e privado), os Estados Unidos têm a maior despesa com a saúde entre todos os países desenvolvidos, uma vez que 18% do seu produto interno bruto é usado em saúde (contra 9% da Espanha e do Japão).

Os Estados Unidos gastam com saúde cerca de 8 mil dólares *per capita* por ano, em comparação a 4 mil no Japão e 2.900 na Espanha. Tanto no Japão quanto na Espanha, toda a população está coberta por um sistema de saúde. Nos Estados Unidos, existem 30 milhões de pessoas sem qualquer seguro, embora quase 50% dos gastos com saúde sejam procedentes de fontes públicas.

Os gastos do próprio bolso com saúde são de 976 dólares nos Estados Unidos, contra 454 no Japão. E com medicamentos, foram gastos 960 dólares *per capita* por ano nos Estados Unidos e 560 no Japão. Deve-se lembrar que existem pessoas mais idosas no Japão, que muitas vezes precisam de mais medicamentos; a porcentagem de pessoas com mais de 65 anos é de 23%, contra 13% nos EUA.

A administração de um sistema de saúde privado é muito cara, e grande parte dos recursos se perde na gestão (na comprovação do direito aos serviços e do grau de cobertura, por exemplo). Nesse sentido, os gastos dos EUA com a administração da saúde privada são quatro vezes maiores do que nos países com sistema público de saúde com cobertura universal.

A deficiência da saúde nos Estados Unidos deve-se tanto à falta de acesso dos necessitados (que não podem pagar) quanto aos excessos de atenção para aqueles que não precisam (mas podem pagar). Isso é evidente no caso da mortalidade materna, que se deve, em parte, à falta de assistência para as mulheres pobres e excluídas (afrodescendentes e outras minorias) e, em parte, devido ao "excesso" de cuidados para mulheres de classe alta durante o parto (basicamente por abuso de cesarianas e suas complicações). Esse fato não é raro, porque os cuidados de saúde são a terceira causa de morte nos Estados Unidos, devido aos efeitos adversos e vários excessos.

Gastos excessivos em saúde são a causa mais comum de falência financeira familiar nos Estados Unidos. O custo é tão alto e os seguros tão escassos que as famílias não conseguem lidar com a doença. Entre as famílias com falências devido a despesas médicas, 75% tinham seguro, mas esse era insuficiente. A maioria das famílias falidas por custos médicos é de classe e escolaridade médias, pois isso não é um problema dos pobres (que têm um tipo muito deficiente de "benefício": o Medicaid). Comparando os Estados Unidos a outros países desenvolvidos (Alemanha, Austrália, Canadá, França, Holanda, Noruega, Nova Zelândia, Reino Unido, Suíça e Suécia), observa-se que, na América, existem graves problemas de acesso à saúde e aos serviços necessários, como também para o reembolso de despesas (em 25% dos casos, o reembolso foi negado ou foi menor que o necessário).

O predomínio absoluto da liberdade e da "mão do mercado" se paga, nos Estados Unidos, com custos insuportáveis, desperdício em administração, cuidados em excesso e fatais para alguns e deficientes para a maioria, com más condições de saúde das populações e falências individuais e familiares. O exemplo dos Estados Unidos serve como um incentivo para manter a ênfase na equidade e no princípio bioético da justiça, que justifica a existência de um dos pilares do estado de bem-estar: o sistema público de saúde de cobertura universal.

De fato, nos EUA, há subsistemas de saúde que trabalham com financiamento público. Por exemplo, o programa Medicaid, acima referido, voltado para os pobres (que podem ir a consultas médicas privadas). Está mais bem organizado o programa Medicare para os idosos, também com financiamento público e médicos particulares. O programa para os veteranos de guerra, Veterans Affairs, é de financiamento e prestação públicos; os veteranos recebem cuidados em centros de saúde e hospitais públicos e os médicos e os profissionais que trabalham nesses edifícios públicos são funcionários. Esse programa para veteranos é um exemplo de cuidados de saúde de qualidade, mas é oferecido apenas para esse grupo de pessoas (cerca de 23 milhões, de um total de 310 milhões).

Assim, o exemplo dos EUA demonstra as consequências na saúde e os custos da ausência de um sistema público de saúde de cobertura universal.

Morbidade e mortalidade desnecessariamente prematuras e sanitariamente evitáveis (MDPSE)

Os médicos não "salvam" vidas, pois todos os que nascem morrem. Em plenitude, como seres vivos, nascemos, crescemos, nos reproduzimos e morremos. Os médicos não impedem que os pacientes morram, apenas evitam a morte por algumas causas e, ao final, morrem de outra. Ou seja, pode-se considerar que os médicos prolongam a vida e impedem algumas causas de morte, mas não podemos dizer que "salvam" vidas e evitam a morte. Por exemplo, não morrerá de raiva um paciente mordido por um animal doente se o vacinamos contra a raiva, mas finalmente morrerá de "algo". Todos morrem, também os autores e os leitores deste livro. Com o desenvolvimento científico, cultural, médico, tecnológico e social prolongamos a vida e mudamos a causa da morte. Em média, vivemos mais tempo, mas o fim é sempre a morte, e temos que aceitar as novas causas de morte associadas a uma maior longevidade, tais como insuficiência cardíaca, demência e doença de Alzheimer.

É importante ter um interesse em prolongar a vida, porque custa tanto viver quanto a qualidade de vida com que se sobrevive. Em sentido técnico, nas tabelas de Kaplan-Meier devem pesar ambos os eixos, a ordenada (y), que se refere à probabilidade de sobrevivência (redução da mortalidade) e a abscissa (x), que se refere ao tempo até a morte desde o diagnóstico (prolongamento da vida). Tão importante é viver mais por seguir um tratamento quanto o desfrutar desse tempo a mais. Por exemplo, um paciente de baixo risco, controlando o colesterol e a hipertensão durante anos (às vezes até 40 anos), adiciona a sua vida cerca de 15 dias, em média. Vale a pena, tendo em conta as desvantagens de consultas, retornos, exames, medicamentos, efeitos colaterais, mudanças na dieta e hábitos? A mesma pergunta pode ser a de muitos outros tratamentos, como os oncológicos, que obtiveram aumentos na expectativa de dias de vida, em troca de quimioterapia agressiva, com o seu impacto negativo sobre a qualidade de vida.

"Os corpos encontram a maneira de morrer", como Iona Heath (médica de família britânica) escreveu. Mais cedo ou mais tarde, 100% dos habitantes de um país vão morrer (lei de ferro da epidemiologia). Por exemplo, em Portugal, morrem diariamente cerca de 315 pessoas, na Espanha morrem cada dia mil pessoas, diariamente no Brasil morrem cerca de 3.300, e no mundo cerca de um milhão. Elas morrem por uma variedade de doenças e acidentes, alguns mais frequentes e outros incomuns. A causa mais comum hoje pode não o ser amanhã, mas, obviamente, outra causa existirá como a primeira e mais frequente.

Não há solução para "as causas mais comuns" de morte, porque a morte não é o fracasso da medicina ou da sociedade, a menos que seja uma causa evitável. A morte é o fim da vida, e só será um fracasso médico se for evitável do ponto de vista sanitário, ou ocorrer em condições desumanas, com dor e sofrimento evitáveis.

Portanto, o objetivo das autoridades em matéria de saúde não é impedir cada morte, cada doença e cada sofrimento, mas evitar "morbidade e mortalidade desnecessariamente prematuras e sanitariamente evitáveis" (MDPSE). Ou seja, a proteção, promoção, prevenção e assistência à saúde para prolongar a vida e preservar/melhorar a saúde e a qualidade com que se vive a vida, "evitando morbidade e mortalidade desnecessariamente prematuras e sanitariamente evitáveis."

Em relação à mortalidade evitável, existem listagens em que cada causa de morte é apontada, assim como as possibilidades de intervenção de saúde (prevenção e/ou tratamento clínico) e de intervenção intersetorial (social, educacional e outros serviços). Na Espanha, a lista foi o resultado do trabalho de Rosa Gispert (médica catalã, especialista em saúde pública). Em Portugal, foi o trabalho foi liderado por um grupo de estudos da Universidade de Coimbra. No Brasil, realizaram-se estudos centrados basicamente na mortalidade infantil evitável, por exemplo, em Belo Horizonte (MG), Recife (PE) e Pelotas (RS).

A preocupação é evitar o evitável com a prevenção e/ou tratamento clínico. Por exemplo, com a vacina contra o sarampo pode-se evitar, na maioria dos casos, a própria doença e suas complicações, incluindo a morte. Deve haver preocupação, é claro, com a qualidade de vida depois de prolongar a vida. No caso do sarampo, é mandatório perguntar-se pela saúde das crianças, por vezes tão terrível em alguns países que chega a ser irônico vacinar crianças contra o sarampo (e outras infecções graves) para que morram de fome mais tarde. Também cabe perguntar-se pelos danos causados pela própria vacina contra o sarampo, uma vez que qualquer intervenção de saúde, inevitavelmente, tem vantagens e desvantagens.

Assim, pode parecer surpreendente que, na África pobre, seja mais vantajoso poder realizar cirurgias do que vacinar contra o sarampo, se essas intervenções cirúrgicas forem executadas sem a exigência de hospitais e cirurgiões. Já se demonstrou a capacidade de enfermeiros e outros profissionais para realizar procedimentos com qualidade em situações de "vida ou morte" em salas anexas ao consultório de atenção primária, como cesarianas ou em casos de apendicite, feridas profundas graves, hérnia estrangulada e litíase/infecção da vesícula biliar e colédoco. Dessa forma, se "salva" a vida de alguém que pode ajudar a sobrevivência, por exemplo, de todos os seus filhos. No caso de vacinação contra o sarampo, se "salva" a vida de uma dessas crianças, em uma idade em que ela não pode ajudar as outras a sobreviverem.

Os estudos de custo-oportunidade analisam alternativas de saúde para selecionar as mais convenientes e relevantes, com maior impacto clínico e social. Nesses estudos, avaliam-se os custos e os prós e contras que existem em qualquer intervenção de saúde, uma vez que não há sequer uma sem efeitos adversos secundários. Como uma moeda que sempre tem cara e coroa, a intervenção em saúde sempre tem vantagens e desvantagens. Deve-

-se avaliá-las para determinar o equilíbrio segundo a situação atual e futura das populações. E é preciso escolher as intervenções mais benéficas do ponto de vista clínico e social, pois não é possível fazer tudo. O verdadeiro custo de uma intervenção médica especial só é evidente quando são comparados os seus benefícios com os benefícios de intervenções de saúde alternativas e mais necessárias e eficazes. Em outro exemplo, você tem que se perguntar sobre a qualidade de vida após a reanimação cardiopulmonar em um paciente com parada cardíaca, pois não se trata de simplesmente "salvá-lo", mas sim cuidar durante todo o processo para que não ocorram danos irreversíveis e evitar que o paciente se torne um "vegetal" até que morra depois de anos, ou até mesmo décadas. No total, apenas 2% desses pacientes conseguem reintegrar-se plenamente a sua vida e atividades anteriores. Em muitos desses casos de reanimação se fala de "ressuscitação" cardiopulmonar, como se os médicos tivessem o poder de ressuscitar os mortos. Nenhum médico é capaz de ressuscitar qualquer morto. A morte por si só não é evitável e, uma vez mortos, os mortos estão mortos, por mais que doa.

São exemplos de morbidade e mortalidade evitáveis (MDPSE) a morte por tétano ou apendicite aguda ou a morte sem controle da dor em paciente com câncer de pulmão, ou o sofrimento por uma reoperação em um fêmur fraturado que foi tratado incorretamente, ou um abscesso dentário que não foi atendido adequadamente e levou à perda do dente, ou a incapacidade pela osteoartrite de quadril que não foi operada, ou a cegueira pelo diabetes que não tenha sido tratado adequadamente.

Ou seja, as MDPSEs se referem a situações em que a intervenção do sistema de saúde impede o sofrimento, a doença e a morte. As MDPSEs expressam necessidades dos indivíduos e das populações e permitem distanciar-se das demandas, daquilo que mais ocupa o sistema de saúde, que muitas vezes parece funcionar para aqueles que dele necessitam menos, mas que mais exigem, ou para cumprir com o que mais agrada - e preferem - os profissionais de saúde. Como citado por Juan Irigoyen (sociólogo da saúde de Andaluzia), "os pacientes são o combustível do sistema de saúde" e, com muita propriedade, demonstra o fato repetidamente provado de que o aumento da oferta de saúde produz o aumento da demanda (quanto mais hospitais, mais pacientes).

É impressionante - mas sempre é verdade - que os serviços de saúde tenham vida própria, de modo que em muitos casos a sua atividade não responde às necessidades mais peremptórias e urgentes dos pacientes e populações que atende. A oferta médica modela muito a demanda, porque os médicos têm um enorme poder de "criar doentes". Jules Romains (escritor francês) refletiu isso muito bem em seu romance *Doutor Knock ou o triunfo da medicina,* em que um médico rural consegue converter em doentes todos os habitantes da aldeia.

À demanda contribui muito, também, o *marketing da doença (disease mongering),* que responde a interesses industriais e profissionais que conseguem mudar a percepção social da doença, como, por exemplo, a osteoporose. Finalmente, existe também uma exigência imposta pela dinâmica de determinados pacientes, de modo que, em muitos países, os estudos mostraram que aproximadamente 5% dos pacientes consomem 50% dos recursos. Às vezes, isso é justificado (pacientes graves com multimorbidade complexa), mas em outras circunstâncias trata-se apenas de uso indevido por quem sabe como transitar no sistema de saúde.

Em algumas MDPSEs, a necessidade de uma abordagem intersetorial é evidente. Por exemplo, para reduzir a mortalidade por tuberculose não são necessários apenas o diagnóstico precoce e o melhor tratamento, também se deve estabelecer e realizar uma política veterinária ampla de controle da tuberculose animal, estabelecer normas de comercialização para o leite, melhorar as condições de vida dos imigrantes (para evitar a aglomeração), enfrentar adequadamente o problema da Aids e uma longa lista de intervenções múltiplas, não apenas de saúde propriamente. Mas não cabe abdicar da responsabilidade, pois as MDPSEs são responsabilidade principal do sistema de saúde e de seus profissionais.

Não devem ser esquecidos, entre as MDPSEs, o sofrimento e a morte gerados pela atividade de saúde desnecessária e/ou imprudente. O mesmo poder positivo preventivo e curativo do sistema de saúde se transforma em atividade perigosa: bem-aplicado é muito benéfico, mas o seu uso indevido pode causar danos imensos. Evitar as MDPSEs por causa das atividades do sistema de saúde é tarefa de todos os profissionais, mediante prevenção quaternária, para reduzir e/ou aliviar os danos causados por atividades de saúde desnecessárias e danos evitáveis causados pela atividade de saúde necessária.

É grande o bem que podem fazer os médicos e profissionais de saúde que se concentram nas MDPSEs. Basta pensar em um sistema de saúde ineficaz, que, por exemplo, deixe cegos todos os diabéticos por falta de tratamento (ou deixe morrerem em apenas dois meses se precisarem de insulina e não lhe tiverem acesso), ou que não intervenha nos cegos com cataratas, ou que deixe crianças morrerem com pneumonia, ou não trate a insônia, ou que não use morfina para dor aguda em pacientes terminais, etc. A modéstia envolvida em centrar-se nas MDPSEs não remove a grandeza do sistema de saúde ou de seus funcionários. Não se pode evitar tudo, mas o que é evitado é muito importante.

Convém não sermos arrogantes; convém, por exemplo, não acreditar na juventude eterna. O envelhecimento é um sinal de saúde, e só é possível quando se está vivo. É um absurdo que a sociedade acredite em um fármaco milagroso, que possa prolongar a vida indefinidamente na flor da juventude. Não podemos acreditar que o normal seja ser jovem. O normal é envelhecer, e o envelhecimento não é uma MDPSE. É saudável envelhecer e desfrutar das mudanças com o passar dos anos.

É verdade que alguns poderes médicos são quase milagrosos, como a anestesia no procedimento cirúrgico, o analgésico que alivia a dor de cabeça, o aconselhamento breve em uma depressão leve, a morfina na dor do paciente terminal, ou a sutura em uma lesão no rosto que não deixa uma cicatriz. Mas não são adequadas a arrogância ou a crença em uma medicina milagrosa. Não há milagres. O sistema de saúde e seus profissionais são um importante determinante da saúde, mas nada mais. O seu trabalho deve se concentrar nas MDPSEs, e sobre isso devemos exigir as responsabilidades. Há ainda muitas MDPSEs a evitar.

Quando os médicos prometem milagres e eterna juventude, escondem interesses ilegítimos, principalmente comerciais. Os médicos que prometem milagres produzem mais dano que benefícios. Não é objetivo do sistema de saúde "salvar" vidas ou fornecer a juventude eterna, ou prevenir toda dor, sofrimento, doença e morte. O objetivo dos poderes públicos em relação à saúde é mais modesto: refere-se às MDPSEs, e não se pode garantir um direito à saúde que não existe.

3

Prevenção primária

CONCEITOS E VÁRIOS EXEMPLOS

Se a intenção é evitar um evento de saúde indesejado, podem-se tomar medidas para:

- Evitar que ocorra (prevenção primária).
- Identificá-lo antes que a situação leve a um dano excessivo ou irreversível (prevenção secundária).
- Buscar que o dano reverta e repercuta o mínimo possível na vida diária (prevenção terciária).
- Evitar que as próprias medidas preventivas (e curativas) de saúde provoquem danos desnecessários (prevenção quaternária).

Com as atividades de prevenção primária se pretende evitar que se produzam eventos indesejáveis, tais como doenças, acidentes e outros. Na prevenção primária, se atua para que não se produza o evento indesejável em pessoas sem esse transtorno. Isto é, na prevenção primária, se intervém sobre indivíduos saudáveis (ou saudáveis por não sofrerem pelo evento que se quer evitar).

Por exemplo, é prevenção primária evitar quedas em idosos, para que não fraturem o quadril (por meio de uma série de atividades, como a remoção de tapetes e instalação de carpete quando apropriado, uso de andadores e bengalas, manter portas fechadas ou abertas - não semiabertas, retirada de psicofármacos). Isso é prevenção primária, porque se atua antes da fratura, para evitar a queda.

Também é prevenção primária o conjunto de medidas contraceptivas para ajudar a prevenir gestações indesejadas. É prevenção primária, porque são intervenções e ações que visam prevenir a gravidez antes que ela ocorra.

Da mesma forma, é prevenção primária o diagnóstico e o tratamento da hipertensão, com o que evitamos a insuficiência cardíaca e o acidente vascular encefálico. Nesse caso, é evidente que a hipertensão não é uma doença, mas um fator de risco. A hipertensão arterial foi estatisticamente associada ao aumento da incidência de insuficiência cardíaca e de acidentes vasculares encefálicos. Por isso, convém diagnosticar a hipertensão antes que ocorra dano ao coração e/ou ao encéfalo, consistindo, portanto, em prevenção primária, pois se intervém antes que se produza o evento a ser evitado (doença encefalovascular).

Às vezes, as atividades propostas para a prevenção primária de um evento são inúteis e/ou perigosas. Por exemplo, há geriatras que pretendem prevenir a degeneração macular relacionada à idade e recomendam a ingestão ou administração de antioxidantes e oligoelementos (vitaminas A, C e E, alfa e betacaroteno, zinco e luteína, dentre outros). Essa degeneração macular é a causa mais comum de cegueira em idosos, e uma dieta mediterrânea saudável e saborosa é recomendada em qualquer idade, mas os suplementos não têm efeito preventivo sobre a cegueira pela degeneração macular. A única medida comprovadamente eficaz na prevenção primária da degeneração macular é não fumar tabaco.

Suplementos vitamínicos e oligoelementos podem causar danos aos fumantes, como os betacarotenos, que estão associados a uma chance maior de câncer de pulmão. E as doses extras de vitamina E aumentam o risco de insuficiência cardíaca em pacientes com diabetes e/ou doença vascular.

Também é inútil e prejudicial recomendar dieta e instaurar medicação para combater o aumento de ácido úrico no sangue, quando há um achado casual em uma análise. De fato, tais medidas abaixam o nível sanguíneo de ácido úrico, mas não melhoram as perspectivas de vida ou doença. É, portanto, um esforço inútil que pode complicar-se até mesmo com a morte (por hipersensibilidade ao alopurinol, p. ex.). A hiperuricemia assintomática (ácido úrico no sangue, sem gota ou outras causas) é uma doença imaginária *(não doença),* outra das muitas que são criadas para justificar intervenções e tratamentos (e benefícios econômicos para os acionistas).

Os amigos de Peter (Peter's Friends) é um filme britânico de 1992, em que Peter convida para a sua casa de campo um grupo de ex-colegas e amigos. É véspera de Ano Novo, e durante a festa muitas coisas são descobertas, incluindo a razão para o convite de Peter. Entre os amigos, há uma norte-americana (a namorada de um deles) que pode ser identificada perfeitamente pelo seu sotaque, mas também porque é a única que está bebendo água potável continuamente em uma garrafa. Tal comportamento era incomum na Europa naqueles anos. Mas já chegou ao Brasil, à Espanha e a Portugal, sendo muito frequente ver aqueles que carregam a garrafa de plástico para beber o tempo todo. Naturalmente, é água estancada que, assim que é aberta e bebida "da garrafa", é água contaminada e quente, transformada em um caldo de cultivo para todos os tipos de germes. O pior é que bebem para "evitar a desidratação" ou "melhorar a fluidez dos mucos, porque tenho um pouco de tosse", o que não tem justificativa científica. É inútil beber água o tempo todo, já que não serve para nada se ingerirmos líquidos em quantidade suficiente e ocasionalmente (sopas, sucos, frutas, legumes frescos, água da torneira, dentre outros). Além disso, nos países desenvolvidos, a água mais saudável é a da torneira. O mais lógico, saudável e ecológico é beber água da torneira quando se estiver com sede, e beber o suficiente para não repetir continuamente. Na verdade, nos restaurantes mais elegantes, se está generalizando a água da torneira como uma maneira de remarcar seu compromisso com o meio ambiente e a natureza, para evitar o consumo de CO_2 com o transporte de garrafas de água e a contaminação com garrafas de plástico e vidro.

Em outro campo, é muito frequente a remoção/extração do terceiro molar, chamado dente do juízo ou do siso, quando sua erupção que já é naturalmente tardia (ao redor dos 20 anos de idade) se atrasa. São programadas intervenções preventivas para remover inclusive os quatro dentes do siso. Falta fundamento para a extração preventiva de dentes do siso assintomáticos, que, em princípio, devem ser mantidos, a menos que apresentem graves problemas.

Mais comum é a obesidade, definida como epidemia e tratada pelos médicos. Mas a obesidade não é um problema médico, é um problema social e político. Por isso, se deveria deixar a prevenção primária da obesidade nas mãos de ações intersetoriais para mudar as políticas que desenham a geografia urbana, social e laboral. Por exemplo, é agora quase impossível ir trabalhar a pé, ou ter tempo para comer em casa, ou para desfrutar da natureza nas proximidades caminhando, ou ter renda suficiente para comprar frutas e legumes, ou entretenimento além de programas de televisão de massa. E é muito fraca a política de redistribuição da riqueza, que é essencial, pois os obesos são pobres na sua maioria.

A obesidade não é uma epidemia silenciosa, mas claramente visível, relacionada com diabetes, artrose, problemas cardíacos, entre outros. Mas o enfoque predominantemente médico da prevenção primária pode causar muito dano com a recomendação de dietas e medicamentos sem base científica.

Muitos obesos têm morrido devido aos medicamentos que tomavam. Na França, em 2011, houve um escândalo nacional, quando foi descoberto que havia entre 500 e 2.000 mortes resultantes do uso de benfluorex (além de milhares de doentes crônicos por lesões nas válvulas cardíacas). Não é a primeira vez que acontece com os derivados da anfetamina utilizados para a obesidade. Em 1997, também a dexfenfluramina teve que ser removida - do mesmo laboratório farmacêutico - por causar hipertensão pulmonar e lesão valvar cardíaca. Os derivados da anfetamina são onipresentes, e também usamos no tratamento de crianças difíceis (ou rebeldes), no que tem sido chamado de transtorno por déficit de atenção com hiperatividade (e geralmente é apenas uma variação do normal).

O benfluorex era usado oficialmente em diabéticos obesos, pois regulava o metabolismo dos lipídeos, dos carboidratos e do ácido úrico. Mas em 80% dos casos eram pacientes simplesmente obesos, nada mais. Obesos crentes (no médico e nos medicamentos) e obesos inocentes (sobre a falta de segurança dos tratamentos).

Na França, o benfluorex foi retirado em 2009 (33 anos no mercado, pois começou a ser comercializado em 1976). Na Espanha, havia sido retirado em 2003.

Frente à obesidade, prudência e políticas intersetoriais. Não existem dietas nem medicamentos milagrosos, apenas aproveitar a vida, o exercício físico preferido e a dieta mediterrânea "por toda a vida" (com abundância de pão, legumes, azeite de oliva, vinho, frutas, verduras e peixe).

Em outro exemplo, são inúteis as tentativas de impedir a patologia do luto e do estresse pós-traumático. De fato, em muitos casos evolui pior quem recebe atendimento psicológico precoce. Ou seja, o tratamento piora os pacientes que recebem assistência psicológica em situações de luto e/ou trauma.

Às vezes - muitas vezes - o melhor é nada fazer e deixar que ocorra a evolução normal, que cura por si mesma esses sofrimentos brutais para os quais os seres humanos estão bem preparados.

Algo semelhante acontece com a febre, que muitas vezes é tratada com antitérmicos para prevenir complicações, como as convulsões febris infantis. Demonstrou-se ser inútil e prejudicial, e ainda mais se feito com métodos físicos (banhar a criança em água fria, compressas de álcool, etc.) ou com medicamentos em doses variáveis, "conforme a temperatura sobe." A febre ajuda a combater as infecções e é benéfica. O tratamento preventivo para a febre tornou-se importante quando descobriram os antitérmicos, como a aspirina e o metamizol, e com o desenvolvimento do termômetro. Anteriormente, a febre era provocada como tratamento, e em qualquer caso era favorecida com cobertores e outros métodos. Só é benéfico baixar a febre quando essa acompanha o acidente vascular encefálico.

Em crianças pequenas, especialmente bebês, tem sido recomendada uma limpeza completa da glande e do sulco balanoprepucial, com a retração do prepúcio para tornar isso possível e para evitar a formação de aderências. É uma prática sem sentido, que nada acrescenta e pode resultar em danos.

No século XXI, é comum esperar-se milagres da genética, e quase diariamente são difundidas notícias espetaculares a respeito. Algumas se referem à determinação de genes ligados ao desenvolvimento futuro de uma doença em particular, que pode ser evitada com alguma intervenção.

Por exemplo, é proposta a identificação das mutações dos genes *BRCA1* (cromossomo 17) e *BRCA2* (cromossomo 13), que são genes supressores de câncer de mama e ovário, cuja mutação patológica está associada com aumento da probabilidade de tais cânceres. Se a sua presença é demonstrada, é aconselhável a intervenção, sem base científica, para evitar um futuro câncer de mama por mastectomia e ooforectomia bilateral radical (remoção preventiva de ambos os seios e ambos os ovários). Em tudo isso há muita fantasia enganosa, negócios em excesso e pouca ciência.

Precisamos ter dados e informações para julgar razoavelmente a probabilidade de doença quando o resultado do teste for recebido, seja ele positivo ou negativo. Muitos profissionais e leigos equiparam os resultados à realidade clínica, mas nenhuma prova tem um valor positivo ou negativo de 100%. Ou seja, nenhum teste dá certeza absoluta de determinada doença nem de saúde, presente e/ou futura.

Como demonstrado por Neil A. Holtzman (médico, pediatra e geneticista norte-americano), o valor preditivo dos testes genéticos é muito baixo, exceto em algumas doenças monogênicas (de herança mendeliana, como a hemofilia). Nas doenças de influências poligênicas (como diabetes, câncer de mama, doença de Alzheimer, esquizofrenia e outras), o valor preditivo é muito baixo devido à expressão variável dos genes, à interação gene-gene e gene-ambiente, sua penetrância e impressão, dentre outros aspectos.

Chamamos penetrância ao grau em que um determinado gene é expresso, pois não basta se ter um gene, mas a informação genética que ele contém (o genótipo) deve ser transformada, para que se expresse no fenótipo. Isto é, o gene pode estar presente no genótipo, mas não "traduzir" a informação nele contida, e, portanto, não se expressar no fenótipo.

A "impressão" (*imprinting*) é o fenômeno pelo qual certos genes são expressos apenas segundo sua origem parental. Assim, 99% de pares de genes (alelos) são expressos simultaneamente, mas 1% dos genes expressa apenas um alelo (o outro está silenciado).

Existe uma relação matemática entre a frequência da presença de uma mutação "patológica", o risco relativo de doença na população e o valor preditivo positivo para detectar a referida mutação. Esse cálculo matemático permite demonstrar que o valor preditivo positivo se aproximará de 50% (a metade das pessoas com a mutação genética nos testes terá a doença), quando a frequência for de 1% ou menos, e o risco relativo for superior a 10. Por exemplo, a presença de mutações dos genes *BRCA1* e *BRCA2* confere um risco relativo de 5 para o desenvolvimento de câncer de mama, muito menor do que 10, de modo que o poder preditivo de sua detecção é muito baixo.

Muitos genes necessários para o desenvolvimento de um determinado fenótipo de doença podem estar ativos somente durante o período pré-natal e sobre eles nada sabemos.

Uma vez que é necessária a interação entre os vários genes e desses genes com o ambiente, pode ser demonstrado que o risco atribuível ao componente genético é muito menor que o risco atribuível a outros fatores. Por exemplo, se são necessários cinco genes simultâneos para produzir a hipertensão, com uma frequência do genótipo de 30% e uma frequência de hipertensão na população de 20%, os genes dariam conta apenas de 1,2% de todos os pacientes hipertensos.

Dada a cultura do risco, os profissionais e a população passam por cima dessas considerações científicas, e já se fala facilmente de risco e suscetibilidade genética. O que não é mais do que associações estatísticas torna-se "causa", pois se identifica o fator de risco (associação estatística) com o fator causal, por mais que não seja necessário, nem suficiente.

Em suma, entre as atividades de prevenção primária estão incluídas as que tentam evitar um evento indesejável, geralmente agindo em pessoas saudáveis. Se o paciente já tem os sinais e sintomas da doença (infarto do miocárdio, fratura de quadril), se fala de atenção clínica, não de prevenção.

A prevenção primária pode ser exercida sobre a população em geral ou realizada na consulta. No primeiro caso, é atividade de saúde pública e, no segundo, de prevenção clínica (de ação "segundo oportunidade" com pacientes atendidos na consulta por outras razões). Em ambos os casos, se planejam as atividades sobre indivíduos e pacientes que não têm o evento que se pretende evitar. Por exemplo, vacina-se para prevenir a rubéola, tanto a população (em escolas e outros grupos), como durante a consulta com o médico, mas, em ambos os casos, vacinam-se pessoas saudáveis, pelo menos no sentido de não terem rubéola.

A prevenção primária é para pessoas saudáveis, por isso temos que oferecer apenas o melhor, o que tem muita probabilidade de fazer muito bem (benefício) e pouco mal (dano).

Convém reduzir a prevenção primária ao que tenha fundamento científico e ao que valha a pena. É perigoso abusar da prevenção primária; tudo deve ser na sua perspectiva correta: nem mais, nem menos.

ALGUNS EXEMPLOS HISTÓRICOS DE PREVENÇÃO PRIMÁRIA

Escorbuto

O homem pré-histórico prevenia grande parte da mortalidade garantindo o acesso a uma fonte de água limpa. Evitava assim diarreia e outras infecções (além de mortalidade por desidratação). As religiões antigas estabeleceram vários preceitos de higiene, como purificações, jejuns e abstinências. Com o abandono do nomadismo e o assentamento em povoados se estabeleceram sistemas de aporte de água e para os resíduos, assim como as regras de enterro, por exemplo, na Mesopotâmia, China, Índia, Grécia e mais tarde no Império Romano. A imitação da natureza levou a recomendações de alimentação, limpeza e descanso para os primeiros médicos chineses, indianos, gregos e romanos. Foram impostas regras para prevenir doenças infecciosas, como os leprosários, onde os leprosos eram obrigados a viver, e mais tarde as quarentenas em epidemias de cólera. Também se desenvolveu a variolização (contágio voluntário de varicela com escarificação) na China, uma prática que se difundiu na Índia e, em seguida, no Império Turco e de lá para a Europa. Na Idade Média, foram tomadas várias medidas para prevenir doenças e acidentes de trabalho por meio de organizações de comércio com a sua escala de treinamento desde aprendiz até mestre. No Renascimento, normas de segurança foram estabelecidas para evitar danos aos trabalhadores das minas de mercúrio, por exemplo. Com o progresso científico e tecnológico, apareceram novos problemas e desafios. Assim, os avanços tecnológicos facilitaram as longas viagens marítimas intercontinentais, e com elas o escorbuto se tornou um problema comum e grave, por consumo inadequado de frutas e vegetais (por falta de vitamina C). Tal avitaminose provoca uma deficiência de síntese de colágeno e vários danos, especialmente hemorragias, que podem levar à morte.

Em 1605, quando já existia o convencimento de que o escorbuto poderia ser evitado pela inclusão de alimentos frescos na dieta dos marinheiros, a Companhia das Índias Orientais, de origem inglesa, decidiu testar essa hipótese. Em uma viagem comercial de rotina de quatro navios do Reino Unido para a Índia, a dieta habitual foi enriquecida com suco de limão no navio maior (com 202 marinheiros), e mantiveram a dieta habitual nos outros três navios (com um total de 222 marinheiros). Morreram por escorbuto 105 marinheiros dos três navios pequenos e nenhum do grande navio. Os resultados não foram usados para tomar decisões e acabaram sendo esquecidos. Passaram-se quase 150 anos até que um novo estudo conseguisse demonstrar os mesmos fatos e exercer o seu impacto sobre as normas alimentares em navios.

Em 1747, James Lind (médico escocês, a serviço da Marinha britânica) comprovou o efeito das laranjas e dos limões em dois marinheiros com escorbuto (recuperação espetacular em comparação com a evolução clínica de outros casos em que foram fornecidos vinagre, água do mar, noz-moscada, dentre outras substâncias). Em 1753, Lind publicou seu livro sobre o escorbuto, mas se passaram mais de 40 anos para que o consumo de cítricos fosse implantado como rotina nos navios de guerra britânicos (em 1795). Nos anos 30 do século XX, foi demonstrado o teor de vitamina C nos cítricos e seu papel no escorbuto.

Cólera

Trata-se de um exemplo histórico de prevenção em saúde pública em Londres. As epidemias de cólera causaram uma grande mortalidade e, em Londres, houve três delas em meados do século XIX, com milhares de mortes. John Snow (clínico geral, anestesiologista e epidemiologista inglês) associou o aumento da mortalidade no sul da cidade à ingesta de água do rio Tâmisa contaminada com fezes. O rio chegava limpo e era contaminado, uma vez que atravessa a cidade, por meio da descarga de esgoto e resíduos. Na terceira epidemia, em 1854, John Snow foi capaz de localizar uma fonte pública contaminada, conseguiu seu fechamento (com muita oposição local) e, com isso, a diminuição de casos e mortes por cólera. Também mostrou que os trabalhadores de uma fábrica de cerveja próxima não tinham sido infectados por evitar a água da fonte e consumir apenas a cerveja que produziam. Tinham sido salvos também os hóspedes de uma pousada nas proximidades, que se abastecia da água de um córrego. No entanto, a pressão popular conseguiu reabrir a fonte, e John Snow morreu sem conseguir mudar as ideias científicas sobre o contágio por um "miasma" aéreo e não por uma "matéria mórbida" (finalmente, o bacilo do cólera) na água. Foi preciso esperar até uma quarta epidemia em Londres, em 1866, para que medidas apropriadas sobre o abastecimento de água não contaminada finalmente fossem tomadas.

Ironicamente, Filippo Paccini (médico italiano anatomista) que, desde 1854, publicou vários textos sobre o bacilo do cólera, também morreu sem ver o impacto de sua descoberta. O papel desse bacilo só foi reconhecido quando, em 1883, Robert Koch (médico e microbiologista alemão) o redescobriu, e conseguiu, com Louis Pasteur, que a teoria 'miasmática' fosse abandonada e se considerasse a importância da microbiologia e da higiene.

Mais de um século depois, o abastecimento e a depuração de águas permanecem como um problema para a maioria dos habitantes da Terra. Só poucos sortudos podem abrir a torneira e receber água potável (em quantidade aparentemente "inesgotável") e aproveitam a purificação de águas residuais de modo a não poluir o meio ambiente.

Febre puerperal

Serve de exemplo histórico de prevenção na prática clínica a lavagem das mãos na assistência ao parto em Viena. Foi Ignaz Semmelweis (médico húngaro e obstetra) que observou a alta mortalidade por septicemia (febre puerperal) das mulheres atendidas por médicos e estudantes de medicina em uma das salas de parto da maternidade. Na outra sala, ocupada por parteiras, a mortalidade era muito menor, mas a taxa subia quando os estudantes se reuniam lá para praticar. Essa mortalidade foi atribuída à vergonha das mulheres com a presença dos estudantes, ao problema de comunicação com as parturientes (muitos estudantes eram cidadãos do império austro-húngaro, mas falavam mal a língua alemã), à falta de experiência com o exame vaginal, etc. Semmelweis observou que os estudantes e os médicos iam e vinham da sala de parto depois de irem aos quartos dos doentes e, especialmente, à sala de necropsia. Em 1847, ele sugeriu que havia uma "matéria cadavérica" (finalmente germes tipo estreptococo e *Escherichia coli*) que era transportada pelas mãos de médicos e estudantes e sugeriu a lavagem das mãos como remédio. De fato, a mortalidade caiu de 27 para 0,2%, mas Semmelweis foi expulso em parte por ofender colegas e alunos ao equiparar as mortes com uma matança e os médicos e estudantes como assassinos, e em parte por relações de poder e pelo sentimento de ameaça à autoridade acadêmica. Foi preciso esperar o desenvolvimento da microbiologia, da cirurgia e da anestesia, no final do século XIX, para que se adotassem regras de higiene elementares, como a lavagem das mãos. Foi fundamental o trabalho de Louis Pasteur (químico e microbiologista francês) e também o de Rudolf Virchow (médico alemão, anatomopatologista, especialista em saúde pública e político).

Rudolf Virchow demonstrou que todo ser vivo procede de um outro (que não havia "geração espontânea"), e também deu uma visão social da medicina ao propor que as condições sociais e econômicas deveriam ser cientificamente analisadas como causas de doença. É sua a terrível frase que diz "quando o médico assiste ao funeral do paciente, às vezes a causa vai após o efeito."

Um século e meio mais tarde, o impacto negativo do controle de infecções por falta de higiene e mau uso de antibióticos serve de confirmação para a frase de Rudolf Virchow. Atualmente, os médicos e enfermeiros não lavam as suas mãos cerca de 40% das vezes que seriam necessárias. Além disso, os antibióticos são mal utilizados, e o resultado final é o desenvolvimento, por causa humana, de germes resistentes. Por exemplo, a primeira cepa resistente à meticilina foi descrita em 1960 no Reino Unido; hoje é um problema global, com impacto na morbidade e mortalidade (principalmente hospitalar), o que requer medidas de controle rigorosas e dispendiosas.

Amigdalectomia (tonsilectomia)

As amígdalas ou tonsilas, sua denominação anatômica atual, estão localizadas no fundo da boca e protegem a entrada para o sistema respiratório e o sistema digestório, pois fazem parte de um anel de tecido linfoide, que facilita a rápida resposta dos linfócitos aos germes. O termo "amígdala" significa, em grego, "amêndoa" e refere-se à forma e ao tamanho desses órgãos. Na parte posterior e superior das amígdalas, estão as adenoides, massas de tecido linfoide. É muito comum a infecção das amígdalas, que é conhecida como amigdalite ou, atualmente, tonsilite.

Chama-se amigdalectomia (ou tonsilectomia) a remoção das amígdalas (ou tonsilas) cirurgicamente. A adenoidectomia é a remoção das adenoides.

A história da remoção terapêutica é antiga, mas não era comum até o início do século XIX, com a invenção de uma guilhotina que permitiu a remoção rápida e parcial.

A técnica foi aperfeiçoada com a dissecção e remoção completa das amígdalas e se espalhou como uma ação preventiva para evitar infecções repetidas (as amigdalites ou tonsilites de repetição), febre reumática, otites e outras complicações, em uma época sem antibióticos e com condições deploráveis de assistência médica, educação, higiene, moradia, vestuário e alimentos.

No início do século XX, a amigdalectomia era um procedimento muito popular. No Reino Unido, era realizado em crianças em idade escolar. Não havia ainda um Serviço Nacional de Saúde, mas a amigdalectomia era considerada uma atividade de saúde pública (como a vacinação) e era prestada livremente pelo Serviço Médico Escolar a todas as crianças que dela precisavam, em escolas públicas e privadas. Com o aumento e a variabilidade na incidência das amigdalectomias, em 1938 a Seção de Epidemiologia da Royal Society of Medicine (Sociedade Real de Medicina) decidiu estudar as variações geográficas. O estudo foi conduzido por James Glover (médico britânico), cuja publicação recordava a história das próprias amígdalas em sua infância, por volta de 1880.

Os dados do Serviço Médico Escolar permitiram mostrar um aumento das amigdalectomias desde a implementação dos registros em 1923. O pico de incidência foi alcançado em 1931, mas os resultados sugerem um novo aumento em 1936. Os dados sobre amigdalectomias na Inglaterra e no País de Gales mostraram variações de até 17 vezes (taxas anuais de 0,3%, em comparação com taxas de 5,1%), sugerindo uma tomada de decisão arbitrária e sem fundamento científico.

Quando foram encontradas mudanças bruscas nas taxas de amigdalectomias, associaram o fato às mudanças de médicos escolares e, em alguns casos, sabiam-se os nomes de quem havia diminuído acentuadamente as taxas. Por exemplo, entre 1929 e 1936, Dr. Garrow reduziu a um décimo as amigdalectomias em sua área, de 186 (2,9% das crianças que frequentavam as escolas) a 13 (0,2%), sem aumento concomitante de doença alguma (adenite, otite ou outras) ou do absenteísmo escolar.

A amigdalectomia era mais comum em homens, e entre esses, em crianças de classe alta (o triplo, em comparação com crianças pobres). Não ocorreram alterações atribuíveis a outras variáveis analisadas (clima, ruralidade, aglomeração, saúde dental, desemprego, doença, dentre outras), e foi demonstrado que distritos geográficos adjacentes e muito semelhantes tinham taxas muito diferentes. Aos 14 anos, mais da metade das crianças tinham sido submetidas à amigdalectomia (até 71% em meninos de algumas escolas).

A cada ano, morriam cerca de 85 crianças com menos de 15 anos como consequência direta e imediata da hemorragia na cirurgia. Nos cinco anos estudados (1931-1935), morreram 434 nessas circunstâncias, mas não foi possível avaliar a mortalidade global atribuível à amigdalectomia.

Nos Estados Unidos, também existia a preocupação a respeito das amigdalectomias, mas no sentido oposto, de subutilização. A American Child Health Association (Associação Americana de Saúde da Criança) realizou um estudo publicado em 1934. O estudo é conhecido como de "porcentagem fixa". Foi solicitado a médicos especialistas decidir sobre a necessidade de amigdalectomia em crianças. Iniciou-se com mil crianças selecionadas aleatoriamente, nas quais verificou-se que 60% já haviam sido submetidas à amigdalectomia. Após análise das crianças remanescentes, um primeiro médico estimou que 40% mereciam a cirurgia. Outro médico examinou as que não tinham sido recomendadas para cirurgia e sugeriu a amigdalectomia em 40% dos casos. Na terceira rodada, o conselho de outro médico também foi operar 40%. No final, restaram 65 com amígdalas e sem recomendação de remoção. Naturalmente, o estudo mudou a percepção dos seus proponentes, que questionaram os critérios para decidir a cirurgia.

John Wennberg (médico e estudioso da organização dos serviços), um ilustre norte-americano do final do século XX, analisou o trabalho de Glover em relação aos escoceses que, 40 anos depois, tentaram entender a lógica por trás da variabilidade da prática médica na amigdalectomia. Ao analisar diretamente o trabalho de um cirurgião entusiasta da amigdalectomia, descobriram que ele a justificava com dados objetivos de biometria (determinação de parâmetros físicos, como pus na amígdala, vermelhidão nos pilares anteriores, presença e número de linfonodos). Por outro lado, um cirurgião cético utilizava a entrevista com os pais para reconstruir a história tonsilar da criança, e isso o levava a ser conservador e a muitas vezes recomendar "esperar e ver". No geral, sofriam amigdalectomias as crianças "alheias", porque os próprios filhos dos médicos com frequência tinham as amígdalas conservadas.

Em pleno século XXI, a amigdalectomia ou tonsilectomia segue viva e tão irracional como sempre, por mais que sejam várias as Revisões Cochrane que têm sinalizado sua falta de eficácia nas amigdalites de repetição e na obstrução do fluxo aéreo, exceto em situações extremas. Na Espanha, há os

90 Juan Gérvas e Mercedes Pérez Fernández

dados de 2006 do Atlas de Variações na Prática Médica, liderado por Enrique Bernal (médico aragonês, especialista em saúde pública). Ele demonstrou que seu uso era popular pois a adenoidectomia foi a operação mais comum em crianças, seguida da tonsilectomia. Como todas as intervenções de eficácia duvidosa e indicação arbitrária, a tonsilectomia apresenta uma enorme variabilidade na Espanha, de até 13 vezes quando se comparam áreas de saúde, com taxas entre 3 e 39 por dez mil crianças menores de 15 anos. No Brasil, existem dados de 2014, ano em que 40 mil tonsilectomias foram realizadas (mais da metade na região sudeste do país, a mais rica). Em 2009, realizaram-se, em Portugal, cerca de 8.400 tonsilectomias.

A tonsilectomia é recomendada na amigdalite de repetição e na obstrução grave de fluxo aéreo. Essa segunda indicação será causa de uma nova epidemia de intervenções, pois, em 2012, a American Academy of Pediatrics (Academia Americana de Pediatria) recomendou a triagem e o diagnóstico com polissonografia de todas as crianças que apresentem sinais e sintomas da síndrome de apneia obstrutiva do sono (SAOS, em inglês OSAS de *obstructive sleep apnea syndrome*). A prevalência de SAOS é calculada em torno de 20% em crianças e adolescentes, o que significa que essa condição é apresentada por cerca de dez milhões nos EUA e um milhão e meio na Espanha.

A SAOS é definida como um transtorno respiratório, caracterizado pela obstrução prolongada parcial, ou intermitente completa, das vias respiratórias altas, que altera a ventilação e o ritmo normal do sono. Entre os sinais e sintomas considerados para estabelecer a suspeita de SAOS, encontra-se uma mistura surpreendente dos seguintes: ronco, episódios de apneia, sono agitado, enurese, respiração bucal, sudorese, cianose, posições raras para dormir, cefaleia matinal, déficit de atenção, problemas escolares, magreza, obesidade e hipertrofia das amígdalas.

A síndrome tem relação com problemas cardíacos, comportamentais, de aprendizagem e de desenvolvimento neurocognitivo, associados à diminuição do quociente de inteligência. Foi desenvolvido um questionário validado para o rastreamento e foram elaborados índices para o diagnóstico com polissonografia. O tratamento é a tonsilectomia mais adenoidectomia para evitar que os transtornos sejam irreversíveis, a partir de 7-8 anos. A técnica cirúrgica é muito variável e demonstra o poder tecnológico do século XXI: a ablação por radiofrequência, coagulação com plasma de argônio, *laser* de CO_2 bisturi ativado por ultrassom, eletrodissecção microcirúrgica bipolar, etc. Não raro essa parafernália produz "brilhantismo tecnológico", que deslumbra, impressiona e confunde os médicos.

Trata-se de um exercício de medicalização, de *disease mongering,* em que uma condição que pode afetar casos eventuais se define de modo a multiplicar o número de pacientes. Normas e questionários são definidos e transformam em biometria o diagnóstico para alertar os pacientes (e os pais) e os profissionais de saúde sobre a frequência e a importância do problema. Uma única solução simples é proposta. Torna-se uma norma o que deveria ser algo raro.

A febre reumática quase desapareceu nos países desenvolvidos, pois é uma doença da pobreza que se combate com melhorias na higiene, habitação, vestuário e nutrição. A febre reumática produz danos ao coração (endocardite, especialmente), na pele (eritema marginado), nas articulações (poliartrite) e no encéfalo (movimentos involuntários, coreia de Sydenham).

A febre reumática é uma doença autoimune causada por uma reação anormal do sistema imunológico contra os estreptococos beta-hemolíticos do grupo A que infectam as tonsilas, a pele e outras partes. A penicilina (fenoximetilpenicilina) é o tratamento específico para a infecção, mas, como tal, não é mais usada em muitos países (incluindo Espanha), pois são preferidos outros antibióticos de largo espectro. Nos países nórdicos (Dinamarca, Finlândia, Islândia, Noruega e Suécia), a penicilina ainda é o antibiótico mais utilizado pelos médicos de família.

A febre reumática é agora uma raridade e a obstrução das vias respiratórias, aparentemente uma epidemia. A tonsilectomia volta com força e com o brilho da tecnologia. Superamos a "teoria infecciosa" (microbiológica) que a justificava, para estabelecer uma "teoria mecânica" (física) que a promove. Vamos passar de "a criança está roncando como um abençoado" para "essa criança ronca, tem que operá-la." O dormir das crianças e adolescentes tem sido medicalizado, e uma variação da normalidade é aplicada, de maneira cruel e desnecessária, como uma tecnologia da modernidade. No século XXI, será difícil que as crianças conservem suas tonsilas.

Além da irracionalidade, há danos. A mortalidade por tonsilectomia é de 1 em 15.000. A morbidade é muito frequente; por exemplo, quase 90% das crianças e adolescentes têm náuseas e vômitos; pode também haver febre, hemorragias, obstrução das vias respiratórias, edema uvular, fratura do côndilo da mandíbula, paralisia do glossofaríngeo, desidratação, pneumonia e outras complicações.

Convém precaução contra o canto da sereia da prevenção, pois nem tudo que reluz é ouro.

INFECÇÕES E VACINAS

A relação dinâmica entre os seres humanos e os germes

As doenças infecciosas têm acompanhado e modelado a evolução humana. Uma prova disso é nossa condição de simbiontes, isto é, de seres nos quais são combinadas diferentes espécies em benefício mútuo. Assim, as células com genes humanos são uma minoria muito pequena em nosso corpo, onde habitam bilhões de bactérias, vírus, fungos, leveduras e outros "bichos". Esses seres são essenciais para manter um ecossistema saudável, capaz de sobrevivência e adaptação ao ambiente. São mais abundantes em lugares como o trato digestivo (da boca ao ânus), vagina, pele, unhas, umbigo, canais da orelha, sulco coronal e couro cabeludo. Em muitos casos não sabemos a sua função, se houver. Por exemplo, a maioria dos vírus do papiloma humano na pele e na vagina não causa dano algum, mas às vezes pode levar a verrugas na pele (mais nas mãos, axilas, pescoço e nas solas dos pés), verruga genital e câncer de colo do útero. Outros germes têm um efeito muito benéfico, como as bactérias do intestino, que sintetizam vitamina K e ácido fólico. No útero, o feto vive em um ambiente estéril, mas felizmente se contagia por germes no momento do nascimento, na passagem pelo "canal de parto" (basicamente a vagina) e imediatamente depois ao sugar as mamas para mamar.

Há uma dinâmica flutuante entre infecções e seres humanos que se altera por mudanças na biologia dos germes e pelo comportamento humano. Assim, nas infecções, foi determinante o desenvolvimento urbano que, há cerca de 10 mil anos, vem agrupando os seres humanos. Também importante foi a domesticação dos animais e a estreita convivência com eles (e suas infecções próprias e/ou compartilhadas). A situação se "complicou" pelo desenvolvimento, há milhares de anos, da variolização e, há mais de

dois séculos, das vacinas, e, recentemente, dos antimicrobianos (antibióticos, antivirais, dentre outros). É também recente o abastecimento de água
potável, o tratamento do esgoto e a melhora da alimentação humana. Adi-
ciona-se a higiene, com água e sabão ou outros métodos mais sofisticados.
Tudo isso está mudando a dinâmica das infecções, em geral para o bem.

A difusão de *Shigella sonnei* é um exemplo da dinâmica mutante entre
os germes e os seres humanos. A *S. sonnei* é uma bactéria descrita pela primeira vez há cem anos, e estudos filogenéticos atribuíram-lhe uma existência de 500 anos (gerada a partir de *Escherichia coli*). Ela produz diarreia
sanguinolenta (disenteria) que pode ser fatal em crianças e idosos frágeis.
Seu contágio ocorre muito facilmente por quantidades mínimas de fezes
e é impedido pela higiene pessoal (água e sabão) e das águas. Até agora
tem sido um problema em países desenvolvidos, mas está se espalhando por
todo o mundo por meio de viajantes, com várias cepas modificadas e resistentes aos antibióticos, o que traz um problema grave para os países pobres.

Em epidemiologia, se demonstra que as populações têm padrões de
mortalidade que mudam ao longo do tempo. Até a metade do século XX,
predominou, nos países desenvolvidos, a mortalidade por doenças infecciosas. Desde então, a mortalidade mais frequente se deve a doenças cardiovasculares, câncer e outras. A mudança do perfil epidemiológico foi resultado
do desenvolvimento social, econômico e de higiene, de forma que as vacinas
e os antibióticos só representam um pequeno - mas muito importante - grão
de areia. A mudança no perfil epidemiológico foi paralela ao aumento da
longevidade da população e da riqueza das nações.

Além disso, no século XXI, deve-se notar o impacto do comportamento humano sobre a mortalidade em países desenvolvidos, como evidenciado pelo aumento nas mortes por suicídio, acidentes e lesões (por tráfego,
industrial, doméstico e outros) e como consequência da atividade do sistema de saúde (efeitos adversos e atividades desnecessárias).

Em epidemiologia, considera-se a existência de uma "era da saúde",
de 1840 a 1889, em que o combate a infecções é travado com as novas ideias
de higiene, limpeza e organização dos cuidados. A "era infecciosa" vai de
1890 a 1949, a partir do desenvolvimento da bacteriologia até a modificação do perfil epidemiológico pela ação combinada de vacinas, antibióticos
e melhorias socioeconômicas. Segue-se uma "era de fatores de risco", que

terminou em 1999, quando começou a "era da genética" (a partir do sequenciamento do genoma humano).

Algumas doenças infecciosas podem ser evitadas com vacinas, que são medicamentos que visam modificar o sistema imunológico para que ele responda de forma rápida e eficaz às infecções. A vacinação é uma atividade de prevenção primária da saúde com benefícios imensuráveis.

Não há, na saúde pública, outra medida tão eficaz, barata e segura como a vacinação de rotina, nem atividade cujas relações benefício/custo e benefício/risco sejam tão favoravelmente inclinadas ao numerador.

Mas, como seria esperado, os benefícios das vacinas frequentemente têm custos imprevisíveis. Entre outros danos, as vacinas modificam o delicado equilíbrio dinâmico estabelecido ao longo de centenas de anos entre humanos e germes (vírus e bactérias, principalmente).

A evolução se faz em conjunto, entre todos os seres vivos, para que sejam alcançados equilíbrios múltiplos, e isso é bem demonstrado pelo caráter simbionte do ser humano. Não podemos pensar que os germes são meros convidados inertes; eles são coprotagonistas da evolução da espécie humana. Ou seja, os germes mudam e se adaptam ao ambiente que os seres humanos modificam e desenvolvem. Por sua vez, esses microrganismos mudam e forçam os humanos a evoluir.

A varíola e sua vacina

Deu-se um salto na prevenção com a vacina contra a varíola, desenvolvida por Edward Jenner (clínico geral rural, inglês), que a usou pela primeira vez em 1796. Ao longo do século XIX, novas vacinas foram introduzidas com o sucesso popular e esmagador contra a raiva por Louis Pasteur, cujos ecos chegam até hoje com a confiança quase cega dos pacientes e das populações na capacidade da ciência e do sistema de saúde para resolver problemas aparentemente insolúveis.

A varíola era uma doença que afetava apenas os humanos e tinha sido uma "companheira" do homem há mais de 10 mil anos. A varíola era uma doença grave e altamente contagiosa, que matava 30% das pessoas afetadas, deixando os sobreviventes com consequências importantes, especialmente deformação da face e/ou cegueira.

Desde os tempos antigos foi usada a variolização como um método para evitar ou atenuar a doença, especialmente cruel com as mulheres, cujo "valor" dependia muito de sua beleza física (e isso ocorria de forma literal no caso de escravas). Variolização é a propagação artificial da doença a partir do pus ou de crostas secas de úlceras da varíola *minor* (forma menos grave), que se depositavam em escarificações na pele saudável. Com isso, provocava-se uma forma da doença mais suave, que deixava imunidade vitalícia. Às vezes, porém, a doença era tão virulenta como a varíola natural, ou a partir do material de escarificação ocorria a infecção por outras doenças. No entanto, o método era amplamente utilizado na África e na Ásia, principalmente por meio das mulheres para evitar danos às suas filhas, e seu primeiro relato por escrito é chinês, do século XI. Em 1717, a esposa do embaixador britânico em Constantinopla aplicou-o em seus filhos, e dado o sucesso em sua família a ação foi difundida na Grã-Bretanha, quando do seu retorno em 1721. O método se espalhou por toda a Europa, e seu impacto é bem-conhecido, assim como sua rejeição (o melhor relato documentado foi a recusa do pai de Wolfgang Mozart para seus filhos, e mais tarde o músico teve varíola a ponto de quase ficar cego). Naquele tempo, as epidemias de varíola tornaram-se mais frequentes e graves devido ao aumento populacional e ao peso crescente da urbanização, que facilitava o contágio.

Edward Jenner apreciou a importância do conhecimento popular, na zona rural inglesa, em que ordenhadoras infectadas pela *vacina* (úlceras nos úberes das vacas) estavam livres de varíola ou apresentavam uma forma muito suave. Jenner era um médico rural em sua cidade natal, Berkeley (Reino Unido). Lá ele nasceu, atuou e morreu. Por ser órfão do pastor, aos 13 anos foi-lhe dada a chance de aprender medicina rural como assistente do médico de uma aldeia vizinha. Sua formação médica profissional se deu em Londres. Além de praticar a medicina, era um poeta e um grande amante das plantas e dos pássaros. Isso torna plausível a história de sua dedicação ao jardim da casa que deu à criança que vacinou, John Phips. Foi a primeira vacinação da história, em 14 de maio de 1796, a partir da linfa de pústulas que algumas ordenhadoras apresentavam, contagiadas pelos úberes infectados de vacas leiteiras (varíola bovina).

Dadas as dúvidas sobre a segurança da sua proposta, Jenner vacinou posteriormente com sucesso seu próprio filho, mas isso não superou a relutância de seus colegas cientistas que negavam valor à proposta. No entanto, o conhecimento se espalhou de tal forma que, por exemplo, já em 1800 outro médico rural, em Puigcerdà (Gerona, Espanha), obteve amostras de vacina provenientes de Paris. Foi Francesc Piguillem que, em 3 de dezembro daquele ano, vacinou quatro crianças na presença do governador, do pastor e de outras autoridades, e 11 dias depois passou a imunizar outras crianças a partir das pústulas dos primeiros. As amostras de vacinas circulavam presas entre dois vidros em que se fazia vácuo e eram selados com parafina, de modo que a sua eficácia era incerta.

O problema foi superado pela Real Expedição Filantrópica da Vacina, que começou em 1803 e terminou em 1814, depois de dar a volta ao mundo. O rei da Espanha, Carlos IV, ordenou que vacinassem seus filhos e decidiu aceitar a proposta de difundir a vacinação a todo o seu reino, onde "não se punha o sol." As ordens necessárias foram então dadas, para realizar a primeira campanha mundial de vacinação gratuita contra a varíola. A campanha incluía ensino do método e criação de conselhos de vacinação que asseguraram a continuidade do projeto. O médico Francisco Javier Balmis, de Alicante, foi encarregado da direção da tarefa, que se tornou uma lenda, dada a escala do projeto e a maravilha de sua realização. Balmis reunia vários méritos, entre eles o de ter feito toda a tradução do livro de Moreau de la Sarthe, *Tratado histórico e prático da vacina,* do qual 500 exemplares foram incluídos na corveta *Maria Pita,* na qual partiu a expedição do porto de La Coruña, em 30 de novembro de 1803. Para o transporte das vacinas, foram levadas amostras encapsuladas, mas foram incluídos no barco 22 órfãos da Casa de Órfãos de La Coruña, que foram inoculados em série com a doença para assegurar o sucesso da campanha. Por isso, a diretora da Casa de Órfãos acompanhou a expedição, e Carlos IV nomeou tais crianças especiais "filhos da nação espanhola" (com uma pensão vitalícia). Com essa campanha de vacinação se repararam, de certa forma, os danos causados pela varíola e outras infecções que os conquistadores trouxeram para a América.

A expedição foi um sucesso, embora em alguns lugares, como Cuba, a vacina tenha chegado mais cedo. A expedição foi dividida em vários ramos, chegando a lugares quase inacessíveis em toda a América espanhola, e Balmis prosseguiu viagem a partir do México com outros 25 órfãos no *Magallanes,* com o qual alcançou as Filipinas. De lá, ele foi para a China no navio português *La Diligencia,* e de Macau (colônia portuguesa) adentrou, realizando a vacinação até Cantão. De volta à Espanha, ainda teve tempo para vacinar a população inglesa da ilha de Santa Helena (no Oceano Atlântico).

O programa incluía superar a resistência popular. Os índios, crioulos e mestiços diziam: "Por que aceitar uma prevenção que é não ter varíola tendo-a?" "Por que fazer dano para evitar um dano?". O programa ganhou o apoio da nobreza, que se vacinava em público, e de eclesiásticos, que influenciavam os indígenas.

A vacina contra a varíola se impôs à variolização, que foi abandonada. Com o tempo, conseguiu-se erradicar a varíola. O último caso natural ocorreu na Somália em 1977. O último caso fatal ocorreu no Reino Unido, em 1978, pela contaminação em um laboratório de pesquisa.

Embora o vírus da varíola tenha sido erradicado da natureza, atualmente amostras permanecem nos Estados Unidos e na Rússia, por seu interesse estratégico. A vacina contra a varíola foi usada pela última vez em 2003, com efeitos adversos graves nos soldados norte-americanos que participaram da invasão do Iraque.

Além de existirem amostras do vírus da varíola humana, em animais selvagens (macacos, roedores e outros) persistem vírus muito semelhantes ao da varíola, descobertos pela primeira vez em 1958 em macacos de laboratório (trazidos da África). Em 1970, se produziu o primeiro contágio humano documentado com o vírus da varíola dos símios, com sintomas semelhantes ao da varíola humana, porém pouco contagiosa. Em 2003, houve o primeiro surto epidêmico nos Estados Unidos por contágio de marmotas da pradaria compradas como animais de estimação (que conviveram no local de distribuição com ratos gigantes da Gâmbia infectados). Nos Estados Unidos, não houve mortes (mas houve 25% de internações), porém em focos similares na África a mortalidade variou entre 1 e 10%. Os vacinados contra a varíola humana mantiveram defesas que os protegem contra a varíola símia.

O sucesso da erradicação da varíola trouxe delírio arrogante de erradicação de outras doenças infecciosas como a poliomielite. As circunstâncias especiais que permitiram o triunfo sobre a varíola não foram consideradas, o que levou a erros de cálculo graves. Além disso, os antibióticos concomitantemente ajudaram a controlar doenças como a tuberculose e a sífilis, o que aumentou a impressão de que as doenças infecciosas em

A poliomielite e suas vacinas

Os vírus da pólio produzem uma infecção faringointestinal altamente contagiosa, leve e geralmente assintomática, que é transmitida por via fecal-oral. Os pacientes infectados são imunes para toda a vida. Em aproximadamente 1 de cada 200 infectados, o vírus infecta o sistema nervoso (medula espinal) e provoca uma doença grave, a poliomielite, com paralisia flácida assimétrica das extremidades e, às vezes, a morte (de 5%). Existem três tipos de poliovírus (1, 2 e 3, que são chamados selvagens).

A poliomielite existe há milhares de anos, mas no final do século XIX apareceu como uma doença epidêmica no mundo. A doença é descrita como tal, no final do século XVIII, e com mais precisão em 1840. Karl Landsteiner (médico patologista austríaco) revelou a natureza infecciosa da poliomielite ao transmitir a doença a macacos a partir da medula espinal de um garoto morto pela mesma.

A poliomielite emergiu com mais força ao se melhorar as condições socioeconômicas (na verdade afetava mais as classes altas), e não sabemos por quê. A incidência da doença aumentou conforme a mortalidade infantil diminuiu por meio de melhorias higiênicas, econômicas e sanitárias. Na Espanha, tornou-se um grave problema de saúde pública nos anos 50 e 60 do século XX. A consciência social do impacto da poliomielite não foi causada pelo sofrimento dos casos em si, mas por uma imagem impressionante dos Estados Unidos, em 1952, em uma enfermaria de hospital com dezenas de crianças em "pulmões de aço" (para manter vivos os pacientes afetados em seus músculos respiratórios).

Para combater a poliomielite, foi desenvolvida e divulgada em 1954 uma vacina com vírus "inativados" (mortos - tipos 1, 2 e 3) e injetável, a vacina Salk. Em 1964, foi introduzida a vacina Sabin, oral e com vírus "atenuados" (vivos - tipos 1, 2 e 3). Ambas as vacinas foram desenvolvidas nos Estados Unidos, mas, devido a resistências científicas nesse país, a vacina oral foi testada pela primeira vez em massa na URSS.

A vacina oral impôs-se: muito mais fácil de aplicar e mais barata, vacinava o "vacinado" e também muitos outros (os vírus atenuados são excretados nas fezes e, pela falta de higiene, se transmitem e infectam muitos que são indiretamente vacinados). Na Espanha, foi realizada em 1963 a primeira campanha nacional de vacinação oral contra a poliomielite em crianças de 2 meses a 7 anos.

A desvantagem da vacina oral é que o vírus "atenuado" pode reativar-se e produzir paralisia flácida (assim como a própria poliomielite). Há aproximadamente um caso de paralisia flácida aguda a cada dois milhões de crianças imunizadas com a primeira dose da vacina por via oral (com a segunda dose, um em cada oito milhões de crianças vacinadas). A reativação do vírus é muito mais comum em crianças imunodeprimidas.

As vacinas contra a poliomielite eliminaram a doença causada pelos três tipos de poliovírus selvagens no mundo, exceto no Afeganistão, Nigéria e Paquistão, onde ainda é endêmica.

Com o desaparecimento de casos naturais de pólio, em países não endêmicos cresceu a importância proporcional de casos de paralisia flácida causada pelos vírus da vacina oral "atenuados", mas reativados.

Nos Estados Unidos, voltou-se ao uso da vacina injetável, em 2000, para evitar casos provocados pela vacina oral. Na Espanha, a mudança para a vacina injetável foi feita em 2004, e no Brasil em 2012.

O impacto da pressão seletiva da vacina não foi o mesmo em todos os três tipos virais "selvagens". Assim, atualmente o vírus selvagem tipo 2 está desaparecido no mundo inteiro, e todos os casos de pólio pelo vírus tipo 2 são originados do vírus "atenuado" da vacina, reativado no trato digestivo dos indivíduos vacinados e difundidos para a comunidade.

Para evitar a propagação do vírus tipo 2, é possível mudar para uma vacina oral bivalente, somente com os tipos 1 e 3, mas isso não deixaria defesa contra o vírus 2 reativado que ainda está circulando de forma reservada nos intestinos de muitos humanos.

Dada a baixíssima incidência atual de poliomielite por vírus selvagens, o problema é que a vacina provoca mais danos do que previne. Sua própria eficiência (reduzindo casos por vírus selvagem) é a sua fraqueza (aumentando casos por vírus reativados, especialmente do tipo 2). A vacina oral poderia ser substituída pela vacina injetável, cujos vírus inativados (1, 2 e 3) não podem se reativar. Mas isso é muito mais caro e requer a existência de um sistema de saúde eficaz e com profissionais treinados. A maioria dos países pode enfrentar o desafio da vacinação com a versão oral, mas não com a injetável.

E, em qualquer caso, mantém-se o problema dos vírus reativados mutantes violentos, que podem causar graves problemas no futuro.

A situação não é fácil, está claro. Convém ter humildade e esquecer a "erradicação" da poliomielite (prevista pela Organização Mundial de Saúde para o ano 2000), pelo menos no futuro próximo.

A questão tem aspectos culturais e políticos muito importantes. Existe oposição ideológica e religiosa à vacina contra a poliomielite nos países onde ela é endêmica, e há boatos sobre a sua utilização para cumprir os planos maquiavélicos dos Estados Unidos ou sobre efeitos adversos, como impotência. Lideram a oposição os islâmicos e, especialmente, os talibãs.

A situação ficou mais complicada pela cooperação com a CIA (EUA) de um médico do sistema de saúde pública paquistanês na operação que levou ao assassinato de Osama bin Laden em 2011. Naquela ocasião, o médico mudou a sua atividade normal na campanha de vacinação oral contra poliomielite por uma campanha falsa de vacinação contra a hepatite B, no povoado onde espiões da CIA suspeitavam que o terrorista estivesse escondido. O médico pôde obter amostras para análise de DNA que confirmou a presença da família de Osama bin Laden (e isso levou ao seu posterior assassinato pelas forças armadas dos Estados Unidos). O médico foi preso e julgado no Paquistão, apesar de os Estados Unidos terem exigido a sua extradição (e confirmado a sua colaboração com a CIA).

O evento deu asas aos talibãs e intensificou os problemas na aceitação da vacina contra a poliomielite. Esse exemplo demonstra a interação entre política, religião e vacinas, o que complica o já intrincado panorama do impacto da vacina contra a poliomielite na ecologia do vírus.

Como demonstrado com a pólio e suas vacinas, fatores tecnológicos, sociológicos, religiosos, políticos, econômicos, culturais e mudanças ambientais alteraram radicalmente o equilíbrio entre benefícios e prejuízos de todas as atividades preventivas. Por conseguinte, no mesmo exemplo, o dano inerente à ampla utilização de vacinas começa a aproximar-se ou exceder aos danos causados pelas doenças contra as quais se é imunizado, pelo menos em países desenvolvidos. Não é de se estranhar que sejam gerados movimentos críticos com as vacinações, ainda mais se nos países em desenvolvimento ocorrem situações como a cooperação com a CIA por parte de serviços públicos de vacinação.

São convenientes, portanto, políticas que levem em conta essas mudanças e tragam a melhora da saúde por meio de novas ideias e ações que, por vezes, envolvem abandonar velhos conceitos em matéria de prevenção, úteis em seu tempo, mas hoje prejudiciais.

As melhorias necessárias nas vacinas e na vacinação

Entre outras coisas, é fundamental melhorar as vacinas essenciais "sistemáticas" (difteria, caxumba, poliomielite, rubéola, sarampo, tétano, coqueluche) ou ocasionais (hepatite, febre amarela e raiva, dentre outras), tanto na sua síntese, produção e formulação, como nas estratégias e nos calendários de vacinação.

Por exemplo, persistem os surtos e as epidemias de coqueluche relacionados com alterações no agente infeccioso, *Bordetella pertussis* (seleção pelo efeito da vacina de tipos mais agressivos, contra os quais não se imuniza) e com persistência escassa das alterações imunitárias induzidas pela nova vacina "acelular". Cabe destacar o surto em 2011 na Austrália e que atingiu os Estados Unidos em 2012 (de costa a costa, com milhares de pessoas afetadas e mais de uma dúzia de bebês mortos).

Em ambos os surtos, o problema fundamental foi a menor imunogenicidade da vacina "acelular" contra a coqueluche. Essa vacina "acelular" contém apenas fragmentos de *B. pertussis*, em contraste com o conteúdo da vacina "celular", que tem bacilos íntegros inativados. A vacina "acelular" foi adotada em países desenvolvidos, como a Austrália e os Estados Unidos, na década de 90 do século XX, para produzir menos efeitos colaterais e menor rejeição entre os pais e os médicos, ainda que muito mais cara. Seria conveniente analisar o eventual impacto negativo das várias mudanças sociais nesses surtos epidêmicos, uma vez que mudanças sociais anteriores foram positivamente fundamentais na redução da mortalidade por tuberculose, difteria e coqueluche antes do advento de vacinas e antibióticos.

Na Espanha, a vacina da coqueluche "acelular" foi introduzida em 1995. Em muitos países em desenvolvimento, ainda se utiliza a vacina "celular" completa, o que produz maior imunidade e é mais barata, às custas de maiores efeitos adversos locais (dor intensa, inflamação, dentre outros) e gerais (febre, choro, irritabilidade, dentre outros). Esses efeitos adversos são mais comuns e mais violentos com a dose de reforço, levando ao frequente descumprimento do calendário. No Brasil, utiliza-se a vacina "celular" em crianças e, desde 2015, a "acelular" para revacinar grávidas.

Assim, é necessária uma nova vacina contra coqueluche que provoque maior reação imunológica e menos efeitos adversos (e que seja mais barata). Destaca-se, também, que a vacinação em massa da população diminui a reinfecção leve, reativa o sistema imunológico e aumenta os anticorpos em vacinados e não vacinados. Infelizmente, ocorrem mortes quase que exclusivamente em crianças com menos de 6 meses.

Estudos e análises de surtos de coqueluche são necessários para avaliar o problema como um todo, e não apenas seu aspecto biológico.

Existem problemas semelhantes com outras vacinas, como a do sarampo e da difteria, porque a resposta imune é evanescente e não dura a vida toda.

Em outro exemplo, é absurdo continuar a vacinação contra o tétano a cada dez anos, quando sabemos, desde os anos 80 do século XX, que revacinar uma vez na vida aos 65 anos é suficiente (após haver cumprido com as seis doses do calendário infanto-juvenil). Na Espanha, isso foi demonstrado por Luis Palomo (clínico geral e rural da Extremadura) em 1987, e naquele tempo a decisão no Reino Unido foi de revacinar apenas uma vez na vida, aos 65 anos, sem qualquer problema quanto à incidência de tétano (e enorme redução nos efeitos adversos da vacina). Na Espanha, o Ministério da Saúde adotou essa norma em 2003. No Brasil e em Portugal, ainda é recomendado revacinar o adulto contra tétano a cada dez anos.

Temos também que garantir que as vacinas cheguem às populações marginalizadas, como ciganos, moradores de rua e de favelas. Assim, o surto de sarampo em Sevilha (Espanha), em 2011, que afetou quase 1.800 pessoas, se iniciou e se difundiu principalmente pela falta de vacinação daque-

São e salvo **103**

les que mais precisavam: os membros de populações marginalizadas pela pobreza e cultura (cumprimento da "lei de cuidados inversos", nesse caso com ciganos). São necessárias melhores estratégias para facilitar a equidade no acesso e no processo, também para vacinações.

Em relação a outras vacinas (tuberculose, hepatite, meningite, pneumonia pneumocócica, papilomavírus humano, rotavírus, gripe, catapora), existem algumas indicações específicas, mas a sua universalidade não é justificada.

Por exemplo, a vacina contra o rotavírus é desnecessária se houver higiene do bebê na troca das fraldas, se os adultos lavarem corretamente as mãos após trocar as fraldas dos bebês e se esses forem reidratados quando apresentarem diarreia.

A vacina contra a catapora ou varicela tem uma eficácia limitada, e sua capacidade imunogênica para toda a vida é duvidosa, o que pode eventualmente levar a surtos em adultos (mais graves). Também modifica a ecologia do vírus e sua circulação, reduzindo assim as defesas de adultos e idosos contra o herpes-zóster, e se exige a vacinação dos mesmos em uma dinâmica sem sentido.

As vacinas contra o HPV podem ter algum uso em populações com alta prevalência de câncer de colo do útero (pobres, prostitutas, viciadas em drogas, prisioneiras, dentre outras), mas mesmo nesses casos é uma vacina sem eficácia comprovada e que altera a ecologia dos vírus que vivem sem problemas no colo do útero (o que pode causar alterações perniciosas a longo prazo na fauna viral vaginal e cervical), além de possuir efeitos adversos significativos.

A vacina pneumocócica era sabidamente um fracasso quando foi introduzida a heptavalente (contra sete sorotipos) em 2000. Reintroduzida contra 13 sorotipos em 2010, continua a ser um monumento à resistência bacteriana. Há quase cem sorotipos conhecidos; os pneumococos sofrem mutação e são selecionados (geralmente nas narinas, seu hábitat natural) quando são usados antibióticos em crianças, adultos e idosos, e esses pneumococos mutantes mais agressivos chegam a ser invasivos e mortais. O mais lógico é mudar a política de uso de antibióticos, e não introduzir uma vacina para crianças que ajuda a complicar a confusa questão da resistência bacteriana, mudando a ecologia da fossa nasal e promovendo a seleção de novos pneumococos resistentes. Também demonstrou-se a inutilidade da vacina pneumocócica em adultos e idosos saudáveis.

Contra infecções, o simples ato de lavar as mãos é uma atividade não farmacológica de prevenção primária e uma excelente alternativa para as vacinas e os antibióticos. A sua utilidade como uma medida foi demonstrada durante a falta de algumas vacinas ao final do século XX; especificamente, em um acampamento de treinamento militar norte-americano, como alternativa para a falta das vacinas contra o adenovírus 4 e 7 e consequentes infecções respiratórias em condições de aglomeração. Apesar da falta de vacinas, houve menos doentes com um programa rigoroso de lavagem das mãos (depois de urinar e defecar, antes de comer e de fumar). O problema era fazer os recrutas lavarem as mãos, porque nisso os leigos têm a mesma resistência que os profissionais.

A vacina contra a gripe carece de evidências de eficácia e segurança, tanto na população geral quanto em crianças e idosos. Não rompe a cadeia de contágio, não reduz complicações, pneumonias, hospitalizações ou mortes. É, portanto, absurdo e perigoso vacinar-se, pois existem riscos certos de efeitos adversos.

Como era de se esperar, tantas vacinas, tantas mudanças na dinâmica infecciosa e tantos erros geram muita rejeição, e um setor da população pede "liberdade de vacinação" (embora na Espanha não haja obrigação de cumprir com o calendário de imunização, que é só uma recomendação e uma atividade coberta pelo sistema público de saúde). Convém escutar as queixas dos que duvidam das vacinas (conhecidos como "antivacinas") e evitar responder irracionalmente às suas razões.

A REJEIÇÃO ÀS VACINAS

Do benefício global ao benefício pessoal

Na saúde pública, as atividades e propostas de prevenção pretendem a melhora da saúde de toda a população ou de um setor específico. Nesse sentido, também estão mudando as condições de aplicação dos conhecimentos

São e salvo **105**

preventivos. Por exemplo, no campo das infecções, em que as vacinas foram e continuam sendo uma arma muito eficaz contra as doenças infecciosas e com alta probabilidade de complicações (incluindo mortalidade). As vacinas estão passando de uma ação com o objetivo de melhorar a saúde de toda a população a uma concentração em setores cada vez mais específicos.

Além disso, algumas das vacinas essenciais sistemáticas (caxumba, rubéola, poliomielite, sarampo, tétano) produzem, frente a essas infecções graves, uma proteção populacional global ao alcançar a vacinação da totalidade ou da grande maioria da população ("imunização de rebanho"). A chamada imunidade de rebanho não existe na vacina contra o tétano, nem contra a coqueluche e a difteria, pois o vacinado (e protegido) não protege os outros, mas somente a si mesmo, quando se infecta com o bacilo do tétano. Além disso, no caso da difteria, o vacinado também pode ser portador assintomático de bacilos da difteria, que podem contagiar qualquer um que não foi vacinado. No caso da coqueluche, o vacinado pode alojar germes que sofreram mutação e se tornaram mais agressivos para vacinados e não vacinados.

As infecções altamente contagiosas e com grande probabilidade de complicações graves, até mesmo complicações fatais, estão desaparecendo devido aos próprios avanços da medicina e das melhorias de bem-estar social (incluindo o sistema de saúde com cobertura universal), educação, condições ambientais, abastecimento e purificação de água e alimentos, habitação e outros espaços públicos e privados, e condições de trabalho. Quando o ambiente econômico e social se deteriora, como ocorreu na Rússia após a queda da URSS em 1991, imediatamente aumentam as doenças evitáveis e mortes relacionadas, apesar da alta cobertura vacinal.

Portanto, com o desenvolvimento, têm diminuído drasticamente as chances de risco populacional grave por doenças infecciosas, como bem mostra a comparação entre as pandemias gripais de 1918-1919 (gripe espanhola) e 2009-2010 (gripe A ou suína), ambas causadas pelo mesmo vírus (H1N1), que estava ausente desde 1957.

Não convém baixar a guarda contra as infecções, mas usar a prevenção frente a elas de forma prudente e colocar um limite para o número de vacinas, pois cada vez mais se referem a problemas individuais e de menor frequência.

Por exemplo, não são equivalentes a vacina contra o tétano, que previne uma doença que, sem tratamento, leva quase sempre à morte, e a vacina contra o rotavírus, que provoca uma doença leve e que no mundo desenvolvido normalmente se resolve sem sequer a consulta ao médico. Em outro exemplo, não se equiparam a vacina contra o sarampo, que previne uma doença com complicações múltiplas e por vezes graves e até mesmo fatais, e as vacinas contra o HPV, que raramente causa uma doença grave e só excepcionalmente leva à morte. Não devemos esquecer o componente população e a gravidade das infecções - e problemas de saúde em geral - e adequar as medidas preventivas de maneira que se ajustem à população e às suas necessidades mais do que aos indivíduos e a seus problemas menores.

É importante evitar o autoritarismo e lembrar que a inoculação para a imunização é um exemplo primitivo da biopolítica em que o desejável (manutenção da saúde) torna-se um mandato (obrigação moral e/ou legal de ser vacinado). As autoridades (políticos, técnicos, especialistas e médicos) estabelecem um discurso e regras que geralmente são impostos à sociedade sem muito diálogo, pelo "bem" do indivíduo e da sociedade. Há pouco desenvolvimento da "vacinologia social" para estudar a aceitação das vacinas e as razões da recusa de grupos e ideologias. Domina o discurso intolerante contra "os antivacinas", e qualquer surto epidêmico é interpretado como uma consequência da sua atitude. Isso é mais intenso em uma sociedade como a espanhola, em que os especialistas em vacinas e grupos financiados pela indústria se multiplicam indefinidamente; a verticalidade das decisões sobre as vacinas é mantida, o medo da vulnerabilidade é explorado e se demonstra pouco ou nenhum interesse em avaliações críticas de vacinados (e seus responsáveis legais) e profissionais.

As vacinas têm deixado de ser um bem coletivo muito barato e eficaz, para virar um negócio; ou seja, as novas vacinas são benéficas para os que as produzem, às vezes com benefício social questionável. Estão passando de vacinas populacionais para vacinas pessoais, o que muda o foco bioético público de justiça (conforme necessidade) e não maleficência (não causar dano), para o foco bioético privado de beneficência (fazer o bem) e autonomia (respeitar a decisão do paciente). Trata-se de harmonizar as políticas públicas com as decisões individuais em uma situação em que a população tende a rejeitar qualquer risco e põe em dúvida o equilíbrio entre o benefício social e os danos pessoais.

Razões para a rejeição

A história da rejeição de vacinas é inerente à introdução das mesmas. Por exemplo, em relação à vacina contra a varíola, houve resistência inicial dos médicos às mudanças do negócio (de curar a prevenir, com perda de clientes), dos cientistas (preocupados com a higiene dos métodos primitivos de inoculação e conservação da vacina) e da população (medo de um mal presente na esperança de um bem futuro).

Em 1904, ocorreu na então capital do Brasil, Rio de Janeiro, a *Revolta da Vacina*. Entre 10 e 16 de novembro, houve uma verdadeira revolução popular provocada pela obrigação de serem vacinados contra a varíola. Foram 30 mortos, cem feridos e centenas de deportados. A rejeição popular foi o ato final de uma reforma cívica forçada e violenta em que casas pobres, no centro, foram destruídas para abrir avenidas largas e levantar edifícios suntuosos, além de estabelecer controles e inspeções obrigatórias para eliminar mosquitos e ratos. A revolução foi reprimida pela força, e toda a população foi vacinada. Muitos pobres foram viver na periferia, o que começou a história das favelas.

Causou grande escândalo a morte de 12 de 21 crianças vacinadas contra a difteria, em 1928, com um lote contaminado por estafilococos, o que levou à introdução do timerosal (etilmercúrio) como conservante. Quando já havia sido esquecido o escândalo, ocorreu o "incidente Cutter" (denominação decorrente de lotes defeituosos produzidos no Laboratório Cutter, nos EUA), de casos de poliomielite causados pela própria vacina, justamente no início da primeira campanha de vacinação em 1955.

Diante de um surto de gripe A (gripe suína) inicialmente considerado muito perigoso, em 1976, foi promovida a vacinação em massa nos EUA. Inclusive se vacinou em público e na frente da imprensa e do presidente na Casa Branca, em Washington, para difundir a necessidade da vacina. A epidemia desapareceu sem criar problemas, mas a vacina causou uma epidemia de casos da doença de Guillain-Barré (neurite com paralisia pela reação autoimune contra antígenos, nesse caso, a vacina). De fato, a vacina aumentou sete vezes a incidência da doença de Guillain-Barré entre vacinados contra a gripe A.

Em 1998, teve um impacto enorme a publicação no *The Lancet*, no Reino Unido, de um trabalho que associava o autismo com a vacina tríplice

MMR (sarampo, rubéola e caxumba). Essa publicação foi cancelada após alguns anos, por se considerar que a metodologia não atendia aos padrões científicos mínimos.

Várias publicações fizeram eco do aumento do autismo ao longo do século XX, e em algumas foi sugerida a associação do timerosal das vacinas com autismo e vários distúrbios de comportamento da criança. Nunca foi demonstrada tal associação.

Às vezes, as vacinas passam todas as fases experimentais pré-comercialização, mas são detectados efeitos adversos graves depois. É o caso que levou à retirada, em 1999, da vacina contra o rotavírus, por sua associação com a intussuscepção (mais comum na Austrália e México, e menos comum nos Estados Unidos e no Brasil).

A desqualificação agressiva e contínua da menor crítica a qualquer vacina contribui para desacreditá-la, como ocorreu na Espanha com a introdução da vacina pneumocócica em 2000, a implementação da vacinação contra o papilomavírus humano em 2008 e o episódio da vacinação em uma pandemia de gripe A entre 2009 e 2010. Muitas dessas críticas foram conduzidas por profissionais de saúde pública com reconhecidos créditos científicos, mas não foram atendidas.

À falta de consideração das críticas científicas se soma a avaliação depreciativa por parte dos "pró-vacinas" do crescente movimento de "liberdade de vacinação", geralmente tratado como uma iniciativa "antivacinas" de indivíduos incultos, ignorantes e antissociais, que são responsabilizados por todos os surtos epidêmicos (sem considerações sobre as falhas das vacinas).

As vacinas jamais são perfeitas (nenhuma detém 100% de eficácia em 100% dos casos), mas, em sua arrogância, muitos pró-vacinas atribuem uma eficácia quase total, como se evitassem a doença desde a raiz. No melhor dos casos, as vacinas reduzem a probabilidade de adoecer e morrer pela doença para a qual se vacina, mas é apenas isso, a redução e não a eliminação da probabilidade de adoecer e de morrer. Às vezes, as vacinas são muito imperfeitas, como demonstra o exemplo dos fracassos da vacina "acelular" contra coqueluche e consequentes surtos na Austrália (2011) e nos EUA (2012).

É frequente tentar esconder e/ou negar os efeitos adversos graves de vacinas, que, sendo incomuns, são impressionantes e incluem a encefalite com a vacina contra o sarampo, quadros incapacitantes com as vacinas contra o HPV, a narcolepsia com a vacina contra a gripe, a paralisia flácida com a da poliomielite e a morte com a da febre amarela.

A rejeição aumenta, uma vez que não há a possibilidade de escolher e priorizar as vacinas para fazer uma "seleção pessoal" sob medida para cada indivíduo, pois o agrupamento crescente das diferentes vacinas em uma única injeção requer um "tudo ou nada" e não cabe uma vacinação personalizada. Finalmente, existem graves dificuldades jurídicas para compensar os danos causados pelas vacinas, que muitas vezes transformam as reivindicações em um calvário para o indivíduo e para a sua família.

Tudo isso tem provocado um forte movimento contra as vacinas, especialmente na Alemanha, Espanha, EUA e Reino Unido.

O negócio das vacinas

Podemos dizer que as vacinas perderam sua inocência, pois são mais um negócio que uma atividade de saúde, com agressividade na promoção e na venda. As vacinas já não têm a aura de benfeitoras, e em parte por isso geram rejeição. As vacinas fazem parte de um negócio, como bem demonstra o episódio da pressão necessária para manter o fornecimento de vacinas essenciais "sistemáticas" (p. ex., contra tétano e poliomielite) no final do século XX, dada a sua baixa margem de benefício para os fabricantes. Nada têm a ver as primeiras e essenciais vacinas (difteria, caxumba, poliomielite, rubéola, sarampo, tétano, coqueluche), que responderam a graves problemas de saúde pública, com as "novas vacinas" que respondem à motivação de lucro, de negócios.

Contribui para o descrédito o fato de colocar no mesmo lote todas as vacinas, sem um exercício de priorização (para determinar o seu efeito sobre a carga de morbidade e mortalidade). Nesse sentido, a imagem social das vacinas se deteriora quando são comparados o desenvolvimento acelerado e a difusão de vacinas para os países ricos, como a do vírus HPV, com os problemas de vacinas para os países pobres, como as de dengue e malária. Não se pensa em novas vacinas como resposta às infecções mais mortíferas do mundo, mas nas infecções cuja resposta traz mais negócios (e lucros).

A mudança causada pela busca do lucro também afeta a investigação no campo das vacinas, que tem passado, em sua maioria, das universidades (financiamento público, sem fins lucrativos) para as indústrias (financiamento privado, objetivando o lucro), com os consequentes desvios em relação às publicações sobre a eficácia e a segurança das vacinas. Assim, os estudos sobre a vacina contra o HPV são quase exclusivamente financiados pelas indústrias interessadas (e assim são os seus resultados, interessados). Em estudos com a vacina da gripe tem-se demonstrado que o patrocínio industrial leva a resultados sempre favoráveis, embora as Revisões Cochrane demonstrem repetidamente a falta de eficácia e segurança dessas vacinas. Infelizmente, tudo isso muda a "essência" das vacinas, e já não é possível vê-las como benéficas por si só. O ponto alto é a falta de transparência sobre as relações entre políticos, especialistas, médicos e indústrias. Por exemplo, desconhecemos os termos dos contratos relativos à compra das vacinas contra a gripe A e o papiloma-vírus humano. Ou as relações entre os membros da *Comisión de Sanidad del Congreso de los Diputados* da Espanha e as indústrias de medicamentos que levaram a um interesse precoce e repentino na vacina contra o papilomavírus humano (mesmo antes da publicação de ensaios clínicos relevantes). Desconhecemos também os interesses industriais em torno da vacina contra a gripe que financiam, por exemplo, o Grupo de Estudos da Gripe na Espanha, com seu torpe "Gripômetro", e grupos internacionais do mesmo tipo, como na Austrália e na Nova Zelândia o *Influenza Specialist Group*. Em um último exemplo, a publicação é apreciada mas intimidam os "conflitos de interesses" declarados pelos membros do Comitê Assessor de Vacinas da Associação Espanhola de Pediatria. A falta de transparência e as múltiplas ligações entre as autoridades, especialistas, médicos e indústrias geram desconfiança entre a população e os profissionais.

Conteúdo e efeitos adversos das vacinas

Também falta transparência sobre o conteúdo e os efeitos adversos das vacinas.

As vacinas são medicamentos complexos, porque contêm:

- O componente antigênico propriamente dito, o que ativa a imunidade (o germe atenuado ou inativado, ou suas partes).

São e salvo **111**

- Adjuvantes, tais como esqualeno e sais de alumínio que potencializam o poder imunológico, ativando, por exemplo, as células apresentadoras de antígenos.

- Conservantes, como o timerosal (etilmercúrio).

- Estabilizantes, como açúcares, aminoácidos, gelatina e outros derivados de origem bovina e seroalbumina humana.

- Excipientes, como o fenoxietanol e água.

- Resíduos provenientes do processo de produção, como agentes inativantes (formaldeído, propiolactona, dentre outros), antibióticos, proteínas do ovo (em vacinas contra sarampo, caxumba, gripe e febre amarela), proteínas de leveduras (na vacina contra hepatite), fragmentos de vírus, dentre outros.

- Látex (dos êmbolos das seringas pré-cheias e dos tampões das embalagens).

A composição exata de cada vacina consiste nas especificações técnicas aprovadas pelas autoridades de saúde. No entanto, muitas vezes não se lista de forma exaustiva todo o conteúdo variado que envolve o processo industrial de produção da vacina. Há falta de transparência a esse respeito.

Podem-se evitar alguns danos com mudanças no conteúdo e na forma de administração. Por exemplo, para evitar o látex e melhorar a aceitação, convém o desenvolvimento de apresentações que não precisem de injeção. Em outro exemplo, retirou-se o timerosal (cuja metade em peso é mercúrio) das vacinas de dose única, embora ainda seja usado em recipientes de múltiplas doses, como de algumas apresentações da vacina contra a gripe A. Também deveriam ser evitados os derivados de origem bovina pelo hipotético risco de transmissão de príons (e da doença de Creutzfeldt-Jakob, a das "vacas loucas").

As vacinas podem causar danos, respostas prejudiciais involuntárias, efeitos ou eventos adversos relacionados à vacinação. É importante passar confiança em relação a isso e melhorar e promover a declaração de potenciais efeitos adversos por meio da utilização do cartão amarelo (o sistema de comunicação comumente usado por médicos, pelo correio postal e por meio eletrônico; um formulário amarelo para declarar a suspeita de efeitos adversos de medicamentos e próteses). É necessária uma política de transparência para que os efeitos adversos sejam contextualizados sem serem negados. Assim, por exemplo, a vacina do sarampo provoca uma encefalite por cada milhão de crianças vacinadas, mas a doença em si produz encefalite por cada mil crianças infectadas; isto é, a vacina ajuda a diminuir em mil vezes a frequência de encefalite.

Na ficha técnica, deveriam ser colocados todos os efeitos adversos, os mais frequentes e os mais graves, mas, nesse aspecto, se observa uma falta de transparência inexplicável.

Há um consórcio europeu, VAESCO (*Vaccine Adverse Effect Communication Outcome*), para dar transparência e divulgação dos efeitos adversos de vacinas. Nos Estados Unidos, há o VAERS (*Vaccine Adverse Event Reporting System*), para o qual os profissionais de saúde e os próprios pacientes podem enviar declarações de suspeita de efeitos adversos.

Para facilitar a comunicação de suspeitas de efeitos adversos, nada melhor que a informação do agente vacinador (geralmente o profissional de enfermagem). No momento da vacinação, é importante que sejam comentados ao paciente e/ou familiares os efeitos adversos conhecidos (com destaque aos mais prováveis e mais graves) e que sejam fornecidos o cartão amarelo e o nome e o lote da vacina (inclusive que a própria embalagem seja entregue, se for de apresentação individual), no caso de haver efeitos colaterais conhecidos e/ou novos. Em suma, o agente vacinador não só deveria explicar as vantagens da vacina injetada, mas também dedicar tempo para expor prudentemente o equilíbrio entre benefícios e malefícios. Não se trata de agir rapidamente demais, mas de fazer bem as ações, especialmente com medicamentos tão questionáveis.

Assim, no desenvolvimento de uma política de vacinas responsável e transparente, é fundamental que o agente vacinador proporcione de rotina o nome e o número do lote da vacina e o cartão amarelo com as instruções de utilização em caso de suspeita de que a vacina tenha produzido eventos adversos raros e/ou graves (que necessitem interromper a vida diária, consultar um médico, ser hospitalizado, que deixem sequelas de invalidez ou que provoquem a morte).

Por exemplo, o profissional de enfermagem deveria informar que a vacina contra sarampo pode produzir uma intensa reação local (dor, vermelhidão, inflamação, vesiculização), febre, convulsões, erupções cutâneas, mal-estar geral, coriza, tosse, dor de cabeça, anafilaxia, púrpura hemorrágica, síndrome de Guillain-Barré, neurite retrobulbar, encefalopatia, hemiplegia, encefalite, dentre outros efeitos adversos. A frequência de tais efeitos adversos é muito variável, como temos comentado a respeito da encefalite, mas isso não justifica desobrigar o fornecimento da informação oral e/ou escrita. Deve haver transparência, uma vez que a queixa amarga dos pais com uma criança afetada por encefalite após a vacinação contra o sarampo é quase sempre verdadeira: "Não fomos avisados de nada".

Em outro exemplo, sobre a vacina contra a gripe, o profissional de enfermagem deveria informar que essa vacina pode produzir uma intensa reação local (dor, vermelhidão, inchaço), febre, convulsões, urticária, anafilaxia, arterite de células gigantes, várias vasculites, polimialgia reumática, paralisia de Bell (facial), síndrome de Guillain-Barré, várias alterações desmielinizantes, neurites, narcolepsia, dentre outros efeitos adversos.

Em relação aos efeitos adversos das vacinas, um dos problemas é o "ruído de fundo". Não temos informações confiáveis, em populações não vacinadas, de eventos como morte súbita, intussuscepção, narcolepsia, síndrome de Guillain-Barré, entre outros. Por exemplo, em relação às vacinas contra o HPV, faltam dados confiáveis sobre a incidência, na população não vacinada, de tromboembolismo, quadros convulsivos incapacitantes e/ou morte súbita.

Ao considerar os efeitos adversos, convém lembrar da pouca frequência de declarações desses efeitos em relação aos medicamentos e próteses em geral. É um problema global, não das vacinas ou de qualquer país em particular. No caso das vacinas, serve como exemplo o caso da vacina contra a gripe A (2009-2010) na Espanha, quando os efeitos adversos registrados por declaração espontânea, como sempre, foram em número muito menor do que os reais (322 vezes menos para os casos leves e 32 vezes menos para casos graves).

Os efeitos adversos também podem causar rejeição entre os médicos, como ficou demonstrado com a vacina "celular" contra a coqueluche. A reação local é tão intensa e frequente, que muitos pais e médicos evitam as doses de reforço necessárias para completar o esquema recomendado. São frequentes também efeitos adversos gerais, como febre sustentada, choro persistente e irritabilidade, o que contribui para a relutância de pais e médicos.

Indenizações compensatórias

Para gerar rejeição e desconfiança, se soma a ausência de uma política de compensação por danos, muito evidente, por exemplo, com os efeitos adversos das vacinas contra o sarampo, a gripe e o papilomavírus humano. Os pacientes e seus familiares são submetidos a um tormento judicial que, por vezes, dura mais de 20 anos (por exemplo, para obter a reparação do dano em um caso real de encefalite pela vacina do sarampo na Espanha). Em 19 países, há sistemas ágeis para compensar os danos causados por vacinas, na linha do que foi estabelecido pela primeira vez na Alemanha em 1961. O raciocínio une ciência e piedade, pois as vacinas têm efeitos adversos inevitáveis e sempre haverá dano para alguém. Ou seja, no exemplo do sarampo, a vacinação diminuiu em mil a frequência de encefalite, mas em troca de "sacrificar" uma criança por milhão. O mínimo é não protelar as compensações que aliviem a dor e o sofrimento do paciente e de sua família.

Transparência na ignorância

Por último, ignoramos muito sobre as vacinas, mesmo que nos sejam apresentadas como medicamentos ideais. Por exemplo, ignoramos a interação entre a imunidade artificial gerada pela vacina contra cepas específicas de bactérias e as infecções subsequentes por outras cepas. Esse é um problema grave no desenvolvimento de vacinas contra a dengue, e não há dados sobre a vacina contra a gripe a respeito de alterações para pior na infecção subsequente, com sintomas clínicos graves e outras complicações maiores.

As limitações das vacinas tendem a negar-se ou ocultar-se. Por exemplo, em relação às vacinas contra a coqueluche e o sarampo. Por ocasião de surtos de ambas as doenças, é fácil usar como "bode expiatório" os antivacinas, em vez de enfrentar os problemas de eficácia das vacinas.

Em outro exemplo, são poucos os pacientes e profissionais conscientes de que a vacina contra a gripe serve somente para um ano, ainda que as cepas virais não mudem. Isto é, a imunidade provocada pela vacina da gripe é tão pobre que não dura sequer um ano. A vacinação deve ser repetida todos os anos, não só porque os vírus sofrem mutações, mas porque a imunidade não dura. Por exemplo, a vacina no outono de 2011 tinha uma composição idêntica à do outono de 2010, por não terem sido detectadas alterações nas cepas circulantes dominantes (o mesmo aconteceu no outono de 2014 em relação à vacina de 2013: tinha a mesma composição). A vacina contra a gripe é, portanto, uma vacina *terminator,* cujo efeito expira anualmente (dura em média cinco meses), o que requer uma nova vacina a cada estação, embora as cepas dominantes sejam as mesmas. Por outro lado, a imunidade natural geralmente dura mais de 50 anos, de forma que a imunidade artificial da vacina contra a gripe é imitação ruim da imunidade natural que causa a infecção, o que é uma falha grave.

A nossa falta de conhecimento sobre vacinas é evidenciada pela surpreendente imunidade natural contra a raiva. A raiva é uma doença fatal, com uma taxa de mortalidade de 100% ("mortal por necessidade", se diz). Nos países desenvolvidos, a raiva é transmitida atualmente por morcegos, cuja mordida deve ser evitada. Em caso de mordida, convém caçar o animal, cuidando para que não morda mais alguém (geralmente são animais doentes, que voam mal) e declarar o fato para vacinar, caso a infecção do morcego seja confirmada ou se existirem dúvidas. Em 2012, foi demonstrada a presença espontânea de anticorpos contra a raiva em povos da selva amazônica do Peru, em uma área onde os morcegos mordem e sangram animais de estimação e domésticos, e, ocasionalmente, os seres humanos, com a consequente morte, caso não estejam vacinados. Esse achado demonstra o desenvolvimento de anticorpos em casos não fatais de contágio pelo vírus da raiva, algo inesperado e inexplicável.

Sabemos pouco sobre psiconeuroimunologia, mas é inegável a relação entre infecção e estado mental. Por exemplo, os catarros e infecções respiratórias altas são mais frequentes quando se tem queda do humor. O estresse psicológico contínuo também diminui a resposta imune. No mesmo sentido, demonstrou-se uma associação entre um aumento da suscetibilidade a infecções e o dormir mal, e que a resposta imunológica à vacina contra a hepatite B é muito menor quando se dorme mal. A ignorância sobre a interação entre mente, cérebro e corpo afeta todo o campo da saúde e da doença, em grande parte por atribuir solidez unicamente ao conhecimento científico, que é apenas uma forma de conhecimento que não exclui outros, como o impreciso e irracional senso comum, o espiritual, o filosófico, o artístico, dentre outros.

"Vacinologia social"

Desde cedo, a rejeição às vacinas pode ser por razões ideológicas ou religiosas. Algumas pessoas não querem "injetar lixo" em seus filhos, outras julgam as infecções como benéficas para o desenvolvimento físico e mental. Já discutimos a rejeição à vacina contra a poliomielite pelos islâmicos na Nigéria, Afeganistão e Paquistão. Dois surtos estão bem documentados na Holanda, por rejeição à vacina contra o sarampo: um em 1999 (fundamentalistas de uma comunidade cristã protestante reformada ortodoxa), com 3.961 casos e três mortes, e outro em 2008 (duas escolas antroposóficas), com 99 casos. Em 2010, houve um surto de sarampo em Granada (Espanha), com 60 casos, quando o juiz obrigou a vacinar 35 crianças contra a opinião de suas famílias, que atribuíam mais danos do que benefícios à vacina.

Em todos esses surtos se misturam pessoas muito diferentes, com crenças, impulsos e argumentos diferentes, desde o desejo de aceitar "o que é de Deus" ao medo de efeitos adversos, além de desejos de alcançar por meios naturais a imunidade pelo sofrimento com a doença. A decisão é tomada por meio de complexos argumentos científicos, psicológicos, sociais e religiosos, que convém conhecer, analisar e observar, caso se deseje convencer, pelo menos em situações específicas.

Necessitamos imperativamente de uma "vacinologia social" que ajude a desvincular as vacinas do controle biopolítico que transforma opções ideológicas e pseudocientíficas em imperativos morais e/ou legais.

Há muitos fatores envolvidos na rejeição às vacinas, e não se devem excluir aqueles que pedem por "liberdade de vacinação" com o simples desprezo e a ocultação do problema das vacinas. A rejeição dos antivacinas destaca os problemas profundos de uma atividade preventiva que tem que mudar para adaptar-se às necessidades das pessoas e não apenas dos acionistas. Existem vacinas essenciais e de rotina (difteria, poliomielite, caxumba, rubéola, sarampo, tétano, coqueluche) muito benéficas, há vacinas necessárias de uso ocasional (raiva, febre amarela, dentre outras) e há vacinas muito desnecessárias.

É importante manter o crédito das vacinas essenciais e a transparência necessária com respeito a conflito de interesse, de composição das vacinas e de seus efeitos adversos, bem como um sistema de compensação de danos.

OUTRAS ATIVIDADES DE PREVENÇÃO PRIMÁRIA

O tabaco fumado

O conselho do médico de família contra o tabaco é muito eficaz para a cessação do tabagismo. O paciente para de fumar, em muitos casos, quando o médico o aconselha adequadamente. Deixar o cigarro diminui a probabilidade de câncer de pulmão, infarto do miocárdio, enfisema pulmonar, câncer bucal e muitas outras doenças. Em geral, a doença não é evitada, mas a probabilidade de seu desenvolvimento é diminuída. Por exemplo, um em cada oito fumantes tem câncer de pulmão, e entre não fumantes ocorre um caso de câncer de pulmão para cada 800 pessoas. Ou seja, o tabaco multiplica por cem a chance de padecer de câncer de pulmão.

Evitar as consequências do fumo não é apenas uma questão do médico na consulta, mas de toda a sociedade. A prevenção primária não é apenas uma coisa de médicos e do sistema de saúde, como bem demonstra o problema do tabaco. Até 1900, o câncer de pulmão era uma doença rara, e o consumo de tabaco era muito excepcional. Mas ao longo do século XIX foram inventados os fósforos, a máquina de fabricar cigarros e a preparação das folhas de tabaco para torná-las facilmente fumáveis, o que permitiu a sua popularidade durante a Primeira Guerra Mundial (1914-1918), quando o tabaco foi distribuído aos soldados literalmente como droga, em pacotes muito semelhantes aos de munições. A busca da riqueza fez o resto, com propaganda a toda a população, até mesmo por médicos. Em 1930, o câncer de pulmão já era a segunda causa de morte em homens alemães, por exemplo.

Entre os alemães nazistas, o tabaco era visto como um poluente que degradava o corpo e a mente da raça ariana. O próprio Adolf Hitler promoveu o primeiro estudo, em 1944, que mostrou, sem deixar dúvida, a associação entre o consumo de tabaco fumado e o câncer de pulmão. Na Alemanha nazista, o consumo de tabaco foi muito perseguido. A ideologia foi semelhante em outros países, e devemos lembrar que nem Francisco Franco, nem Benito Mussolini fumavam. As tropas aliadas contaram com ampla oferta de tabaco por sua ação como uma droga, pelo negócio da indústria do tabaco e como uma manifestação ideológica de que a democracia era equivalente, entre outras coisas, à "liberdade de fumar".

Após a Segunda Guerra Mundial, a indústria do tabaco conseguiu associar o ato de fumar à democracia, e isso causou uma epidemia global de tabagismo e câncer de pulmão, cuja última onda veio no final do século XX em países em desenvolvimento, como China e Indonésia. Eles pagarão com milhões de mortes por infarto do miocárdio, câncer de pulmão, doença pulmonar obstrutiva crônica (DPOC) e outros problemas de saúde.

Se alguém escolhe fumar conscientemente, está aumentando sua probabilidade de morte precoce (principalmente de câncer de pulmão e/ou infarto do miocárdio) em qualquer idade e em ambos os sexos. Fumar é equivalente a aumentar a probabilidade de morte até a faixa etária de 10 anos mais velho; assim, o fumante de 55 anos tem a mesma probabilidade de morrer do que o não fumante de 65 (a variação não é grande, por mais que a frase impressione, passando de 176 para 178 mortes por 1.000, pois nessa idade há poucas mortes).

Nos países desenvolvidos, a classe alta foi a primeira a fumar (lembre-se do *glamour* de artistas com um cigarro na mão) e foi a primeira a deixar. Hoje, em países desenvolvidos, os pobres continuam fumando e, em países em desenvolvimento, todos os que podem. Não é o pobre que "escolhe" o tabaco, pelo contrário, as circunstâncias e condições de vida o levam a fumar. Há espaço para uma decisão individual, sem dúvida, mas não convém culpabilizar a vítima.

Em todo caso, o parecer do médico de família é muito eficaz para que o paciente pare de fumar. Mas o problema do tabaco fumado não é do paciente na consulta, é um problema cultural, econômico, político e social. Por isso, é preciso tomar decisões que conduzam a uma prevenção primária intersetorial, para que a proposta farmacológica simples (adesivo de nicotina, p. ex.) não seja a resposta principal para um problema social complexo.

Não meça o colesterol, seja feliz!

O colesterol é uma gordura (lípídio) e um componente essencial da matéria viva. O colesterol é um elemento presente na parede de todas as células. Sem colesterol, não há vida.

Por exemplo, há uma grande quantidade de colesterol no encéfalo e na medula espinal, onde é essencial para as funções do sistema nervoso

São e salvo **119**

(para a transmissão de impulsos nervosos e, consequentemente, para a atividade sensível, motora e intelectual).

O colesterol é também essencial para a síntese de hormônios sexuais (testosterona, estrogênio, progesterona) e adrenocorticais (cortisol, aldosterona), vitamina D e muitos outros componentes críticos.

O colesterol é produzido em todas as células, e há uma homeostase que "ajusta" a produção à ingestão (se as refeições contêm mais colesterol, se sintetiza menos nas células e vice-versa). Chamamos de colesterol endógeno o que é produzido nas células, e exógeno o que é incorporado com os alimentos. O colesterol circula no sangue ligado a várias proteínas, de alta densidade (HDL, que é popularmente conhecido como "colesterol bom"), de baixa densidade (LDL, o "colesterol ruim"), e outros.

Sem colesterol, morreríamos. Assim, as crianças começam a ter problemas de desenvolvimento graves, se os seus níveis de colesterol no sangue estão baixos. Em idosos, níveis baixos de colesterol estão associados com aumento da mortalidade, incluindo suicídios.

Principalmente a partir de estudos que começaram em 1948, na cidade norte-americana de Framingham, se demonstrou uma associação estatística entre os níveis de lipídeos (principalmente colesterol) e a incidência de doença cardiovascular.

Existe, portanto, uma hipótese lipídica que pressupõe a existência de uma cadeia causal entre o aumento do teor de lipídeos no plasma sanguíneo e o aparecimento de manifestações clínicas de doença cardiovascular. Mas é somente uma hipótese, uma vez que a associação entre níveis elevados de colesterol LDL e o infarto do miocárdio é apenas um fator de risco.

Um fator de risco é uma associação estatística. É um fator estatisticamente associado com a doença considerada, mas não é necessário nem suficiente, como demonstrou Félix Miguel (médico de família de Madrid, especialista em saúde pública). Muitas pessoas têm colesterol elevado e não sofrem infarto do miocárdio e, inversamente, muitos daqueles que sofrem infarto do miocárdio não têm níveis elevados de colesterol.

Muitos médicos estão errados ao atribuir a fatores de risco um componente causal. Os fatores de risco não são causas, são associações estatísticas. Enfatizando, os fatores de risco não são causa, nem são necessários ou suficientes. Os fatores de risco são baseados em estatísticas populacionais. Portanto, os números dos fatores de risco em pacientes dizem pouco sobre o problema da mortalidade cardiovascular na população. Convém ver os números em perspectiva, e não usá-los para justificar o uso inadequado de estatinas e outros tratamentos. Os fatores de risco podem levar à confusão.

A hipótese lipídica justifica, desde o início da década de 70 do século passado, o uso de medicamentos hipolipemiantes, medicamentos para baixar os níveis de colesterol no sangue. As estatinas inibem a síntese de colesterol endógeno (inibem a sua formação nas células), sendo, portanto, utilizadas no tratamento de dislipidemia (principalmente contra o "colesterol aumentado" pela hipercolesterolemia essencial poligênica).

Primeiro se passa de associação estatística a causa, de modo que o nível de colesterol (LDL) torna-se o "problema" e, em seguida, justifica-se a utilização de tratamentos dietéticos e com fármacos para reduzi-lo. O primeiro salto é conceitual e o segundo é empírico. Mostrou-se ser verdadeiro em pacientes com doença coronariana (prevenção secundária), mas falso na prevenção primária, quando não há doença coronariana.

A hipótese lipídica é apenas uma hipótese, apesar da redundância, mas com um enorme impacto na prática clínica, uma vez que se aplica às prevenções primária e secundária. Na verdade, as estatinas (hipolipemiantes) são os medicamentos mais vendidos no mundo. Constituem, portanto, um grande negócio. São usadas na prevenção primária para reduzir os altos níveis de "colesterol ruim" no sangue de pessoas saudáveis.

Naturalmente, cardiologistas e especialistas são os que definem os níveis de colesterol considerados normais e frequentemente são modificados para baixo. Seus acordos e consensos, seus guias e protocolos, mudam o que é considerado "colesterol alto".

Ao baixar os níveis de colesterol considerados normais, o negócio das estatinas aumenta, uma vez que o número de doentes tratados com elas aumenta. Existe uma relação inversa entre os níveis normais de colesterol e os dividendos pagos aos acionistas da indústria farmacêutica. As definições mais baixas de colesterol normal correspondem a aumentos proporcionais da massa da população para tratar (e dividendos). Mais e mais pessoas se convertem de saudáveis a pacientes, pelo menos em saudáveis preocupados ou saudáveis estigmatizados, que adquirem um comportamento de doentes com consultas, exames e tratamentos.

Vale a pena medir e tratar o colesterol em pessoas saudáveis? Não.

O que vale a pena é ser feliz e não se preocupar com o colesterol, além de uma vida de prazer no trabalho, sexo, amor, família e amigos, com uma dieta de estilo mediterrânico e prática de esportes preferidos.

A prevenção primária da hipercolesterolemia em homens e mulheres quase não tem eficácia. Ou seja, não atrasa, nem diminui as mortes por infarto do miocárdio (ou mortalidade total). Em relação a crianças e adolescentes, a medida do colesterol é absurda, porque não prediz seus níveis quando adultos, nem a incidência de doença cardiovascular.

Há muitos estudos de prevenção primária, em que se comparam as estatinas contra placebo, que apontam repetidamente a falta de eficácia das estatinas, como demonstrado por James Wright (médico canadense, farmacologista). Também nunca foi demonstrado, em pesquisa de 1993 que não deixa dúvidas, que as múltiplas dietas "sem colesterol" trazem benefícios. Finalmente, nos Estados Unidos, em 2015, a American Dietetic Association apoiou a conclusão do Comitê Consultivo para Recomendações Dietéticas de se deixar de considerar como um problema (e um "vilão") o colesterol na dieta. As dietas podem reduzir o colesterol no sangue, mas isso não diminui os ataques cardíacos, as mortes por infarto do miocárdio ou a mortalidade em geral.

Além disso, o diagnóstico de colesterol elevado "rotula" falsamente o indivíduo saudável, introduz em sua vida fragilidade e vulnerabilidade, forçando-o a um comportamento anormal para a sua normalidade (pois segue agendamentos de consultas e retornos, dietas, uso de medicação, exames laboratoriais, eletrocardiogramas e o que convenha) e envolve um gasto significativo de tempo e dinheiro.

Para a sociedade, a prevenção primária de "colesterol" significa o desperdício de enormes recursos destinados a uma atividade desnecessária e perigosa (com efeitos adversos). Por exemplo, tempo de médicos, enfermeiros e outros profissionais, reagentes de laboratório e equipamentos para vários testes, custo dos medicamentos, atenção a pacientes com danos decorrentes por efeitos adversos, impacto sobre o absenteísmo laboral, diminuição geral de saúde, tempo e dinheiro dos pacientes...

As estatinas não são vendidas apenas como um remédio para o colesterol e para prevenir ataques cardíacos, porque se espalha a sua associação com a diminuição da prevalência e incidência de vários tipos de câncer, vários transtornos mentais, sepse, fraturas e acidente vascular encefálico. A que se devem esses efeitos? São dadas várias explicações, plausíveis dentro do inacreditável.

No Canadá, foi conduzido um estudo (publicado em 2009), que demonstrou o abuso das promessas em relação ao sucesso das estatinas na prevenção primária. Foi realizado o seguimento por cinco anos de uma população de quatro milhões de habitantes, em que os médicos prescreveram estatinas a 150 mil pessoas para a prevenção primária (por hipercolesterolemia, para o colesterol elevado, em pessoas saudáveis). Os pacientes com boa adesão foram comparados àqueles com má adesão ao tratamento, de acordo com o fato de terem ido (ou não) à farmácia para obter os produtos prescritos.

Ao final, foi demonstrado que os pacientes bons cumpridores diminuíram ataques cardíacos e acidentes de carro e de trabalho, bem como queimaduras, feridas, quedas e outros problemas (infecções, cálculos biliares, gota, enxaqueca, problemas dentários, p. ex.).

Como é possível que as estatinas também reduzam quedas, lesões, infecções e queimaduras, além de ataques cardíacos?

Para todos os efeitos aparentemente favoráveis das estatinas, pode-se encontrar uma explicação cientificamente plausível, mas inacreditável. Assim, os resultados comentados do Canadá servem, em teoria, para justificar o uso de estatinas em prevenção primária, por seu efeito benéfico para reduzir a incidência de ataques cardíacos e outros problemas de saúde.

Aplicando a navalha de Occam (o princípio da parcimônia, a preferência pela explicação mais simples e completa) e aceitando a hipótese mais lógica e que explica o conjunto de resultados, o benefício das estatinas é apenas aparente e se deve ao viés introduzido pela melhor saúde e hábitos mais saudáveis daqueles que melhor atendem ao tratamento.

Esse viés é muito comum, de modo que os pacientes que aderem às instruções e recomendações médicas são os menos necessitados, os mais saudáveis (mais cultos e mais ricos). É o mesmo viés que ocorreu nos

São e salvo **123**

primeiros estudos sobre a eficácia da terapia de reposição hormonal em mulheres. Esse comportamento de maior consumo de produtos médicos desnecessários por parte dos mais saudáveis e mais ricos explica por que a prevenção transfere recursos do doente para o saudável, do pobre ao rico, do velho para o jovem e de analfabetos para universitários.

Além disso, é absurdo que as estatinas tenham a capacidade de resolver vários problemas de saúde, de acidentes de trânsito a problemas dentários. É incrível a expectativa científica, profissional e social de que as estatinas servem para tudo. Inclusive começa-se a defender seu uso indiscriminado em qualquer indivíduo saudável ou doente, na forma de pílula composta (com ácido acetilsalicílico e outros medicamentos preventivos), quase como a prática da adição de flúor à água. Naturalmente, os promotores do comprimido composto são os mesmos cardiologistas e especialistas que orquestram as definições progressivamente mais baixas dos níveis normais de colesterol.

As estatinas oferecem pouco impacto e não diminuem ou atrasam o infarto do miocárdio (nem modificam a gravidade), nem diminuem o total de mortes. As estatinas tampouco reduzem a incidência de câncer, doença mental, quedas, infecções, lesões, queimaduras, dentre outros.

Na Espanha, em 2010, os gastos públicos com estatinas foram de 820 milhões de euros, e a maioria corresponde à atorvastatina (535 milhões de euros), que não deve ser a estatina de escolha (tampouco a rosuvastatina, que está se impondo sobre a sinvastatina, mais eficaz). No Brasil, em 2009, os gastos públicos com estatinas foi de 32 milhões de euros (96% em atorvastatina).

Naturalmente, as estatinas alcançam o resultado intermediário; ou seja, baixam os valores de colesterol (LDL). Mas o objetivo não é baixar o próprio colesterol, e sim que haja menos mortes por doenças associadas com níveis elevados de colesterol e redução da mortalidade global. Esses últimos objetivos (resultados finais) não são alcançados com a prevenção primária, com a redução do colesterol em pessoas sem doença cardiovascular prévia.

A prevenção primária da hipercolesterolemia provoca sérios danos. Por exemplo, tiveram que retirar do mercado uma estatina (cerivastatina), que causava a morte devido à insuficiência renal aguda após rabdomiólise maciça (destruição das fibras musculares com incorporação de produtos tóxicos no sangue). A cerivastatina reduzia os níveis de colesterol com poder incomparável, mas matava o paciente por romper as fibras musculares e destruir os rins ao eliminar os metabólitos, um efeito adverso comum de estatinas.

As estatinas têm efeitos adversos significativos, incluindo a lesão muscular já mencionada. Um desserviço é feito à pessoa saudável que é tratada com estatinas. As estatinas não têm praticamente eficácia alguma na prevenção primária, tanto em homens quanto em mulheres.

Convém lembrar os resultados adversos (tão inesperados quanto os resultados benéficos absurdos) no ensaio clínico *Women´s Health Initiative*, de enfermeiras norte-americanas, em que foi demonstrado o aumento de 48% nos casos de diabetes entre as que foram tratadas com estatinas para prevenção primária.

Para piorar a situação, as estatinas são usadas em excesso em pacientes que não se beneficiam delas (prevenção primária) e escassamente naqueles que sem dúvida poderiam se beneficiar com seu uso (homens após infarto do miocárdio), o que é um problema internacional também demonstrado na Espanha.

Esse mau uso diferencial é explicado pela utilização indevida de tabelas de risco. Tabelas de risco são tabelas feitas a partir de dados de populações estudadas ao longo dos anos, como a de Framingham nos EUA. Surgiram outras tabelas, como a SCORE e, na Espanha, a REGICOR.

É importante não usar as tabelas com dados dos Estados Unidos e de países anglo-saxões em geral, pois lá as populações são mais propensas a morrer de ataque cardíaco do que em outros países, como os do Mediterrâneo. De fato, é descrito o paradoxo francês, já que a dieta da França inclui generosas quantidades de colesterol e ainda os franceses têm menos ataques cardíacos do que os norte-americanos. O mesmo se aplica ao Brasil, Espanha e Portugal, e o lógico seria aplicar a tabela REGICOR validada com dados da população espanhola. É preciso levar em conta que 80% do DNA (material genético) dos brasileiros é de origem europeia, principalmente de origem mediterrânea.

Por exemplo, a mortalidade por ataque cardíaco é cinco vezes maior em Minnesota (EUA) que em Gerona (Espanha), embora as hiperlipidemias sejam mais elevadas entre os habitantes de Gerona. Assim, 193mg/dL de colesterol no sangue de um norte-americano de Minnesota equivalem a 239mg/dL para um espanhol de Gerona. O risco absoluto é muito menor em populações do Mediterrâneo que em anglo-saxões; ou seja, o mesmo nível de colesterol carrega um risco muito menor entre os mediterrâneos. Portanto, os achados na população de Framingham não podem ser extrapolados para populações de origem mediterrânea (que também inclui as cidades dos que emigraram para a América).

Em outro exemplo, em 2007, a taxa de mortalidade por doença isquêmica do coração nos homens foi de 14 na França e 37 por 1.000 nos Estados Unidos (mais do que o dobro). As taxas para as mulheres foram de 3 na França e de 15 por 1.000 nos Estados Unidos (cinco vezes mais). Além disso, o declínio na taxa de 1998 a 2007 foi parecido em ambos os países (para os homens, 31% na França e 33% nos EUA, e para as mulheres, 38 e 36%, respectivamente), o que sugere que o cuidado clínico nos Estados Unidos é muito deficiente, uma vez que 50 anos de Framingham e uma quase histeria social com o colesterol e seu tratamento têm tido pouco impacto sobre a mortalidade.

O conceito que sustenta as tabelas de risco é intelectualmente muito atraente e, em aparência, muito prático. Geralmente dizem: "Com alguns fatos simples podemos prever quais pacientes terão doença cardiovascular no futuro próximo e ajudar com a terapia com estatina". Mas uma solução simples para um problema complexo é, muitas vezes, uma falsa solução.

Nas tabelas, empregam-se fatores e marcadores de risco que calculam a probabilidade de uma pessoa em particular ter um evento cardiovascular no futuro. Por exemplo, alguns dados, como sexo e idade, presença de tabagismo, hipertensão e diabetes, o valor do colesterol, etc, são levados em conta.

Entre os dados considerados, não se inclui qualquer referência a características socioeconômicas, educação, classe social, ocupação e desemprego, que são fundamentais (ataques cardíacos são mais comuns entre os pobres e desempregados). As tabelas de risco refletem, em sua concepção, uma visão cultural, política e social neoliberal e uma medicina biológica (tudo muito diretamente benéfico para o negócio de medicamentos). Na confecção das tabelas de risco, se pressupõe que nenhum aspecto sociocultural influa na saúde e que os "estilos" de vida sejam os ideais, não as "condições" da vida.

Pode-se evitar muita mortalidade cardiovascular, diminuindo a desigualdade social, por exemplo com uma melhor redistribuição da riqueza e melhor educação. Pretende-se ignorar que os fatores adversos psicológicos e sociais associados com o fato de pertencer à classe baixa respondem a 35% do risco atribuível à hipertensão na incidência de infarto do miocárdio (em outras palavras, que esse risco é triplicado como consequência das variáveis socioeconômicas). É claro, tampouco se inclui uma variável do tipo "ter dificuldades para pagar as contas" (que está associada com diabetes e menor expectativa de vida).

Morrer por causas cardiovasculares não é desonroso para o paciente, no sentido de "doença merecida por falta de autocuidado", nem implica para o médico uma atenção clínica defeituosa, no sentido de "não ter feito prevenção suficiente". Por exemplo, muitas vezes é frequente, injusto e sem base científica que, diante de um caso de infarto do miocárdio com/sem morte, se pergunte sobre o paciente com um toque "moralista": "fumava?", "ele era gordo?", "fazia esporte?", "gostava de carne suína?", "fazia *check--ups?*". É também frequente a sensação de fracasso e culpa do médico, como se todos os casos pudessem ser prevenidos e fosse sua responsabilidade fazê-lo. Eles esquecem a MDPSE (morbidade e mortalidade desnecessariamente prematuras e sanitariamente evitáveis) e a lei de ferro da epidemiologia (tudo que nasce morre).

Que a principal causa de morte seja cardiovascular não é em si um resultado negativo da sociedade ou dos cuidados clínicos, e isso não deve nos assustar, mas nos faz pensar também em uma abordagem intersetorial, no que diz respeito à diminuição da desigualdade social. Essa primeira causa de mortalidade, assim como a segunda, os cânceres, e a terceira, doenças respiratórias, como o enfisema, são indicadores de longevidade, de que vivemos mais tempo e de que há muitos idosos, nada mais.

Em qualquer caso, a partir desses simples dados biológicos e usando tabelas impressas ou informatizadas, as tabelas de risco permitem calcular o risco de morte cardiovascular ou morbidade e mortalidade cardiovascular no futuro próximo.

Nesse sentido, pesa-se a probabilidade de que um evento indesejável aconteça ao longo do tempo. Considerando essa probabilidade se decide pelo tratamento (em primeiro lugar, a necessidade de tratar) e a sua intensidade (agressividade, um termo muito comum no entorno das tabelas de risco).

Esse salto, da tabela de risco à tabela de decisão, é um salto no escuro e um erro grave. As tabelas mostram o risco na população, e não no indivíduo. As tabelas são de risco, não de decisão. Para transformar as tabelas de risco em tabelas de decisão são necessários estudos de impacto, estudos que não foram feitos no contexto das tabelas de risco cardiovascular. Não há conhecimento científico para apoiar o uso de tabelas de risco cardiovascular como tabelas de decisão.

Além disso, as tabelas de risco também são muito subjetivas, apesar de se apresentarem como "objetivas", uma vez que dependem da subjetividade dos especialistas envolvidos na sua preparação. Tem sido demonstrado que as tabelas, as diretrizes e os protocolos cardiovasculares muitas vezes têm falhas científicas, e essas são mais frequentes e graves quanto mais peritos envolvidos na sua preparação. Foi um grande escândalo a revelação dos conflitos de interesses de especialistas norte-americanos que estabeleceram, em 2012, uma recomendação para medir o colesterol em crianças e adolescentes.

As tabelas realmente só nos dão uma ideia no momento em que é aplicado o risco cardiovascular em uma população semelhante à que o paciente pertence e dizem pouco sobre a evolução provável do paciente. Se os pacientes são acompanhados, demonstra-se a inutilidade do uso de tabelas de risco, pois falham ao atribuir aos pacientes alto ou baixo risco coronariano.

Ironicamente, então, as tabelas de risco dizem pouco sobre o desenvolvimento real, com relação à apresentação de eventos cardiovasculares em pacientes. Isso tem sido repetidamente demonstrado, na Espanha também.

Por exemplo, acompanharam-se por 10 anos diabéticos tipo 2 para os quais foram estimados os riscos coronarianos no início do seguimento. A incidência real era a metade da estimada nos grupos de risco muito alto e alto. A incidência foi maior do que a esperada em homens com baixo risco. O valor preditivo positivo variou de acordo com o grupo entre 14 e 29% (sendo assim, muito baixo). Isto é, houve falha ao predizer em excesso o alto e o baixo risco.

As tabelas de risco não permitem predizer, portanto, aqueles que são mais propensos a sofrer um evento cardiovascular, por mais que o clínico considere que esse é o propósito do cálculo do risco coronariano. E contando com essa crença, o clínico equivocadamente transforma as tabelas de risco em tabelas de decisão.

As tabelas de risco, com seu brilho científico, atraem médicos e pacientes, uma vez que parece que se segue um processo rigoroso, lógico e irrefutável. Na verdade, como vimos, as tabelas são iguais a uma bola de cristal de uma cartomante. Na ciência seria como fazer astronomia com métodos de astrologia. As tabelas de risco levam a errar com precisão, quando o que importa é acertar, mesmo que por aproximação.

Além disso, costuma-se ignorar que quase 90% dos pacientes que são simultaneamente fumantes, hipercolesterolêmicos e hipertensos não terão um infarto agudo nos próximos 10 anos. Não é fácil, portanto, prever quem terá infartos.

As tabelas de risco deveriam ser usadas somente na saúde pública (para populações) e não no atendimento clínico (para indivíduos).

Na clínica, as mortes cardiovasculares evitáveis devem ser vistas em perspectiva, de acordo com o que é possível alcançar. Assim, em cem mil habitantes por ano, o correto tratamento com inibidores da enzima conversora da angiotensina, ou IECA (enalapril dentre outros) na insuficiência cardíaca pode evitar 308 mortes; o aconselhamento médico breve contra tabagismo, 120; o tratamento da hipertensão, 71; o uso de aspirina após infarto do miocárdio, 48; a anticoagulação na fibrilação atrial, 33; o uso de estatina após infarto do miocárdio (prevenção secundária), 14, e a terapia com estatinas em pacientes com risco cardiovascular (prevenção primária), 3 mortes. É, portanto, muito ineficiente o uso de estatinas para prevenir mortes cardiovasculares em pacientes sem doença coronariana.

Também carecem de eficácia as dietas, para além de seguir uma dieta saudável, estilo dieta mediterrânea. Também não faz sentido recomendar emagrecer, exceto na obesidade mórbida, pois pessoas magras têm mais ataques cardíacos do que as que estão com sobrepeso.

A prevenção primária de isquemia coronariana é parte de uma biopolítica que visa transformar em norma social o desejável e conveniente para a classe alta. Nas propostas, há algo de uma visão cultural, política e social neoliberal que coloca como exemplo os ricos, que se cuidam e têm um estilo de vida invejável. É transmitido um imperativo moral que, em última análise, torna-se um "ai de você se não se cuidar!". Essa visão "realista" confunde os médicos e leva ao desejo de se tornarem cientistas, para aplicar técnicas biológicas e resolver problemas como se os seres humanos fossem pouco mais do que máquinas (como se fôssemos uma simples soma das peças).

Tudo é pura biologia, e por isso, na confecção das tabelas de risco cardiovascular, se preessupõe que nenhum aspecto sociocultural influencia a saúde. A distribuição injusta da riqueza, por exemplo, não é considerada como causa de adoecimento.

A arrogância moral é justificada com falsos estudos de uma certa prevenção primária cardiovascular, com base nas diretrizes alimentares e no uso de medicamentos sem base científica. Continuamente se agita o fantasma de "a principal causa de morte na população", como se fosse possível eliminar uma primeira causa de morte (mudará a causa, mas sempre haverá uma mais frequente). Ignoram-se, por exemplo, estudos que mostram que a terapia com estatinas em idosos, na prevenção secundária, muda a causa da morte, mas não prolonga a vida. Dever-se-ia perguntar aos idosos se preferem morrer de outro ataque cardíaco, ou dementes ou por suicídio, uma vez que a data da sua morte não é alterada. Mas nada disso se encaixa nessa opção que não hesita e pretende marcar os limites do bem e do mal, o que é desejável e o que é reprovável.

Na prevenção, o mínimo é a precaução (e não acreditar em milagres). Para reduzir a chance de ter um infarto agudo do miocárdio o melhor é parar de fumar e levar uma vida que desfrute do trabalho, do sexo, do amor, da família e de amigos, da dieta ao estilo mediterrâneo e da prática de esportes de que se gosta. E se puder, mudança de classe social (para cima).

Concretamente, para perguntas como "o que acha desses ovos que são vendidos com colesterol mais baixo?", a resposta simples é "colesterol é um elemento básico do corpo humano; consuma o tipo de ovos de que você gosta e não se preocupe com seu colesterol, mas cozinhe de maneira agradável e saborosa; hoje não sabemos os benefícios comprovados de ovos e alimentos vendidos como pobres em colesterol; coma com gosto e com prazer, pois é atividade agradável que pode ser realizada várias vezes ao dia".

Dito isso, não meça seu colesterol e seja feliz.

Hipertensão

O sangue é um tecido líquido que circula nas artérias, veias e vasos capilares e chega até o último canto do nosso corpo. O sangue se move por meio do trabalho incansável do coração. Contrações do coração impulsionam o sangue com força para que esteja constantemente se movendo a uma certa pressão. Essa pressão (força) é usada para lançar o sangue com força por todo o corpo e, além disso, deve compensar a pressão atmosférica.

De alguma forma, o sistema circulatório é um conjunto de tubos (artérias, veias e capilares) com uma bomba volumétrica (o coração). Os tubos são flexíveis e estão vivos, de modo que sua resistência à pressão arterial pode variar: ao relaxar-se, diminui a tensão, e ao tensionar-se ou tornar-se rígidos, a tensão aumenta.

O coração tem valvas e válvulas que asseguram o não retorno do sangue. O coração é dividido em quatro câmaras (dois ventrículos e dois átrios). A contração cardíaca é chamada sístole e aumenta a pressão circulatória, uma vez que o sangue não pode ser comprimido, de maneira que, ao diminuir seu volume, o ventrículo expulsa o sangue pela artéria aorta.

O coração é um órgão incansável, um músculo bem-regado pelas artérias coronárias (que formam uma espécie de coroa na parte superior) e com um requintado sistema para controlar o seu ritmo.

O coração expele sangue com força, e essa pressão sanguínea permite a distribuição de sangue por todo o corpo, e é de tal força que pode compensar o peso do ar na Terra. Podemos sentir a força poderosa do coração e a pressão sanguínea ao tomar o pulso, por exemplo, no punho. A pressão arterial é essencial para a vida. Ter pressão arterial significa que estamos vivos.

A pressão do sangue se denomina tensão ou pressão arterial, pois se mede nas artérias, os vasos por onde o sangue sai do coração. Depois de passar pela rede de finíssimos vasos capilares, o sangue retorna ao coração pelas veias.

A pressão arterial é maior quando o sangue é ejetado para fora do coração por contração do ventrículo (durante a sístole): é a pressão sistólica, que deforma e dilata um pouco as artérias. A pressão abaixa quando o coração relaxa durante a diástole: é a pressão diastólica, que se obtém quando as artérias recuperam sua forma anterior.

A pressão arterial se adapta às necessidades. Por exemplo, a pressão aumenta com o exercício, durante a atividade sexual e, em geral, em situações de estresse físico e mental. O aumento da pressão arterial facilita o acesso do sangue aonde mais se necessita e geralmente é acompanhado por aumento da frequência cardíaca. Por isso é preciso medir a tensão arterial sob condições padronizadas, de serenidade e tranquilidade, com o paciente confortavelmente sentado e depois de um descanso mínimo de 10 minutos, medindo em ambos os braços e várias vezes para obter o valor médio.

Serve de exemplo a variação normal da tensão que é chamada de hipertensão do jaleco branco, que é o aumento da pressão em ambientes de serviços de saúde, como consultas médicas e no hospital. É conhecido há séculos que o pulso acelera quando o paciente "enfrenta" o médico. É devido às alterações fisiológicas provocadas pelo estresse que é possível responder rapidamente e com precisão a agentes externos agressivos. Essa hipertensão do jaleco branco é um aumento normal da tensão, uma variante do normal. Dependendo de como seja medida, provoca valores de tensão "anormais" em 10 a 50% dos pacientes, que podem ser falsamente rotulados hipertensos.

Às vezes, a pressão arterial é persistentemente elevada, de modo que chega a causar danos em órgãos-alvo, tais como o cérebro, rins e retina, o próprio coração e artérias. É como se a pressão da água de uma casa aumentasse e acabasse estourando canos e torneiras, e a água escapasse das tubulações. Quase literalmente, é o que acontece em um acidente vascular encefálico hemorrágico, quando a pressão rompe uma artéria e o sangue deixa os vasos e vai para o cérebro e o danifica. É também o que acontece no aneurisma da aorta, que é uma dilatação circunscrita da artéria que pode chegar a romper-se bruscamente.

A tensão excessiva persistente é chamada de hipertensão arterial e é um fator de risco para doenças como a insuficiência cardíaca, acidente vascular encefálico, infarto do miocárdio, retinopatia hipertensiva e insuficiência renal. Isto é, a hipertensão é um fator de risco e não uma doença em si.

Por exemplo, a hipertensão está associada com risco aumentado de acidente vascular encefálico, mas não é causa necessária, nem suficiente para isso. Muitos pacientes com acidente vascular encefálico não tinham hipertensão. E muitos pacientes com hipertensão nunca terão um derrame encefálico.

Chamamos hipertensão secundária aquela que é resultado de alguma outra doença, tal como feocromocitoma, hipertireoidismo, lesão renal e outras. Ela ocorre em 5% de todos os casos de hipertensão em adultos.

É chamada de hipertensão essencial aquela que não tem uma causa específica. A hipertensão essencial é a mais comum, pois 95% dos casos de hipertensão arterial em adultos e idosos são essenciais.

O interesse pelos danos causados pela hipertensão tem sido associado ao interesse por todos os fatores de risco cardiovasculares, especialmente colesterol e o hábito de fumar. É assim desde os estudos pioneiros de Ancel Keys (biólogo e fisiologista de saúde pública, norte-americano), e especialmente desde as primeiras publicações do já citado estudo de Framingham, pequena cidade perto de Boston (EUA), cuja população foi seguida por mais de 50 anos. Esses estudos têm o inconveniente de proceder de uma população em particular, os norte-americanos, o que torna difícil extrapolar seus resultados.

Mais interessantes são os resultados de estudos internacionais, também seguidos por meio século, como o *Seven Countries Study*, liderado por Ancel Keys, em que seguiu populações dos Estados Unidos, Finlândia, Grécia, Holanda, Itália, Japão e da então Iugoslávia (essas populações acabaram sendo divididas entre a Croácia e a Sérvia). Interessam mais os resultados desses estudos, uma vez que fornecem dados de vários países e permitem avaliar o impacto da cultura e da sociedade no adoecimento. Do mesmo estilo foi o estudo MONICA (*Multinational Monitoring of Trends and Determinants in Cardiovascular Diseases)*, que envolveu seguimento por 10 anos de uma população de quase 10 milhões de pessoas em 21 países (incluindo Espanha).

O ideal são estudos locais de qualidade e que se prolongam por muitos anos (longitudinal), como o liderado por Ignacio Balaguer Vintró e Luis Tomás Abadal (médicos cardiologistas, catalães): o estudo de *Manresa* (Espanha), em que foram seguidas mil pessoas por quase trinta anos.

Os resultados desses estudos longitudinais suportam a conclusão de que, nas populações, existe uma correlação positiva entre incidência e

São e salvo **133**

mortalidade da doença cardiovascular (infarto do miocárdio, insuficiência cardíaca, acidente vascular encefálico) e os níveis de colesterol (LDL) no sangue, pressão arterial e níveis de consumo de tabaco.

Quanto mais intensos e variados os fatores de risco, mais doenças e maior a mortalidade. Daí surgiu a hipótese lipídica e a hipótese hipertensiva, que transformam respectivamente em causa de doença o colesterol e a hipertensão, e, portanto, propõem um tratamento dietético e farmacológico. O salto de "associação" para "causa" é no mínimo atrevida e, geralmente, um passo em falso.

Em relação ao colesterol, o tratamento proposto é eficaz em pacientes com danos cardiovasculares (prevenção secundária), uma vez que reduz reincidências e mortalidade. Mas não se confirmou a hipótese lipídica em pessoas sem doença cardiovascular (prevenção primária), situação na qual o tratamento de colesterol é inútil.

Quanto à hipótese hipertensiva, se confirmou para doentes com pressão sistólica alta, de 160 ou mais (medida em milímetros de mercúrio, ou mmHg) e pressão arterial diastólica elevada, de 100 ou mais (medida em mmHg). Ou seja, o tratamento com fármacos não diminui a incidência de doenças, nem a mortalidade consequente em pacientes com medidas inferiores a 160/100 (160 de sistólica e 100 de diastólica).

Estudos em que se empregam tratamentos mais agressivos para atingir valores mais baixos e manter a pressão arterial mostram benefícios modestos na incidência de complicações cardíacas e renais, sem impacto sobre a mortalidade cardiovascular total ou mortalidade total. Convém moderação no tratamento.

Não existem estudos de periodicidade de consultas no acompanhamento dos pacientes hipertensos, mas foi mostrado que, se corretamente controlada, podem ser marcados retornos a cada seis meses, sem reduzir os benefícios do tratamento.

O fármaco de escolha depende do paciente, mas são geralmente mais seguros os diuréticos, como hidroclorotiazida e clortalidona. Seu mecanismo de ação não é bem compreendido, pois obtêm benefícios que vão além do esperado. Por exemplo, quando se compara clortalidona com doxazosina, o melhor resultado do diurético é limitado a uma diminuição da pressão de 2,5 mmHg e, no entanto, reduziu em 50% a incidência de insuficiência cardíaca (e tiveram que parar o estudo em que esses dois medicamentos foram comparados, para não negar o benefício da clortalidona aos que tomavam doxazosina). Novos fármacos para o tratamento da pressão arterial têm aplicações muito concretas e específicas, e não são para uso geral.

Os medicamentos contra a hipertensão têm interações frequentes com outros medicamentos normalmente utilizados, às vezes com desfecho fatal. Por exemplo, um bloqueador de cálcio, mibefradil, teve que ser retirado do mercado em 1998, ao serem demonstradas rabdomiólise (destruição das fibras musculares com saída de produtos tóxicos para o sangue e falência renal ao expulsá-los) e morte pela interação com 25 fármacos, incluindo as estatinas, o que não havia sido encontrado em qualquer fase dos estudos pré-comercialização.

A maioria das interações ocorre no fígado, no citocromo P 450. Assim são as interações de verapamil com metoprolol, nifedipina com cimetidina, losartan com fluconazol, e diltiazem com ciclosporina. Além disso, há o aumento da biodisponibilidade da felodipina, nitrendipina e nisoldipina pela ingestão de suco de toranja (laranja-romã). Há também interações do tipo do aumento da absorção de losartan por inibição farmacológica da secreção de ácido gástrico.

Tratamentos para pacientes com pressões abaixo de 160/100 não "produzem" saúde, uma vez que os danos superam os benefícios. Entre os danos, a perda de tempo em consultas e retornos, a ansiedade do rótulo, resultados falso-positivos de análise e testes, o custo dos medicamentos e em particular os seus efeitos adversos, alguns graves, como alcalose, diminuição do equilíbrio de potássio e sódio, dentre outros.

Como a pressão arterial elevada não costuma causar sintomas, tem sido demonstrada em adultos (não em crianças ou jovens) a vantagem de "diagnóstico segundo a oportunidade." Ou seja, é vantajoso para adultos aferir a pressão ocasionalmente ao irem a uma consulta por qualquer outra razão. Não existem estudos que avaliem o intervalo mais conveniente para repetir essas medidas para o diagnóstico precoce, mas pode ser prudente de cinco em cinco anos entre aqueles de 30 a 50 anos, a cada dois anos até 60 anos de idade e, em seguida, anualmente.

Não existem estudos que demonstrem as vantagens de aferir a pressão nos indivíduos da população em geral, o que é chamado de triagem.

Entre os pacientes, os mais beneficiados com o diagnóstico precoce da pressão "segundo a oportunidade" são os idosos, sedentários, tabagistas e obesos (além de diabéticos e/ou hiperlipidêmicos). No entanto, várias pesquisas de saúde populacional mostram que a aferição ocasional da pressão em pessoas saudáveis não se relaciona a qualquer fator de risco, e sim com o pertencimento à classe média e/ou alta. Seriam os pacientes de classe baixa que se beneficiariam com o diagnóstico precoce da hipertensão, pois fatores psicológicos e sociais adversos associados ao pertencimento à classe baixa triplicam o risco atribuível à hipertensão na incidência de infarto do miocárdio (esses fatores respondem por 35% do risco atribuível à hipertensão na incidência de infarto do miocárdio).

Sempre se argumenta que a pressão mais baixa reduz a incidência de doença cardiovascular, e é verdade. Mas o equilíbrio entre benefícios e danos se inclina em direção aos últimos quando se baixa desnecessariamente a pressão em pacientes com menos do que 160/100 mmHg.

A cada dia se marcam limites mais baixos de níveis normais de pressão arterial, transformando milhões de pacientes em doentes sem que o sejam. É um exercício maciço de mercantilização da doença (*disease mongering*), de criação de doença e introdução de medo na sociedade. Com isso se ganha dinheiro e muito poder às custas dos medicamentos e procedimentos para atender às novas massas de pacientes. Muitos dos especialistas que fazem essas recomendações e que estabelecem essas orientações participam de consensos, ligas, alianças e sociedades com fortes laços e conflitos de interesses com as indústrias, mas nem sempre declarados. Também há conflitos de interesse pessoais abundantes (ou diretamente, no "interesse lucrativo"), o que muitas vezes explica a falta de ciência das recomendações.

Em qualquer caso, reduzindo-se a um absurdo, se chegará a definir o valor da pressão arterial normal e não associada a doenças cardiovasculares como 0/0 mmHg. Sem hipertensão, sem futuras doenças cardiovasculares, mas morto. Não é uma hipérbole, pois já se definiu a pré-hipertensão e se recomenda o acompanhamento e tratamento. Ou seja, recomenda-se o diagnóstico, acompanhamento e tratamento de um pré-fator de risco que, uma vez estabelecido, é estatisticamente associado ao aumento da incidência e mortalidade cardiovascular. É tudo bobagem que causa danos graves e grandes gastos.

O risco de complicações associadas com hipertensão é diferente, dependendo da população estudada. Em países mediterrâneos, o risco relativo é o mesmo que nos países anglo-saxões, mas o risco absoluto é muito menor. Isto é, entre indivíduos de uma população mediterrânea, aqueles com níveis de pressão arterial mais elevados são mais propensos a desenvolver doença cardiovascular (risco relativo), mas ao comparar-se os indivíduos de populações do Mediterrâneo com indivíduos das populações anglo-saxônicas, com pressões arteriais semelhantes, os indivíduos do Mediterrâneo são menos propensos a doenças cardiovasculares do que os anglo-saxões (risco absoluto).

Assim, pelo menos para o colesterol e a hipertensão, parece que os patrimônios genético, cultural e social das populações do Mediterrâneo protegem contra doenças cardiovasculares. E isso também é verdade para os diabéticos, fumantes, obesos e outros.

Com valores de pressão de 145/85 mmHg, a mortalidade cardiovascular dos anglo-saxões no *Seven Countries Study* foi anualmente de 70 pessoas por 10 mil habitantes. Nos países mediterrâneos, o mesmo valor de pressão foi associado com 20 mortes para cada 10 mil habitantes. A partir de uma pressão diastólica de 160 mmHg, a mortalidade em anglo-saxões subiu a mais de 100 por 10 mil habitantes por ano, enquanto nos países mediterrânicos não alcançou 40. Ou seja, nos países do Mediterrâneo, a hipertensão tem um terço do efeito sobre a mortalidade que nos Estados Unidos.

O controle de pressão é apenas um resultado intermediário. O objetivo não é controlar a pressão, mas reduzir as mortes por complicações. O importante é a mortalidade. Pode acontecer, e acontece, que o resultado intermediário seja alcançado (a pressão arterial é controlada), mas sem efeito sobre o resultado final (mortalidade provocada pelas complicações associadas com hipertensão e mortalidade em geral). E isso é o que acontece com hipertensões de menos de 160/100 que são controladas mas sem benefício algum.

Além disso, na Espanha, a mortalidade cardiovascular diminuiu constantemente ao longo do século passado, talvez como resultado de melhorias na qualidade dos alimentos. Vale a pena considerar o impacto dos transportes e da higiene na comercialização de alimentos, o impacto da água encanada em residências e o acesso das famílias à eletricidade e ao gás natural/butano na conservação e preparação de alimentos. Emprega-se menos salga e defumação, por exemplo, e isso tem um impacto sobre a saúde em geral, tanto cardiovascular, quanto na diminuição de câncer de estômago, por exemplo (no início do século XX, o câncer de estômago era típico e o de pulmão uma raridade).

Não podemos melhorar os genes mediterrâneos, mas podemos preservar o melhor da cultura e da sociedade mediterrânea, promover o crescimento e a manutenção de redes sociais informais de familiares e amigos, curtir a vida sem muitos preconceitos e manter uma deliciosa e saudável dieta mediterrânea, que inclui, além de vários componentes essenciais (pão, vinho, azeite, legumes, frutas, verduras e peixe), o tempo para desfrutar das compras e cozinhar, colocar a toalha na mesa, sentar-se para comer, usar talheres, não assistir à TV enquanto come e dedicar um tempo específico na mesa e para a sobremesa. Essa dieta e esse comportamento podem ser comparados com o que é muito comum em países anglo-saxões, que é comer correndo, e às vezes até sem tempo definido para isso, com um pouco de refresco artificial, algo que é levado à boca com a mão (hambúrger, asas de frango) e fazendo qualquer atividade como assistir à televisão, de modo que comer se torna secundário.

Vamos viver! Que a vida é curta, e a saúde se mantém curtindo a vida com otimismo!

Osteoporose

Os animais vertebrados possuem um esqueleto no corpo. Ou seja, temos um endoesqueleto. Outros animais têm exoesqueletos, como os insetos. Em todos os casos, as duas principais funções do esqueleto são proteger outros órgãos e locomover-se.

O aparelho locomotor padece de doenças e lesões. Por exemplo, doenças como a osteoartrite e lesões como as fraturas. As fraturas ocorrem como resultado de quedas e outros traumatismos (algumas, raras, são espontâneas ou patológicas, sem trauma, por exemplo, quando o osso é destruído pelo câncer, especialmente se tratado com radioterapia).

As fraturas são importantes por si só, especialmente as de quadril, mas também envolvem, por vezes, graves complicações a curto, médio e longo prazo. Por isso, tem-se que evitar quedas.

O sistema musculoesquelético está sob o controle do sistema nervoso e inclui ossos, músculos e articulações. A deterioração do sistema nervoso provoca quedas, como evidenciado pela instabilidade e perda de equilíbrio causada por tumores cerebrais e cerebelares, doença de Parkinson, demência, epilepsia ou uso de fármacos psicotrópicos. Também propiciam as quedas muitos outros fatores, desde tropeçar no escuro até a diminuição da acuidade visual, obesidade e *design* errôneo de espaços habitáveis.

Os ossos que costumamos ver, como as caveiras, são apenas o esqueleto do esqueleto; isto é, a parte óssea mineralizada que resiste à putrefação. Após a morte, a parte orgânica do osso apodrece como outros tecidos moles. O osso tem cerca de 45% de matéria mineral calcificada (principalmente hidroxiapatita), cerca de 30% de matéria orgânica e 25% de água.

O osso vivo se destrói e reconstrói de forma contínua, na infância e adolescência para o crescimento, e ao longo da vida para manter sua vitalidade e adaptar as suas linhas de carga para mudanças dinâmicas e estáticas na vida diária. Isto é, os ossos são renovados e se alteram como a pele e, geralmente, como todos os órgãos. Sua imagem de solidez e permanência mineral é apenas parcialmente verdadeira.

Os ossos têm células próprias: os osteócitos sintetizam matéria para que sobre ela se depositem os minerais (principalmente cálcio), e os osteoclastos a destroem para que o osso possa reformular as linhas de carga. Diz-se que a função faz o órgão, e isso é verdade a respeito dos ossos. Para o sistema musculoesquelético não há nada mais prejudicial do que o descanso completo, o que provoca a desmineralização rápida e perda de massa muscular. Sem o estímulo da vida cotidiana com as suas cargas estáticas e dinâmicas, os ossos se enfraquecem, perdem massa e elasticidade e se quebram mais facilmente (se houver quedas ou lesões em geral).

Ossos saudáveis remodelam suas linhas de carga pela atividade humana contínua e neles há um equilíbrio (homeostase) entre formação e reabsorção do material ósseo. Os ossos funcionam como um reservatório de cálcio, de modo que esse movimento contínuo da destruição e construção óssea é bom para facilitar a mobilização de cálcio.

O cálcio é um componente essencial dos seres vivos. Está envolvido na transmissão dos impulsos nervosos, contração muscular, coagulação do sangue, transporte por diferentes membranas celulares, fertilização e várias reações enzimáticas.

A função das células ósseas (osteócitos e osteoclastos) é mantida pelo fornecimento de sangue sob o controle do sistema nervoso e do sistema endócrino. Muito importante é a vitamina D, que é sintetizada na pele (também obtida quando se ingere laticínios, ovos, gordura de peixe e outros alimentos) e participa em todo o metabolismo do cálcio, desde sua absorção intestinal até a deposição óssea. Se durante a etapa de crescimento não há vitamina D suficiente, ocorre o raquitismo.

Entre os hormônios que regulam a função do osso, o mais específico é o paratormônio, que é secretado pelas glândulas paratireoides, está envolvido no metabolismo do cálcio e do fósforo e promove a reabsorção de material ósseo nos ossos. O paratormônio mobiliza o cálcio depositado nos ossos para manter seu equilíbrio sanguíneo e celular com o fósforo, e é essencial para a vida. Se as glândulas paratireoides são removidas (por vezes, inadvertidamente, durante a tireoidectomia total, ou a remoção completa da tireoide), o paciente morre, salvo se a ausência do paratormônio for farmacologicamente compensada. Uma função oposta corresponde à calcitonina (secretada pela tireoide), aos hormônios sexuais femininos e a outros, que facilitam a deposição de cálcio nos ossos e promovem a formação óssea.

Nos ossos estão 99% do cálcio total do corpo, o que vem a ser cerca de um quilograma. Durante a gravidez, a mulher fornece o cálcio necessário para o feto para seu amadurecimento, tanto para a formação de osso quanto para outras funções essenciais desempenhadas pelo cálcio. Ao final, a criança nasce com cerca de 250 gramas de cálcio no total. Portanto, a mulher grávida precisa dobrar sua ingestão habitual de cálcio.

Há toda uma dinâmica que mantém os níveis normais de cálcio no corpo, entre o que se ingere, se perde, se armazena nos ossos e circula no sangue e nas células em geral.

A qualidade e a quantidade do osso variam com a idade. Da mesma forma que a pele se deteriora com o passar do tempo, e se formam manchas e rugas, os ossos também se deterioram, e ocorre diminuição de sua qualidade e quantidade. Mas, como a pele, os ossos permanecem desempenhando sua função perfeitamente até o fim de nossos dias. Ajudam a manter sua normalidade a atividade física (cargas estáticas e dinámicas reforçam mudanças na remodelação óssea), a dieta variada de tipo mediterrânea e a irradiação suave da pele pela luz solar.

Fala-se de osteoporose quando o osso perde densidade (deterioração da quantidade) e a remodelação óssea diminui (deterioração da qualidade), isto é, quando o osso é mais poroso, daí o termo. O envelhecimento envolve sempre algum grau de diminuição da qualidade e da quantidade do osso, que é provocada por um menor conteúdo mineral e uma dinâmica mais lenta da formação-reabsorção do mesmo. Algumas doenças produzem osteoporose, mesmo em jovens; são as osteoporoses secundárias, como ocorre no hiperparatireoidismo, na má absorção ou como resultado de excesso de tratamento com corticosteroides.

A osteoporose não é uma doença, como não é uma doença uma pele com rugas, nem o envelhecimento em geral. A osteoporose é um fator de risco para fraturas ósseas, pois o osso com osteoporose é menos resistente e flexível. O principal fator de risco para fraturas é a queda. Sem quedas não há fraturas.

Além de osteoporose, estão estatisticamente associados com fraturas muitos outros fatores, tais como obesidade, tabagismo, doenças neurológicas e psiquiátricas, tratamento com fármacos psicotrópicos, esteroides e outros medicamentos, dificuldades de locomoção, história pessoal de fraturas, idade avançada, sexo feminino, deficiências de cálcio e vitamina D, inatividade física, alcoolismo, viver sozinho ou em um lar de idosos, menopausa precoce, diminuição ou perda da acuidade visual, doenças endócrinas, como diabetes, hiperparatireoidismo e hipertireoidismo, dentre outros.

Em metade das fraturas, não se pode determinar um fator de risco específico, exceto a idade. A idade tem importância tanto para a osteoporose em si, quanto para o aumento da frequência de quedas e a diminuição da defesa reativa a elas. Os idosos têm menos flexibilidade e mobilidade e caem mais e pior. Ou seja, ao longo dos anos, o número de quedas aumenta e diminui a reação do organismo que protege para evitar o golpe contra o solo e os vários objetos encontrados no caminho. O idoso cai como um saco, e acima de tudo tem mais quedas de lado, sobre o quadril (trocanter maior do fêmur, que é o mais facilmente quebrado).

A fratura do quadril é a mais grave, por suas consequências para o prognóstico sobre a quantidade e a qualidade de vida, e é um problema nos idosos. Em 2008, houve, na Espanha, 47.300 internações por fraturas de quadril, mas em conferências e cursos de formação, e em declarações à imprensa, costuma-se repetir o número mágico e absurdo de 65 mil fraturas de quadril anualmente na Espanha. No Brasil, existem cerca de 90 mil internações por fraturas de quadril por ano, refletindo a menor presença de idosos na população (8% *versus* 18% na Espanha com mais de 65 anos). Em Portugal, existem 11.200 fraturas de quadril com hospitalização anualmente.

Entre 1997 e 2008, na Espanha, as fraturas de quadril aumentaram 36%.

Em maiores de 75 anos, ocorreram 81% de todas as fraturas de quadril. Em 2008, a idade média de fratura de quadril, na Espanha, foi de 80 anos (e fratura de vértebra, 74). Por gênero, nos homens, a idade média de fratura de quadril foi de 76 anos e, nas mulheres, 82 anos. A incidência média de fraturas de quadril, na Espanha, em 2008 foi de 104 por cem mil; em idosos com mais de 75 anos, foi 20 vezes mais comum, de 2.534 por cem mil. Por sexo, entre os homens foi de 55 por cem mil e, em mulheres, quase o triplo, de 152 por cem mil. No Brasil, um padrão similar é repetido, e em idosos com de 80 anos ocorreram cerca de 21 mil fraturas em 2014, cerca de 23% do total dessas fraturas. Em mulheres, foram 16 mil. Deve-se levar em conta que as mulheres são 0,9% da população, e os homens com mais de 80 anos são 0,7% do total.

A mortalidade hospitalar por fratura de quadril foi o dobro entre os homens.

Há mais fraturas de quadril em mulheres, porque elas são o maior grupo entre os idosos, pois têm maior longevidade e, portanto, maior risco de fratura; por exemplo, na Espanha, entre as pessoas com mais de 85 anos há duas vezes mais mulheres do que homens. Adicionam-se várias causas que levam ao aumento das quedas, como a maior limitação da mobilidade (maior frequência e gravidade da artrite, p. ex., de joelhos e pés), a maior presença de multimorbidade, inatividade física, obesidade e polifarmácia (incluindo analgésicos e fármacos psicotrópicos) e estada mais prolongada em instituições fechadas como lares de idosos. Influenciam também as perdas de cálcio consequentes a gravidezes e a diminuição da secreção de estrogênio após a menopausa.

Frente ao problema das fraturas de quadril, o interesse social e médico tem- se centrado na osteoporose, não nas quedas. E, além disso, a resposta também centrou-se na osteoporose, nas mulheres e na menopausa, quando esses três fatores de risco estão longe de ser tão importantes como a idade, as quedas e outros fatores de risco, como sedentarismo, história de fraturas anteriores, obesidade, tabagismo (em homens), baixa ingestão de cálcio (em homens) e consumo de fármacos psicotrópicos.

A osteoporose é um claro exemplo da medicalização e da criação de uma doença imaginária, a mercantilização da doença (*disease mongering*). A sua propagação tem sido associada ao uso de densitometria em mulheres após a menopausa e comercialização de calcitonina e bifosfonatos (incluindo alendronato) e outros medicamentos.

Além disso, na criação artificial da "epidemia de osteoporose" são claros e contínuos os conflitos de interesse entre as indústrias farmacêuticas e de tecnologia e organizações governamentais (Organização Mundial da Saúde, Ministério da Saúde da Espanha, dentre outros), fundações diversas, sociedades científicas médicas (ginecologia, reumatologia, geriatría, dentre outras, algumas constituídas *ad hoc*), associações de pacientes, médicos e outros formadores de opinião.

Fala-se de três milhões de espanhóis com osteoporose (2,5 milhões são mulheres) e 300 mil fraturas anualmente. Fala-se também de 1,3 milhão de fraturas anualmente no mundo (que serão sete milhões em 2050). Não se leva em conta, é claro, que somos seis bilhões de pessoas na Terra e são mescladas fraturas com osteoporose (não com quedas, que é o importante). A osteoporose apenas indica o envelhecimento da população, de modo que de certa forma é bom que as pessoas passem a ter osteoporose, porque dá a ideia de que muitas pessoas chegam a envelhecer.

Geralmente as fraturas de quadril (as que mais "importam", uma vez que envolvem mais complicações, incapacidade e morte) não se separam do resto de fraturas, como se todas tivessem a mesma importância. Finalmente, a discussão centra-se exclusivamente sobre a osteoporose e em mulheres pós-menopáusicas, e se transmite a sensação de que é uma doença óssea que ameaça uma parte substancial da humanidade (mulheres entre 50 e 65 anos), e a "mim própria".

Centrais nesse processo são a definição artificial de osteoporose e o uso da densitometria.

A osteoporose é definida como uma doença, como uma alteração do osso, generalizada pela perda de massa óssea e deterioração da microarquitetura do tecido ósseo, o que compromete a resistência óssea e resulta em aumento da fragilidade dos ossos e do risco de fraturas. Tal definição, internacionalmente aceita, transforma em doença um processo normal de envelhecimento (osteoporose).

A osteoporose é medida em relação aos níveis considerados "normais" (ou ideais) de densidade mineral óssea (DMO), mas não à futura incidência de fraturas. Os valores normais foram escolhidos "porque sim", e assim continuam. Não foram realizados estudos sobre sua padronização. A definição de osteoporose é puramente biométrica, artificial e inventada.

A osteoporose é definida como uma densidade mineral óssea de pelo menos 2,5 desvios-padrão abaixo da média de densidade óssea de indivíduo saudável do mesmo sexo e raça, de 30 anos de idade *(T-score),* ou a densidade óssea média do grupo saudável da mesma idade, sexo e raça do paciente *(Z-score).* O valor entre 2,5 e 1 é considerado osteopenia. A densidade em si é medida em gramas de mineral por unidade de área, utilizando baixas doses de raios X (DEXA, *dual energy X absorptiometry,* a densitometria, um exame radiológico).

Há muitos outros métodos para medir a osteoporose, mas domina a densitometria como DEXA. Carecem de qualquer valor as medições feitas com dispositivos de ultrassom, como as efetuadas desde 2010 nas farmácias espanholas.

Aceita-se como osteoporose a medida de acordo com a DMO e por densitometria. Por trás dessas decisões, há uma ideia de qualidade óssea que pouco tem de científica, porque o osso pode desempenhar as suas funções com diferentes níveis de qualidade (composição, linhas de carga).

O valor preditivo positivo para a osteoporose diagnosticada pela densitometria é de 9% em nove anos; ou seja, qualificando o resultado da densitometria como osteoporose, em cem pessoas de 70 anos, nove delas sofrerão uma fratura em algum momento nos próximos 10 anos. Tal valor preditivo aumenta, se houver vários fatores de risco. Não há dados para pessoas com menos de 60 anos, porém se calcula um valor preditivo positivo inferior a 5%.

Na ausência de poder preditivo, o rastreio (na população geral) da osteoporose não é recomendado. Tampouco se recomenda o "diagnóstico segundo oportunidade" (na consulta com médico) em mulheres saudáveis, sem histórico de fraturas. Mas é muito frequente realizar densitometrias, especialmente em mulheres após a menopausa (e antes). Promove-se o exame inclusive com a participação de parlamentares (na Espanha), independentemente da idade. Assim, em um estudo com dados de serviços públicos e privados, a idade média dos espanhóis que realizaram densitometria foi de 57 anos. É preciso levar em conta que a probabilidade de fratura ao longo de 10 anos para mulheres de 50 a 64 anos é mínima, de 0,7%.

A densitometria prediz muito menos as fraturas do que idade e obesidade. O fator-chave é o risco de queda, especialmente de lado (sobre o trocanter maior do fêmur, quebrando seu colo ao transmitir diretamente a energia do golpe). Mas, na prática diária, a densitometria é recomendada e realizada, e chegam a ser consideradas afetadas pela osteoporose 60% das mulheres entre os 50 e 60 anos e 80% das mulheres entre os 65 e 70 anos (os grupos em que a incidência de fraturas é mínima e baixa, respectivamente).

Utilizam-se tabelas de risco que calculam a probabilidade de fraturas nos próximos 10 anos de acordo com a presença/ausência de vários fatores de risco, tais como o grau de obesidade e osteoporose, idade, sexo, dentre outros. As tabelas são utilizadas para determinar a necessidade de tratamento.

No entanto, as tabelas de risco permitem predizer o risco na população, nunca no paciente individual. Além disso, não há estudos realizados de análise de impacto, de modo a que as tabelas de risco não podem ser usadas como tabelas de decisão (para a tomada de decisão clínica em pacientes individuais).

O uso de tabelas de risco de fraturas dá uma aparência enganosa de ciência e estatística. Tal como acontece com todas as tabelas de risco utilizadas como tabelas de decisão, erra-se com precisão, em vez de acertar por aproximação. A decisão é enganosa, pois seu uso justamente carece de fundamento científico e estatístico para determinar o risco do paciente e para determinar a necessidade de tratamento (o benefício provável do tratamento). Mas com essas tabelas se justifica o tratamento em centenas de milhares de pacientes, especialmente mulheres, por suas características puramente biológicas, uma

São e salvo **145**

vez que não são geralmente considerados os aspectos do comportamento, sequer médicos, como a prescrição de medicamentos psicotrópicos.

Causou escândalo a publicação, na Espanha, em 2010, de uma "Diretriz de Prática Clínica na Prevenção da Osteoporose e Prevenção de Fraturas por Fragilidade", com o apoio do Ministério da Saúde, Ministério da Ciência e Inovação e do Conselho de Saúde da Catalunha, em que se recomendava o seguimento de algoritmos de diagnóstico sem base científica (que levou ao tratamento desnecessário de grandes populações).

O tratamento pode alcançar alguma melhora, se já existe fratura vertebral (em prevenção secundária, não primária). Após três anos de uso diário do alendronato em jejum e permanecendo meia hora em pé (para não irritar o esôfago e não causar esofagite), o risco de novas fraturas vertebrais foi reduzido pela metade; isto é, vai de 1 a 0,5% na prevenção secundária. E é inútil na prevenção primária (quando não há fraturas anteriores).

O resto dos bifosfonatos não tem melhor perfil, e seu pobre benefício na prevenção secundária requer no mínimo um ano e meio de tratamento contínuo. Os pacientes costumam abandonar o tratamento, sendo que, após dois anos, apenas metade continua tomando, e após cinco anos apenas um quinto.

Outras drogas, tais como a calcitonina ou o raloxifeno, são de eficácia menor ou semelhante à dos bifosfonatos.

Quanto a tomar suplementos de cálcio e vitamina D, não há qualquer justificação científica quando se leva uma vida normal com a dieta mediterrânea e caminhadas ao ar livre. Suplementos de vitamina D podem ser justificados nos indivíduos prolongadamente reclusos em casa e em instituições fechadas, como asilos e conventos (sem pomares ou pátios).

Além disso, os medicamentos para osteoporose têm efeitos adversos graves, tais como o aumento da probabilidade de ter câncer de esôfago, necrose da mandíbula (sempre se deve avisar o dentista, se estiver tomando medicação para a osteoporose) e tromboembolismo (para raloxifeno). É irônico que esses efeitos adversos entre os bifosfonatos sejam associados ao aumento de fraturas ósseas "atípicas", uma forma rara delas. Isto é, ironicamente, o medicamento para a osteoporose é um fator de risco de fraturas, pelo menos para as "atípicas".

Os suplementos de cálcio têm sido associados ao aumento da incidência de infarto do miocárdio (lembre-se do papel do cálcio na transmissão nervosa e na contração muscular) e cálculos renais.

A calcitonina foi um fármaco para osteoporose muito popular no mercado em 1973, e especialmente depois do desenvolvimento da sua apresentação como um *spray* nasal em 1987. Dominou o mercado como uma prática geral até o final do século XX e, em 2008, ainda representava de 5 a 10% do total. Ela nunca demonstrou eficácia na prevenção de fraturas na osteoporose. Na Espanha, foi utilizada durante anos (os médicos insistiam: "É um medicamento para a vida toda") por centenas de milhares de mulheres. Em 2012, ela foi retirada da formulação nasal, ao se demonstrar sua associação com um aumento (2,4%) dos casos de câncer de vários tipos. Restringiu-se seu uso a aplicações parenterais para situações específicas, tal como a doença de Paget, e somente durante 2 a 4 semanas. É importante notar que a nota da Agência Espanhola de Medicamentos a respeito desse problema só mencionou a palavra 'tumor' e não 'câncer', que constava na nota da Agência Europeia de Medicamentos.

O impacto da medicalização e da criação de doenças é demonstrado por meio do uso de medicamentos para a osteoporose, porque a Espanha é o país do mundo onde mais se consomem. Espanha é líder mundial no uso de medicamentos para a osteoporose, à frente (em ordem de maior para o menor consumo) da França, EUA, Suíça, Itália, Reino Unido, Dinamarca, Alemanha, Austrália, Canadá, Noruega, Áustria, Suécia e Nova Zelândia.

Na Espanha, os gastos públicos com bifosfonatos, em 2010, foram de 270 milhões de euros e se concentraram no ibandronato (82 milhões), que não deve ser a primeira escolha. No total, com os diferentes medicamentos para osteoporose, foram gastos, na Espanha, em 2008, cerca de 490 milhões de euros por ano: 6 mil euros para cada cem mulheres com mais de 50 anos.

Em Valência (Espanha), Vicente Palop (médico de família valenciano, especialista em pesquisa de medicamentos) estudou o gasto em um distrito de 250 mil habitantes, que foi de 12 milhões de euros; o uso desnecessário foi demonstrado em 65% dos casos (foram utilizadas as tabelas discutidas acima para avaliar a indicação da prescrição). Em toda a Comunidade Valenciana (seis milhões de habitantes) Salvador Peiró (médico valenciano, especialista em organização de serviços) demonstrou o abuso de densitometria em mulheres de baixo risco (menos de 1%) de 50 a 64 anos. Uma em cada quatro tinha uma densitometria feita dentro dos 30 meses anteriores (e uma em cada cinco foi tratada para a osteoporose). Em contrapartida, se demonstrou uma subutilização da densitometria em mulheres com idade de 75 anos ou mais.

Na Espanha, o uso de medicamentos para a osteoporose vem crescendo desde os anos 70 do século XX. Entre 2000 e 2010, o consumo aumentou seis vezes. Esse consumo contrasta com o aumento contínuo do número de fraturas de quadril (36% entre 1997 e 2008), o que demonstra o fracasso e a gastança resultantes, pois o aumento da população idosa não corre paralelamente com os aumentos nem das fraturas, nem dos tratamentos para a osteoporose.

Em resumo, a osteoporose é parte do processo de envelhecimento normal. A osteoporose não é uma doença, nem é a causa de fraturas, mas apenas um fator de risco (estatisticamente associado a fraturas). A medição da osteoporose com densitometria é um dispositivo que não prediz qualquer coisa. O essencial nas fraturas são as quedas. O tratamento para a prevenção primária da osteoporose é inútil e perigoso.

A osteoporose é o melhor exemplo de doença imaginária *(não doença)*. Substitui-se a abordagem setorial, multidimensional e multidisciplinar para a epidemia de fraturas de quadril causada por quedas em pessoas com idade de 75 ou mais por um fator biológico (osteoporose), artificialmente definido (*T-score* e *Z-score*, biometria), utilizando-se um método que não prediz qualquer coisa (densitometria), tratando-se e prevenindo-se com medicamentos inúteis e perigosos (bifosfonatos e outros suplementos de cálcio e vitamina D) e centrando o foco em mulheres entre 50 e 65 anos (com quase nenhum risco de fratura). Se não houvesse negócio implicado, teria que se pensar em grande ignorância; mas o negócio sugere grande malícia.

Há dados que nos permitem deduzir que são as mulheres de 50 a 65 anos, de classe média e alta, que mais consultam especialistas "preocupados" com a saúde óssea (ginecologistas, ortopedistas, reumatologistas e outros), as que mais utilizam a densitometria e recebem diagnóstico de osteoporose e as que mais usam medicamentos para a osteoporose. Ou seja, transferem-se a essas mulheres adultas e geralmente saudáveis de 50 a 65 anos os recursos que deveriam ser usados em idosas pobres, de baixa escolaridade, com multimorbidade e polifarmácia, especialmente de 75 anos ou mais, para evitar quedas e fraturas de quadril.

Deve-se notar a ideologia subjacente à redução biológica do problema das quedas e das fraturas de quadril, já que o resultado final dessa prevenção é a transferência de recursos de idosas para jovens, de analfabetas para universitárias, de pobres para ricas, de doentes para saudáveis.

Na prática, se você está preocupado com fratura de quadril (e de vértebras, do rádio, dentre outras), mantenha um estilo de vida ativo (vale a pena dar um passeio todo dia, ou subir as escadas e não usar os elevadores ocasionalmente), saia pra desfrutar de passeios ao ar livre (basta ir para a rua e parques da cidade), realizar uma dieta variada de estilo mediterrâneo, evitar quedas e lesões (verifique em casa e nas imediações os obstáculos e "armadilhas" mais evidentes e trate de eliminá-los ou pelo menos evitá-los) e tente não tomar medicamentos psiquiátricos e ser feliz.

Hemocromatose

O ferro é um elemento essencial para a vida, porque desempenha múltiplas funções pela sua capacidade de receber e doar elétrons, mas o excesso de ferro pode ser fatal.

O ferro é absorvido no intestino delgado, acumula-se principalmente no fígado e circula no corpo ligado à transferrina do sangue. Existe normalmente uma homeostase da regulação da quantidade de ferro absorvida no intestino e que é depositada no fígado, de modo que a quantidade de ferro no corpo - que é de cerca de 4 gramas - se autorregula.

O controle da homeostase se deve à atividade enzimática de uma proteína sintetizada com a informação codificada no gene *HFE* (de "H" para a hemoglobina e "Fe" para o símbolo de ferro). Tal gene está localizado no cromossomo 6.

O *HFE* pode sofrer mutação patologica de várias formas; a mais comum é a mutação *C282Y*, que leva a uma alteração enzimática que modifica a homeostase do ferro, de modo que esse é absorvido e acumulado em excesso.

Mutações do gene *HFE* são comuns entre os ocidentais. A modificação pode afetar 10% da população europeia e é a mutação genética patológica mais frequente no mundo. Provavelmente, uma herança de origem celta.

Em alguns pacientes com mutações do gene *HFE*, a absorção de ferro excessiva e a deposição quase irreversível no fígado (e outros órgãos) podem levar a produzir doença. É possível acumular um total de até 60 gramas ou mais de ferro no fígado, pâncreas, pele, articulações, coração, hipófise, dentre outros órgãos.

É denominada hemocromatose a doença na qual se acumula o excesso de ferro, de modo que chega a produzir um quadro de "diabetes bronzeada", com cirrose, diabetes e alterações na cor da pele.

Depósitos de ferro também causam insuficiência cardíaca, hipotireoidismo, hipoparatireoidismo, artrite, hipogonadismo e outros distúrbios. A evolução é agravada se houver consumo de álcool ou outras doenças hepáticas. Possíveis complicações incluem aumento de infecções e desenvolvimento de carcinoma hepatocelular.

O tratamento é complicado, com base em sangria repetida (flebotomia) e diversos medicamentos de baixa eficácia.

A hemocromatose genética ou primária é a mais comum. Há casos de hemocromatose secundária, particularmente por transfusões repetidas.

Hemocromatose genética é uma doença monogênica autossômica recessiva. Isto é, deve-se à mutação de um gene (*HFE*) em um cromossomo não sexual (autossômico, o cromossomo 6), e só pode ocorrer quando a mutação afeta ambos os alelos. O indivíduo é homozigoto se receber os alelos mutantes do pai e da mãe, geralmente com a mutação mais comum, *C282Y*. Em populações europeias, são homozigotos até cinco em cada mil pessoas.

Heterozigotos (apenas um alelo mutante, um *C282Y*, seja do pai ou da mãe) constituem quase 10% da população europeia, que transmite a mutação, mas não pode ter a doença.

A absorção de ferro em excesso, levando à hemocromatose, poderia ser mitigada mediante uma vida inteira de sangria semanal preventiva (que, ao longo do tempo, pode tornar-se trimestral, se houver uma boa resposta), mas não existem estudos que justifiquem seu benefício a longo prazo.

Para o tratamento precoce, seria crucial o diagnóstico de pacientes assintomáticos homozigotos para a mutação *C282Y*, para agir antes que a doença se apresente.

A dificuldade é que, embora a modificação genética seja muito frequente, a doença é rara. Estimou-se que se desenvolve a hemocromatose florida (diabetes bronzeada ou similar) em cerca de 1% dos indivíduos homozigóticos.

Nesse sentido, a mutação tem pouca "penetrância", fraca expressão fenotípica, uma vez que 99% dos homozigotos para hemocromatose não desenvolvem a doença.

Existem vários estudos que seguiram homozigotos durante anos nas populações de origem europeia. Por exemplo, em um estudo foi observada a evolução de pacientes homozigóticos para uma população de quase um milhão de adultos. Demonstrou-se que a hemocromatose se desenvolvia em 1,2% (76 pacientes de 6.292 homozigotos). Além disso, apenas 53% dos indivíduos com hemocromatose clínica tiveram mais de 4 gramas de ferro, indicando um padrão de menor gravidade.

Tem sido sugerido que, em adultos, há uma redução na expressão dos genes mutantes, porque muitos indivíduos homozigóticos morrem no início da infância, pelo desenvolvimento de formas graves de hemocromatose que passam despercebidas. No entanto, os estudos entre as populações idosas permitem demonstrar que não faltam indivíduos com os genes mutantes, confirmando novamente a baixa penetrância desses alelos.

Há hemocromatoses genéticas menos frequentes, devidas a outras mutações do gene *HFE* (não ao alelo mutante *C282Y*), e até mesmo por mutações em outros genes. E há hemocromatose de causa desconhecida, não secundária a transfusões. Em todas elas ocorrem diferentes níveis de desenvolvimento da doença, de acordo com os indivíduos e por razões desconhecidas.

De que serviria a determinação do alelo mutante *C282Y* na população como uma atividade preventiva, proposta por alguns?

Dada a baixa penetrância dos alelos mutados, não é muito útil determinar a sua presença. Muitíssimos indivíduos (10%) são portadores heterozigotos, sem que isso signifique nada para eles ou para os seus descendentes.

Muitos (0,5%) são homozigotos, mas apenas um em cem irá desenvolver a doença, e carecemos de metodologia para prever quem vai ser aquele que ficará doente. Como podemos justificar sangrias vitalícias preventivas semanais/trimestrais em cem pessoas para impedir que uma delas adoeça?

Propostas para a identificação de mutações no gene *HFE* na população para a triagem de hemocromatose não têm base científica. Tal determinação não ajuda no prognóstico, e o tratamento paliativo é muito agressivo, com sangrias (flebotomia) semanais/trimestrais.

Propõe-se o tratamento com quelantes de ferro, como deferiprona, dentre outros, quando na hemocromatose primária, genética, é provocada uma grande anemia pela flebotomia repetida. Exemplar é a história da comercialização de um desses quelantes, a deferiprona, no sentido de se demonstrar a irracionalidade dos interesses econômicos industriais.

Em 1996, Nancy Olivieri era hematologista do *Hospital for Sick Children* e na Universidade de Toronto (Canadá) e, como tal, tinha um dos braços de um ensaio clínico com deferiprona. Estava em avaliação a utilidade desses quelantes de ferro na hemocromatose secundária a transfusões em pacientes com talassemia. Nancy Olivieri já tinha feito estudos preliminares sobre o fármaco em 1989.

No ensaio clínico, Nancy Olivieri viu a inutilidade do quelante e seus efeitos tóxicos no fígado, e levou isso ao conhecimento de seus superiores e à Apotex (produtora canadense de deferiprona). Também expressou sua intenção de comunicar a seus pacientes a falta de eficácia e os prováveis efeitos adversos. A empresa ameaçou denunciá-la por quebrar o acordo de confidencialidade, mas Nancy Olivieri decidiu que os pacientes estavam acima de seus contratos e agiu em conformidade. Salvou seus pacientes e também publicou os resultados na revista *New England Journal of Medicine*.

Nancy Olivieri acabou trabalhando em outro hospital. Defendeu por mais de 15 anos a liberdade acadêmica, a ética na ciência e a independência da investigação. Por isso, contou com a solidariedade da comunidade científica e recebeu muitos prêmios, incluindo o da Associação Americana para o Avanço da Ciência em 2009. Mas Nancy Olivieri estava praticamente sozinha em muitas ocasiões, incluindo quando confrontou a aprovação, na

União Europeia (pela EMA, a Agência Europeia de Medicamentos), do uso de deferiprona em 1999 para hemocromatose secundária em pacientes com talassemia. Em 2011, a EMA expandiu o uso da deferiprona para hemocromatose na anemia falciforme.

Também no final de 2011, a FDA norte-americana (*Food and Drug Administration*) aprovou o uso de deferiprona nos Estados Unidos, ainda que condicional, devido a preocupações com sua segurança e problemas com inefetividade, toxicidade hepática e mortes por agranulocitose. Não há qualquer ensaio clínico completo para endossar a deferiprona. Além disso, a FDA revisou os dados de Nancy Olivieri e demonstrou a sua validade e que a Apotex escondeu quase metade da informação.

De fato, quelantes de ferro são usados na hemocromatose primária congênita quando repetidas flebotomias causam anemia grave.

A hemocromatose gera um interesse excessivo, principalmente devido ao enorme potencial econômico do diagnóstico precoce e da possível introdução subsequente do tratamento precoce com um medicamento qualquer mais ou menos eficaz. Por isso devemos ver com precaução as propostas em relação a qualquer aspecto da hemocromatose.

A genética é uma ciência com muitas limitações, particularmente no que diz respeito à sua capacidade preditiva. Os geneticistas explicam que a informação codificada nos genes não se expressa diretamente, mas por meio de fenômenos muito complexos de interação de gene-gene, gene-ambiente, dentre outros. Os geneticistas falam de "penetrância", de *imprinting* (impressão genômica) e de "expressão genética", uma forma de tentar explicar o que não é compreendido.

A "penetrância" (a frequência com que um gene é expresso no fenótipo correspondente) é adicionada ao *imprinting*, processo que resulta em fenótipos diferentes, dependendo de qual genitor se origina um determinado alelo autossômico. Assim, em uma mutação (deleção) do cromossomo 15, se produz a síndrome de Prader-Willi, se a mutação ocorrer no alelo paterno, e a síndrome de Angelman, se a mutação ocorrer no alelo materno. Por outro lado, nos cromossomos sexuais do sexo feminino (XX), ocorre um processo que transforma as mulheres em "quimeras", inativando aleatoriamente um dos seus cromossomos X.

Além de seu valor preditivo baixo, chama a atenção a imprudência da genética. Em 2002, foram analisados 133 estudos anteriores em que se sugeria uma associação entre uma mutação e uma doença em particular, mas tal associação pôde ser confirmada em apenas seis casos.

A epigenética é a relação entre ambiente e genética. Nem todos os genes são expressos ao mesmo tempo ou durante todo o tempo. Isso permite, por exemplo, a diferenciação celular e a adaptação a mudanças na configuração do entorno íntimo (microambiente celular) e geral (externo, tanto físico e químico, quanto social e psicológico). Por exemplo, as diferentes cores das asas da borboleta de acordo com a estação do ano, ou alterações nos níveis de tiroxina em resposta a mudanças na temperatura ambiente.

O material genético se enrola em torno de várias proteínas, incluindo proteínas chamadas histonas. Alterações nas histonas determinam a expressão dos genes. Em geral, a metilação "silencia" os genes. As proteínas que facilitam a interação entre o ambiente e a expressão genética são objeto de estudo da epigenética para compreender os mecanismos que modificam a expressão de genes e, especialmente, aqueles que carregam as interações patológicas, relacionadas, por exemplo, ao câncer, diabetes e degenerações neurológicas.

Os processos genéticos são muito dinâmicos, uma vez que permitem a adaptação do ser vivo ao ambiente. Obviamente, o período básico é o da concepção, quando é adquirida a bagagem genética na qual se baseia a existência do indivíduo. Ao longo da existência, desde a concepção, diferentes genes são expressos e tão intensamente como apropriado.

A epigenética estuda essas mudanças, mas até agora há pouco conhecimento, e suas aplicações têm sido experimentais no campo das doenças e da farmacologia. Existem possibilidades de inibição da metiltransferase do DNA, por exemplo, mas o seu efeito sobre vários tipos de câncer é genérico, levando a efeitos adversos significativos. Então, é necessário mais conhecimento sobre epigenética e epigenômica (o estudo do empacotamento de histonas, outras proteínas e DNA). A genética é parte do futuro, mas com muitas limitações presentes.

Os pequenos progressos obtidos pelos melhores algoritmos para predição do prognóstico de doenças poligênicas dão uma ideia da limitação do nosso conhecimento.

Assim, as simulações de previsão quanto ao risco genético atribuível foram feitas em três doenças com componente poligênico, tais como câncer de mama, diabetes tipo 2 e artrite reumatoide. Na simulação, foram usados fatores de risco genéticos, além dos habituais conhecidos para cada doença. Em alguns casos, pode ter ocorrido redundância, como na obesidade, fator de risco genético e ambiental. Mostrou-se que levar em conta a interação entre os genes e o ambiente não aumentou o poder preditivo.

Com as descobertas sobre o DNA, o RNA e os genes, entramos na era da genética, oficialmente e para a epidemiologia em 2000. Deixamos para trás a era dos fatores de risco, que ainda funciona, embora sejam apenas associações estatísticas sem valor causal algum. Pelas mesmas tramas nos assustam de novo: o paradoxo do medo na genética.

O paciente com um resultado genético particular perde a racionalidade, sente apenas medo. Sem um bom médico de família, se acaba caindo em processos de diagnóstico e terapêutica de valor semelhante à "genomancia", um termo que evoca adivinhação, introduzido em 2011 por Vicente Ortún (economista da saúde, catalão). Ou seja, aplicam-se acompanhamento e tratamento, sem base científica, a um risco genético que tampouco existe ou que é ridículo. É quase a combinação preventiva absurda perfeita, empregando astrologia genética para produzir prognósticos que são como horóscopos sobre doenças futuras.

Mendel publicou suas descobertas em 1866. As doenças monogênicas cumprem suas leis. No entanto, quase 150 anos depois, ainda estamos no alvorecer da genética prognóstica e terapêutica.

Por exemplo, a fibrose cística é devida à mutação de um gene específico, mas pouco ajuda a sua determinação. Há mais de mil mutantes, variantes, e em muitos casos há uma fraca relação entre o genótipo e o fenótipo, de modo que ter o gene para a fibrose cística não dá ideia alguma da probabilidade de desenvolver a doença ou da sua gravidade. A identificação do portador de uma mutação não fornece o prognóstico da doença. Não há relação entre os testes genéticos, os testes de diagnóstico e os sintomas clínicos apresentados pelos pacientes. Não sabemos o que fazer em portadores assintomáticos e desconhecemos como melhorar o monitoramento.

Sabemos, sim, que o importante é a classe social. Ser de classe baixa e com fibrose cística está associado a mais hospitalizações e pior função pulmonar, o que prediz maior morbidade e mortalidade. Pertencer à classe baixa é mais determinante que ter a própria fibrose cística.

A doença de Huntington é genética e hereditária e, após várias mudanças neurodegenerativas, termina na destruição e morte dos neurônios, o que com frequência envolve a demência na fase final. É uma doença rara (cerca de 45 mil casos são estimados na Europa) e antigamente era conhecida como dança de São Vito pelos movimentos incontroláveis (coreia, que também é vista na febre reumática ou coreia de Sydenham, que também recebeu esse nome de dança de São Vito). Em 1% dos casos é causada por uma mutação espontânea, sobrevinda.

A doença de Huntington começa geralmente na meia-idade, em torno dos 38 anos, e tem uma sobrevida média de 15 anos. É uma doença monogênica (gene único, localizado no cromossomo 4), na qual o gene *IT15* é modificado. O problema é não saber por que a mutação do gene *IT15*, éxon I, quando se repete pelo menos 40 vezes o trio de nucleotídeos CAG, leva à morte. A morte ocorre na juventude quando o trio é repetido mais de 55 vezes. Mas se a repetição é inferior a 35, a doença não se desenvolve. Tampouco se sabe muito sobre a função da proteína codificada pelo gene *IT15*, a huntingtina, e o impacto de outros fatores genéticos e não genéticos no desenvolvimento florido da doença.

No momento, não existe uma terapia para ajudar a melhorar o prognóstico do tratamento da doença de Huntington. Assim, são levantados sérios problemas éticos na determinação do gene mutante em saudáveis com familiares afetados (medicina preditiva brincando com fogo nas mãos de aprendizes de feiticeiro). Com o teste genético, o paciente sabe que tem em seus cromossomos o gene mutado da doença de Huntington, mas não sabe o que isso significa em relação ao desenvolvimento futuro da doença.

Se passarmos das doenças monogênicas para as poligênicas, como câncer de mama, diabetes, hipertensão e outras, a confusão (e o negócio) é total. São oferecidas, diretamente ao público, determinações genéticas (dos genes *BRCA1* e *BRCA2*, p.ex., para o câncer de mama), ou de todo o genótipo. Para quê? Não é medicina preditiva, é genomancia. Prevê mal.

156 Juan Gérvas e Mercedes Pérez Fernández

Antes da introdução de testes genéticos e programas de rastreamento de mutações patológicas, é essencial conhecer a sensibilidade, a especificidade, os valores preditivos (positivos e negativos) dos testes e os riscos relativos, absolutos e atribuíveis da doença. Sem isso, o negócio é de mágicos e ilusionistas que deslumbram indivíduos e populações com genomancia.

Convém cautela com os achados genéticos, que geralmente prometem muito, mas entregam pouco. Socialmente, é preciso ser cuidadoso para que a classe social não "castigue" em excesso a evolução de pacientes portadores de mutações patológicas, ou diretamente os doentes por tais mutações, e deve-se recusar a execução de programas, tais como a determinação de mutações *C282Y*, associadas à hemocromatose.

Individualmente, o importante é aproveitar os 46 cromossomos que controlam cada célula do nosso corpo e que nos levaram a escrever e ler esse texto, por exemplo. Que haja paz e ciência, e evitemos a genomancia. Como regra geral, consulte seu médico de família em casos especiais e rejeite as ofertas de testes genéticos.

Endocardite

Há muitas atividades para a prevenção primária de infecções, como a higiene, lavar as mãos ou fornecimento e tratamento de água. Entre elas, encontra-se o tratamento com antibióticos para prevenir endocardite, uma atividade sem base científica.

A endocardite é uma doença grave (em que as valvas cardíacas são danificadas) e difícil de diagnosticar, de modo que até 20% dos pacientes morrem durante o primeiro episódio de hospitalização, e quase a metade precisa, ao longo de sua vida, de substituição por próteses das valvas cardíacas lesadas.

Muitas endocardites são provocadas por bacteremia a partir de organismos presentes na boca, que passam ao sangue durante a manipulação dentária. Portanto, já era recomendado, desde 1955, o uso de antibióticos na prevenção da endocardite relacionada à extração de dentes e outros procedimentos odontológicos, especialmente em pacientes com lesões cardíacas prévias, tais como próteses valvares, prolapso da válvula mitral (atualmente denominada valva atrioventricular esquerda), dentre outras. A recomendação preventiva foi estendida a outros procedimentos (urológicos e ginecológicos, p.ex.).

No entanto, não há relação entre a realização de procedimentos odontológicos (e outros) e a presença de endocardite. E mais da metade da endocardite ocorre em pessoas sem fatores de risco identificáveis.

Ou seja, não se pode facilmente identificar aqueles que são mais propensos à endocardite, e a relação entre endocardite e germes na cavidade oral não segue a associação entre a manipulação dentária e endocardite.

Nunca se demonstrou o efeito protetor, contra endocardite, do uso preventivo de antibióticos em cirurgias dentárias, nem em outras, como as urológicas. Além disso, bacteremias são inevitáveis depois de procedimentos tão frequentes e de rotina como escovar os dentes e mastigar chicletes. A prevenção com antibióticos é ineficaz e irrelevante. Na verdade, a endocardite não diminuiu, apesar da utilização quase universal de medidas preventivas com antibióticos.

Na Catalunha (Espanha), estimam-se cerca de 280 casos anuais de endocardite para uma população de oito milhões de pessoas, com 56 mortes como resultado. De acordo com a recomendação, nessa população seria necessário tratar preventivamente com antibióticos meio milhão de pessoas anualmente, por procedimentos odontológicos, entre outros.

Mas entre os 280 novos casos por ano não havia lesão valvar cardíaca conhecida em 174, e no total apenas 42 pacientes tinham o precedente de um procedimento odontológico e/ou similar (muitas endocardites ocorrem sem relação alguma com intervenção, nem dentária nem de outro tipo).

Caso se possam evitar entre 5 e 10% dos casos, o uso maciço anual de antibióticos em meio milhão de pessoas reduziria a endocardite de 280 para 252 casos por ano. Ou seja, na melhor das hipóteses, 28 mortes anuais seriam evitadas ao custo do tratamento de meio milhão de pessoas, resultando em impacto individual e populacional.

Em estudos de decisão e de custo-eficácia, é demonstrado que a prevenção da endocardite com o uso de antibióticos em procedimentos odontológicos e outros leva ao excesso de mortes. Ou seja, o saldo é negativo, porque as perdas são maiores do que os benefícios (mais mortes são causadas do que evitadas).

As mortes se devem tanto às reações anafiláticas a antibióticos no próprio paciente, quanto à produção de resistência bacteriana.

A prevenção é fundamental para o balanço positivo entre os benefícios e os danos esperados. Posto que a endocardite é muito rara, a intervenção para evitá-la deveria ser extraordinariamente eficaz, segura e barata. O tratamento preventivo com antibióticos não satisfaz qualquer um desses três critérios. A sua utilização nessa indicação soma-se ao abuso generalizado de antibióticos.

Nesse sentido, o dano gerado pelo uso indevido de antibióticos tem externalidades; isso é, provoca-se também em quem não participou em absoluto do processo. Esse dano social é difícil de quantificar, mas estima-se que mais de 30 mil europeus morrem a cada ano como resultado da doença (septicemia, dentre outras) causada ou agravada pela resistência aos antibióticos. E não é só morte, mas internações desnecessárias e custos hospitalares, tanto em tempo e dinheiro (do paciente e da família, e do sistema de saúde).

De certa forma, todo uso irracional dos recursos de saúde tem externalidades, pois o uso desnecessário de tempo e dinheiro é subtraído da assistência que não se presta a toda a população, tanto daqueles submetidos aos rigores da prevenção inútil quanto do resto.

Menstruação

A prevenção primária em torno da vida sexual também é uma área de negócios, onde pode haver um afã de lucro (cobiça) que excede os limites e por isso causa dano pela ganância.

Por exemplo, você pode argumentar que a menstruação é uma questão obsoleta. Não se trata de uma fantasia, mas uma proposta do cientista e ginecologista brasileiro Elsimar Coutinho publicada em seu livro de 1999, "A menstruação é obsoleta?", e se pode superar com o tratamento adequado. Claro, a menstruação faz parte de cerca de metade da vida das mulheres normais, mas o que é normal nesse domínio é uma questão que pode ser alterada por meio da influência de comerciantes, ginecologistas e movimentos feministas exaltados (formados basicamente por pessoas que desprezam os homens).

O raciocínio para considerar que a menstruação é obsoleta é que a mulher pré-histórica vivia muito menos anos e teve, no máximo, e sem gravidezes, cerca de 160 ciclos menstruais, e uma mulher moderna pode ter até 450 nos países desenvolvidos. Na prática, a mulher pré-histórica poderia viver cerca de 25 anos e gastar metade de sua vida na gravidez e lactação. A menstruação era muito rara, na verdade. Mesmo no início do século XX as mulheres continuaram a passar a maior parte de sua vida reprodutiva entre a gravidez e a lactação; era comum ter dez ou mais partos (e morte precoce de mulheres devido a gravidez, parto ou pós-parto). Assumindo uma vida média de 40 anos e uma média de sete gestações, partos e lactações, seriam produzidos menos da metade dos 240 ciclos possíveis.

O aumento do número de ciclos no século XXI é devido à extensão da sobrevivência e ao fato de haver menos gravidezes, menos tempo de amamentação, puberdade precoce e menopausa tardia.

Será que existem vantagens em continuar menstruando no século XXI? Pequena vantagem, se for possível especular sobre a natureza simbólica da menstruação, para além da biologia da ovulação que a justifique. Assim, em tribos primitivas, os homens podiam "escolher com os olhos" para acasalamento as mulheres potencialmente férteis entre aquelas que não estavam amamentando, nem estavam sem regra (grávidas ou quase certamente estéreis). Esse mecanismo pode explicar a falta de resposta da testosterona aos "picos" hormonais típicos na mulher, que coincidem com sua maior receptividade sexual. Os estímulos visuais óbvios são mais estimulantes para os homens do que os mais sutis comportamentos sexuais femininos que incitam à relação sexual. Como Emilia Pardo Bazán (escritora galega) disse: "Não haveria mulher honesta, se o homem soubesse tanto do quando quanto do como."

De qualquer forma, parece que a antecipação do início das menstruações (menarca) tem causas complexas sociais, ambientais, endócrinas, dentre outras. Hoje a puberdade começa de fato aos 7 anos, com o início do desenvolvimento das mamas e dos pelos pubianos (e em meninos aos 9 anos). Com efeito, tal avanço da puberdade e da menarca não tem impacto sobre a estatura final da mulher, contrariando a crença popular de que a menarca prevê o fim do crescimento em altura.

A menstruação envolve um ritmo variável hormonal que marca a vida das mulheres da menarca à menopausa. Esse ritmo sincopado, com picos associados à ovulação, fala da aparente influência mística invisível da lua e de uma fisiologia única. Mas se a pressão continuar, será uma questão de tempo antes que a mulher chegue a rejeitar a menstruação, considerando-a obsoleta, e apoie a terapia hormonal por toda a vida para evitá-la. A espiral da ciência, da prevenção e do negócio se torna força cultural e social que se impõe.

Em qualquer caso, a menstruação é um processo natural e fisiológico que normalmente não requer médicos. O seu início, a menarca, é um evento que é vivido pelas pessoas e culturas, mas nunca se justificaria a criação de "unidades de menarca", onde ginecologistas dariam conselhos à filha adolescente sobre "como menstruar." Há coisas íntimas que deveriam estar na privacidade da família.

Evitando gestações não desejadas

As transformações sociais, econômicas e culturais explicam o declínio da fertilidade feminina. E, por sua vez, o menor número de filhos por família é o cerne de grandes mudanças na saúde, sociais, econômicas e culturais. Junto com a educação, vacinas e o tratamento e abastecimento de água, o controle de natalidade é essencial para melhorar a saúde das mulheres e da família. Evitar gravidezes não desejadas é uma atividade de prevenção primária.

Como se controla a natalidade?

No decorrer da evolução humana, tem sido controlada por meio de mecanismo inibitório da ovulação desencadeado pela sucção do mamilo pelo lactente. O aleitamento materno é o contraceptivo natural mais comum, que normalmente consegue adiar a gravidez enquanto a sucção do peito persistir.

Voluntariamente, o casal também é capaz de controlar a taxa de natalidade com métodos físicos, tipo *coitus interruptus*. Além disso, a fisiologia feminina é alterada por ocasião de catástrofes e fome, de modo que o número de gravidezes diminui. De maneira oposta, após as guerras tendem a aumentar as gestações, especialmente de bebês do sexo masculino. Também a sociedade pode alterar orientações sexuais para incentivar gestações;

por exemplo, no Paraguai, após a Guerra do Paraguai (1865-1870: Argentina, Brasil e Uruguai, com o apoio do Reino Unido, contra o Paraguai), que levou à morte de 90% dos homens. Para promover o repovoamento, se institucionalizou a política "amor livre" e poliginia, porque em alguns lugares a relação era de um homem para cinquenta mulheres.

Sabemos pouco sobre a fertilidade em seres humanos, mas para seu estudo se deveria levar em conta os aspectos biológicos, econômicos, psicológicos e sociais.

A taxa de fertilidade é o número de nascidos vivos em um ano para cada mil mulheres em idade fértil (geralmente entre 15 e 49 anos).

A taxa de fecundidade da metade e mais rica parte da população mundial foi de 2,1 pela primeira vez na história em 2010. A taxa de 2,1 é a taxa de substituição, capaz de manter a população em um nível estável. Entre os países com essa taxa, se incluíram alguns aparentemente muito prolíficos, como Brasil, China, Indonésia e Índia. Em 2012, a taxa média de fertilidade nos países desenvolvidos foi ligeiramente inferior a 2,1, e nos países pobres foi de 3. As pessoas, nos países pobres, estão adotando comportamento "ocidental", de modo que o aumento da riqueza e da educação das mulheres está associado a menores taxas de fertilidade. Em meio século, a taxa de fertilidade dos países pobres passou de 7 para 3. Seguem o caminho dos países ricos, mas nesses a mudança durou quase dois séculos, desde o início da industrialização até a metade do século XX.

A taxa de fertilidade começa a cair quando a renda *per capita* sobe para mil a dois mil dólares, e chega à taxa de substituição quando atinge de quatro mil a dez mil dólares. Por sua vez, as baixas taxas de fertilidade permitem maior acumulação de riqueza (é distribuída entre menos pessoas), taxas de poupança mais altas (as famílias têm excedente mais facilmente), melhor educação dos filhos e maior incorporação das mulheres no mercado de trabalho. Portanto, há uma relação biunívoca entre riqueza/educação e fertilidade. Na verdade, há um momento demográfico com poucos avós (morrem cedo devido às más condições de vida) e poucos netos (a taxa de fecundidade cai), o que dá grandes oportunidades para homens e mulheres jovens e suas nações. Esse momento está presente em muitos países da América e da Ásia, onde o "dividendo demográfico" é a causa de grande parte do seu enriquecimento.

Em vez de organizar a sociedade para que as mulheres tenham os filhos que desejam (nos países desenvolvidos querem ter mais do que têm) e na idade que queiram (nos países desenvolvidos querem tê-los antes), tudo que se oferece são métodos para controle, sem entrar na discussão sobre a melhor idade para a maternidade. Em muitos casos, as mulheres enfrentam quase sozinhas as decisões sobre fertilidade, sem qualquer debate social para ajudar, ou benefícios sociais que ofereçam liberdade para decidir o número de filhos e quando tê-los. Enquanto ela pensa, entra o controle de natalidade que facilita a vida sexual satisfatória.

Existem diversos métodos de contracepção. Alguns alcançam vários objetivos. Por exemplo, os preservativos (masculino e feminino) têm função preventiva dupla, uma vez que reduzem a incidência de gravidez indesejada e, ao mesmo tempo, de doenças sexualmente transmissíveis (como gonorreia, clamídia, sífilis e Aids). Em ambos os objetivos não são perfeitos, mas o preservativo masculino é de uso simples, barato e muito popular.

Convém saber que a circuncisão também tem efeito demonstrado na redução da transmissão do HIV, pelo menos em zonas de elevada prevalência, tais como a África negra, onde é prática recomendada pela Organização Mundial da Saúde. Pediatras dos EUA recomendam a circuncisão universal por suas supostas vantagens (menos infecções urinárias, menos doenças sexualmente transmissíveis e menor incidência de câncer de pênis); outros países se recusam a fazer isso devido à falta de base científica e irrelevância do seu impacto. Por exemplo, na Holanda, a Associação Nacional de Médicos acredita que a circuncisão não terapêutica é uma violação dos direitos da criança, de sua autonomia e integridade corporal, com efeitos adversos injustificáveis, por isso tem uma forte política de dissuasão. E na Alemanha, há uma decisão judicial final que considera a circuncisão uma mutilação e, portanto, está proibida. Essa política confronta com as culturas judaica e muçulmana, em que a circuncisão ritual é uma parte importante da vida dos homens e das comunidades. Em geral, os benefícios da circuncisão não justificam a sua aplicação universal, pelos danos envolvidos.

Os métodos contraceptivos são muitos, e sua eficácia é variável. O mais radical é a abstinência sexual, mas são poucas as promoções para o seu cumprimento rigoroso e prolongado. Também servem como controle de natalidade a homossexualidade e a masturbação, em prática permanente ou ocasional.

Diante dos métodos cirúrgicos radicais (vasectomia e laqueadura), os métodos físicos e químicos transitórios fornecem uma alternativa para as mulheres que querem apenas uma contracepção temporária (de emergência ou contínua). Além de preservativos e métodos cirúrgicos radicais, há métodos sintotérmicos (Ogino, Billings, dentre outros), anel cervical, diafragma, dispositivos vaginais, pílula anticoncepcional (de emergência e de rotina), implantes hormonais, injeções, adesivos, DIU (dispositivo intrauterino), e outros.

O DIU tem um mecanismo de contracepção mecânica, que se pode aumentar com a impregnação de levonorgestrel. Em ambos os casos, os DIUs são muito mais eficazes do que os contraceptivos orais, com eficácia semelhante à ligadura tubária, e só são superados pelo implante subcutâneo de levonorgestrel e pela vasectomia.

O DIU tem uma má reputação injustificada. Seu uso no Brasil é de apenas 2% e na Espanha é também muito incomum, de tão somente 5%, com uma tendência decrescente por vários fatores, entre os quais se destaca a consideração de ser método mecânico reservado a especialistas, sem reconhecimento de que, por exemplo, em Portugal, implantar o DIU é uma tarefa diária de médicos de família, e na Suécia, de enfermeiros de atenção primária. Além disso, em Orense (Espanha), comparou-se a implantação de DIU por ginecologistas e médicos de família, sem que se demonstrassem diferenças relativas à colocação, nem a complicações no curto ou longo prazo.

A má reputação do DIU tem muito a ver com os seus alegados efeitos colaterais. Mas, de fato, o DIU causa menos mortalidade do que os contraceptivos orais, incluindo preparações de terceira e quarta gerações (esses, por sua vez, causam uma mortalidade mais elevada do que a antiga "pílula" de segunda geração, que é a mais segura).

Todos os contraceptivos (DIU, hormonais e outros) têm menor mortalidade e complicações do que as gravidezes e partos que evitam.

Em relação à doença inflamatória pélvica, não é aumentada pelo DIU, nem impede a sua utilização, uma vez resolvida. Os DIUs tampouco estão associados com a infertilidade em mulheres nulíparas (que não tiveram qualquer gravidez), um dos mitos mantidos contra a realidade. Não é necessário o uso de ultrassonografia para monitoramento, nem existe a obrigação de inserir o DIU durante a menstruação. O DIU pode ser utilizado como um método de contracepção de emergência. Certamente, ele é muito útil durante a lactação, para complementar o efeito contraceptivo natural da amamentação, uma vez que é um método mecânico de ação local no útero e não afeta o leite, nem a secreção hormonal.

Tudo isso não exclui que o DIU tenha suas indicações, contraindicações e complicações, mas sua rejeição não se justifica, nem a preferência generalizada por outros métodos menos eficazes e mais perigosos.

O DIU é um método mecânico de contracepção reversível e barato, de simples implantação e manutenção, com uma excelente relação custo--eficácia e o equilíbrio global favorável entre benefícios e riscos (quando comparado com outros métodos físicos e químicos de prevenção da gravidez). Nada impede que o médico de família o implante em seu consultório, de modo que suas pacientes tenham uma gama maior de opções contraceptivas.

Pode-se melhorar significativamente o uso adequado de métodos contraceptivos, facilitando a sua aquisição ou até liberando-os gratuitamente e trazendo a tecnologia para mais perto de onde os pacientes vivem. Por exemplo, no Brasil e no Uruguai, todos os preservativos masculinos e todos os anticoncepcionais são gratuitos. Em alguns casos, também são gratuitos os preservativos femininos, especialmente para prostitutas.

Trata-se de oferecer serviços "de alta qualidade, mínima quantidade, com a tecnologia apropriada no momento e no lugar oportunos, pelo profissional adequado e tão perto da casa do paciente quanto possível". Daí a importância, por exemplo, de as enfermeiras de atenção primária (Suécia) e os médicos de família (Portugal) inserirem o DIU.

A prevenção de gravidezes indesejadas é uma tarefa intersetorial e multidimensional, não só médico-biológica. No entanto, convém prudência, já que alguns esforços bem-intencionados podem obter efeitos opostos aos desejados. Por exemplo, sessões (aulas, palestras, conferências) sobre sexualidade nas escolas, que nada acrescentam, exceto maior frequência de doenças sexualmente transmissíveis e gestações indesejadas.

Hoje, a questão não se refere tanto ao aumento de informações, mas à mudança de comportamento. É uma tarefa difícil, mas não impossível, que evitaria muito sofrimento, porque a gravidez indesejada muitas vezes termina em abortos voluntários, que serão sempre interpretados como um fracasso social, especialmente se forem mais de 100.000, e essa taxa é a metade da taxa de nascimento, como na Espanha.

Finalmente, não se deveria confundir as questões relativas à prevenção de gravidez e doenças sexualmente transmissíveis com a saúde sexual propriamente dita. Nesse sentido, a promoção da saúde sexual está ajudando a experiência da sexualidade a alcançar um potencial suave, complexo, rico e vivo, que dá plenitude ao ser humano em suas várias formas de realização (não apenas genital, coital e orgásmico), desde o ascetismo místico e a continência permanente até o desfrutar intenso e contínuo de todas as combinações imagináveis da expressão sexual.

Gravidez, parto e pós-parto saudáveis e aleitamento materno

A gravidez desejada (e a pré-gravidez planejada) é escopo para a prevenção primária, no sentido de ajudar o desenvolvimento normal do concepto e evitar complicações durante a gravidez em si e o parto, pós-parto e amamentação. Tudo que a mulher precisa é certo grau de equilíbrio biológico, psicológico, familiar, social e de trabalho para ajudá-la a desfrutar 9 meses de um estado de plenitude e parto, pós-parto e amamentação sem tensão. Também é desejável que a mulher tenha cumprido o calendário de imunização na infância e adolescência e, portanto, que esteja vacinada contra o tétano e a rubéola.

Gravidez, parto, pós-parto e lactação são situações fisiológicas, estágios normais na vida da mulher. O corpo e a mente das mulheres são preparados para a gravidez, o parto e o pós-parto (e aleitamento). Podemos comparar o processo de gravidez a qualquer outro que o corpo resolva por si mesmo, como a digestão.

Tal como acontece com todos os aspectos da saúde, a gravidez apresenta melhor evolução e resultado se as mulheres têm algum grau de educação formal, acesso à água potável e à moradia decente, trabalho em condições saudáveis e renda suficiente, se são bem alimentadas, evitam o uso de drogas lícitas e ilícitas, fazem parte de uma família estruturada e pertencem a uma comunidade em que estão integradas.

O sistema de saúde faz pouco em uma gravidez, parto, pós-parto e amamentação normais. O preceito básico é não complicar o curso fisiológico normal. E isso é que não se faz. Muitos obstetras e ginecologistas realizam na grávida saudável uma verdadeira fúria preventiva desnecessária e contraproducente.

A gravidez torna-se para as mulheres (e suas famílias) um período de preocupação, sofrimento, quase tortura, angústia e ansiedade, sempre devendo comparecer a uma consulta ou realizar um exame, na expectativa de um resultado, com a agonia de um valor ou imagem anormal a ser esclarecido, sujeita a medicamentos que se ampliam sem cessar, atendendo às normas de dieta e vida que chegam até a regular sua respiração. A menor alteração justifica uma licença por doença e repouso. A gravidez normal torna-se doença com grande carga de enfermidade (sentimentos de desamparo, fragilidade, sofrimento e vulnerabilidade).

A grávida saudável cumpre protocolos com consultas e exames contínuos e geralmente desnecessários. As coletas de amostras de vários testes são rotineiras, solicitadas quase sem discuti-las com a mulher, e as consultas são protocolares. Deveria proceder-se exatamente ao contrário: a adaptação às necessidades e experiência da gravidez e o desenho conjunto dos cuidados a serem prestados. Além disso, como esperado, as atividades preventivas são oferecidas, implementadas e regularmente seguidas por todas as grávidas de classe média e alta, cultas e mais saudáveis (as que menos se beneficiam delas), como demonstrado na Espanha.

Pouco tempo é dedicado a informar à grávida a razão pela qual diferentes testes são realizados e o significado dos resultados anormais. Por exemplo, não é incomum que se peça um teste de HIV sem que se faça explicitamente, tal qual muitos outros, como os exames de hepatite e sífilis no sangue, de infecções na urina e secreção vaginal.

A uma grávida saudável solicita-se, sem qualquer base científica, que se abstenha de comer carne, a menos que seja bem cozida, assada ou frita. Em qualquer caso, deveria aconselhar-se o consumo muito moderado de atum, garoupa, tubarão, peixe-espada e outros peixes similares

São e salvo **167**

para evitar a ingestão de mercúrio, que se acumula no feto (na Espanha é um problema da classe alta, porque os pobres tendem a comer peixe sem mercúrio, como a sardinha).

A uma grávida saudável são prescritos, durante os nove meses, ácido fólico, iodo e, muitas vezes, ferro.

O ácido fólico é uma vitamina necessária para a vida, sintetizada pelas bactérias do intestino, mas é preciso um aporte exógeno para alcançar a quantidade diária necessária. Deficiências em ácido fólico provocam anemia megaloblástica.

Na gravidez, a suplementação de ácido fólico está associada à redução de defeitos do tubo neural em recém-nascidos. Tais defeitos são encontrados em um para cada mil nascidos vivos, e a frequência é multiplicada por mais de 20 quando a mãe é epiléptica e toma valproato e/ou quando teve filhos anteriores com esse defeito.

O ácido fólico pode ter um efeito positivo quando a dieta é pobre, sem pão ou verduras (fólico vem de *"folia"*, folha), desde que o suplemento seja tomado desde a concepção até ao final da terceira semana. Isto é, o ácido fólico se justificaria nos primeiros 30 dias de gestação, até que o tubo neural (que formará o encéfalo e a medula espinal) se feche. O fechamento do tubo neural é um processo crítico, e se houver problemas pode levar à anencefalia, encefalocele e mielomeningocele (espinha bífida) em diferentes graus de gravidade.

Tenha em mente que 30 dias de gestação significam pouco mais do que um par de semanas após a primeira percepção do "atraso". A ingestão de ácido fólico não é requerida como medicação durante toda a gravidez, somente nos primeiros 30 dias. E é importante realçar nossa ignorância sobre o mecanismo de ação mais íntimo do ácido fólico, mas foi sugerido que atua como um agente teratogênico; ou seja, levando a abortar o embrião nos estágios iniciais, quando o tubo neural não está bem fechado.

Em relação ao iodo, é desnecessário em regiões e países com oferta adequada na dieta, como a maior parte da Espanha (exceto algumas populações isoladas que vivem em regiões montanhosas). Tais suplementos são associados a distúrbios da tireoide em mulheres grávidas e em atraso no desenvolvimento psicomotor no fruto do seu ventre (especialmente se for do sexo feminino). Produzem, portanto, efeito adverso ao desejado. O que convém mesmo é uma dieta variada e saudável.

A suplementação de ferro é desnecessária na gravidez saudável. Não é recomendada de rotina e não tem benefícios, porque está associada com parto prematuro e baixo peso ao nascer. O que é lógico e prudente, insistimos, é uma dieta saudável e variada.

É desnecessário, também, o uso de Doppler (monitor da frequência cardíaca fetal), que muitas vezes chega a ser realizado em todas as consultas pré-natais.

Não acrescenta saúde a busca ativa de diabetes gestacional com vários testes, tais como O'Sullivan (determinação da glicemia após a administração de 50 gramas de glicose por via oral). O resultado associado ao diabetes gestacional é a macrossomia neonatal, mas o diabetes gestacional causa apenas 5% dos nascimentos com mais de 4 quilos e meio. Além disso, dietas e controle glicêmico rigorosos com insulina no diabetes gestacional podem ter efeitos adversos sobre o feto. Por si só, ser rotulada como diabética aumenta a probabilidade de cesariana desnecessária. É prudente reservar o rastreamento de diabetes gestacional só para as mulheres grávidas em risco de tê-lo (obesa, com história familiar de diabetes, história prévia de diabetes gestacional, filhos anteriores com macrossomia, dentre outros).

Em uma grávida saudável, se faz o controle com ultrassom (ecografia ou ultrassonografia), rotineiramente, pelo menos três vezes na gravidez. Não há base científica alguma para sequer se fazer um ultrassom durante a gravidez saudável. O ultrassom de rastreamento, por protocolo, não consegue melhorar a saúde da mãe ou do filho. Às mulheres grávidas são ainda prometidos ultrassons volumétricos em três e quatro dimensões (em movimento), mas tudo isso é desnecessário, a menos que haja uma indicação médica específica. Bem demonstra o sistema de saúde norueguês, que permite à mulher escolher se faz um ou nenhum ultrassom (por mero capricho, para saber o sexo do bebê).

A dúvida é se seria necessário fazer pelo menos uma ultrassonografia na gravidez, mas quando foram feitos ensaios clínicos para avaliar a utilidade do ultrassom na gravidez normal, foi demonstrado que nada acrescenta à gravidez ou ao parto, nem à mãe ou à criança. Sequer serve para determinar a idade gestacional, avaliada de forma mais precisa a partir da data da última menstruação. De fato, muitas imagens falsamente anormais servem de tormento para as mulheres, e as variações no tamanho e na aparência do feto e no desenvolvimento da placenta valem como justificativa para cesarianas desnecessárias.

Frente ao sangramento vaginal durante a gravidez, não pode haver atraso em buscar uma consulta médica, se ocorrer no terceiro trimestre. É muito diferente no primeiro trimestre, quando abortos espontâneos são comuns e sangramento vaginal não exige nem consulta, nem medidas especiais (a menos que você tem sintomas de alarme, tais como aumento de hemorragia, febre e/ou dor abdominal).

Cerca de 10% das gestações terminam em aborto espontâneo identificável, e sangramento vaginal no primeiro trimestre geralmente é o primeiro sintoma. Normalmente, nos abortos, a natureza elimina produtos anormais e inviáveis.

O importante é ver a gravidez como uma situação fisiológica, e o aborto espontâneo no primeiro trimestre como uma resposta natural a uma anormalidade do embrião ou à sua implantação (em mais de 60% dos abortos há uma alteração genética que torna inviável o embrião). O aborto espontâneo no primeiro trimestre é um processo de autorregulação, que por si só não necessita de repouso (e muito menos curetagem).

O padrão admitido em um evento tão traumático como sangramento vaginal no primeiro trimestre é geralmente a realização de ultrassom diagnóstico e consulta urgente com o ginecologista-obstetra. A mulher, preocupada ante a "ameaça" de aborto, segue as diretrizes que lhe são dadas, geralmente repouso absoluto e, se necessário, curetagem.

No entanto, nem a gravidez saudável, nem o sangramento no primeiro trimestre exigem consulta com o ginecologista-obstetra; se muito, com a obstetriz e o médico de família para avaliar o histórico médico e realizar o exame físico, abdominal e pélvico. O aborto espontâneo no primeiro trimestre com frequência resolve-se por si só, com ou sem descanso, e se o processo abortivo não é interrompido pela intervenção prematura do obstetra de plantão, o útero expele o produto inviável em poucos dias. Se após dez dias ainda não foi expulso e continua "manchando", convém que a mulher consulte o ginecologista-obstetra. Com a "observação ativa" (sem nada fazer, mas com o médico de família disponível para consulta), se resolve mais da metade desses abortos, e a intervenção cirúrgica se reduz aos 21-59% restantes.

170 Juan Gérvas e Mercedes Pérez Fernández

A visita ao pronto-atendimento ao primeiro sinal é desnecessária e perigosa, porque o ultrassom só aumenta a ansiedade nas mulheres e as expõe à curetagem desnecessária, pela ansiedade do ginecologista-obstetra.

Para tranquilizar a mulher, é conveniente compartilhar com ela o que sabemos sobre a gravidez e o aborto. O sangramento é muito comum no primeiro trimestre, atingindo 20% das mulheres. Entre aquelas que sangram, metade tem um aborto. A maioria (75%) dos abortos ocorre nas primeiras 12 semanas de gravidez.

No parto, após a gravidez saudável, é prevenção primária ser assistida por uma obstetriz (como alternativa, por um médico de família). As chances de dano perineal, sofrimento fetal e cesariana são maiores quando o parto normal é realizado por um ginecologista-obstetra. Os resultados finais para a criança e a mãe são melhores com a assistência da obstetriz. Nos Estados Unidos, é irônico que as mulheres pobres tenham melhor assistência ao parto por serem atendidas por obstetrizes, porque elas não podem arcar com os custos dos cuidados do ginecologista-obstetra. Infelizmente, nos Estados Unidos, a mortalidade materna é uma questão de direitos humanos, pois seu aumento progressivo afeta principalmente as mulheres negras, dada a sua segregação social, cultural, econômica e política; assim, a mortalidade materna é três vezes maior em mulheres negras, em comparação com as brancas. Serve de consolo que, se chegarem vivas e saudáveis ao parto, sobreviverão melhor ao serem atendidas por obstetrizes.

No Canadá, podemos ver situação oposta à dos Estados Unidos, porque existe um sistema de saúde público de cobertura universal que fornece acesso para mulheres de classe baixa a partos assistidos por médicos. No entanto, esses partos têm piores resultados em relação à morbidade neonatal, o que é atribuído a intervenções excessivas de ginecologistas e obstetras.

Carecem de base científica quase todas as normas aplicadas no parto normal. É desnecessário depilar, realizar enema, repouso em decúbito, isolamento do casal, "empurrar" e "espremer" o abdome, monitorar o feto, estabelecer uma via intravenosa (*"se por um acaso"*) e a grande maioria das episiotomias e cesarianas. Tudo isso é agressivo e uma expressão da medicalização da gravidez e do parto normal.

De fato, por exemplo, a episiotomia é normalmente justificada em 5 a 10% dos partos normais. O uso excessivo e desnecessário está associado

São e salvo **171**

com pior resultado, mais trauma perineal, mais deiscências de sutura, mais dispareunia e mais frequentes e intensas incontinência urinária e fecal no pós-parto. Na Espanha, há hospitais que realizam episiotomia em até 97% dos nascimentos, embora as porcentagens estejam em queda.

Em relação às cesarianas, estão se tornando a forma mais comum de parto, especialmente entre as mulheres de classe alta em países pobres e em desenvolvimento (no Brasil, terminam em cesarianas quase 90% dos partos de mulheres da classe alta). Em contrapartida, as cesarianas são mais comuns entre as mulheres de classe baixa na Finlândia, Noruega e Suécia. No País Basco, área rica da Espanha, a taxa de cesarianas é de 15%. A taxa de cesarianas não está relacionada com a necessidade obstétrica, mas com o nível cultural da grávida, o caráter público ou privado da atenção, o clima social e o estilo de prática dos médicos. As cesarianas têm fama de serem seguras, mas carregam um risco duplo pela intervenção cirúrgica e anestésica. De fato, no Canadá, se demonstrou que a morte por cesariana está impedindo a diminuição da taxa de mortalidade materna. Além disso, comparando o resultado da escolha voluntária de cesariana contra o parto vaginal para mulheres saudáveis, mostrou-se que as cesarianas foram associadas com maior frequência de sepse puerperal, tromboembolismo, parada cardíaca e sangramento grave com histerectomia. Conta, também, o risco para gravidezes e partos subsequentes.

É uma prática absurda atrasar o contato mãe-filho e não iniciar a lactação precoce. Nos primeiros minutos, ligações muito intensas entre mãe e filho são geradas, e a sucção provoca a secreção de oxitocina, o que ajuda a ejeção do primeiro leite (colostro) e, indiretamente, da placenta (por contrações uterinas). O sucesso nesses estágios iniciais facilita o estabelecimento do aleitamento materno, que ajuda o crescimento e o desenvolvimento de um bebê saudável e um pós-parto e criança serenos.

Finalmente, depois de uma gravidez normal, para o parto cabe escolher a própria casa. Os ginecologistas-obstetras devem ser resguardados, pois sua tarefa principal é atender aos partos patológicos. O hospital não é lugar para partos normais, embora essa seja a "patología" mais frequente para internação no mundo desenvolvido. O parto normal no hospital reflete o poder de muitos ginecologistas-obstetras, pois facilita o seu cômodo trabalho "em sua casa" e com partos normais (que se desenvolvem sozinhos, praticamente). O hospital deve ser reservado para partos patológicos. Há lugar para o parto domiciliar ou em pequenas casas de parto próximas ao domicílio, sob o cuidado das obstetrizes.

As mulheres são aterrorizadas com as temidas complicações possíveis, mas em termos absolutos o parto não é mais fatal nos países desenvolvidos do que uma simples gripe. Na Espanha, a mortalidade materna é muito baixa, e cerca de 30 mulheres morrem a cada ano por essa causa, geralmente por eclâmpsia, acidente vascular encefálico e hemorragia. Devemos internar todas as mulheres que vão dar à luz, apenas "por acaso", por "precaução"? Internaríamos todos os pacientes com gripe por ser algo ameaçador (1.500 mortes por ano na Espanha)? Podem-se fazer perguntas semelhantes no Brasil, embora a mortalidade materna seja muito maior, 69 por 100 mil, cerca de 1.500 mortes em 2014.

Na Austrália, no Canadá e nos Estados Unidos, seguem havendo gestações e partos assistidos unicamente por obstetrizes e médicos de família. Na Holanda, 30% dos partos são atendidos em casa ou em salas de parto, e exclusivamente por obstetrizes comunitárias (que são profissionais independentes contratadas pelo sistema de saúde). O parto domiciliar bem planejado e organizado é uma escolha saudável e conduz a um parto natural. No Brasil, as organizações médicas oficiais são muito ativas contra os partos em casa, ou até mesmo em "Centros de Atenção ao Parto Normal" do próprio sistema de saúde. Contudo, no Reino Unido, o *National Institute for Health and Care Excellence* (NICE) publicou recomendação em 2014 favorável ao parto domiciliar, ou em centros liderados por obstetrizes, para mulheres saudáveis com gravidez saudável, porque são alcançados melhores resultados de saúde do que no hospital quando atendidas por obstetras.

A hospitalização desnecessária leva a taxas excessivas de cesarianas (maior em clínicas privadas, até 50% no Hospital de Puertollano (Espanha) e, como mencionado, mais de 90% em algumas clínicas privadas no Brasil) e a todo um estilo de nascimento medicalizado. É penoso que se atemorize as grávidas com a morte durante o parto domiciliar para forçar internações desnecessárias.

Parir não é morrer, mas dar a vida, uma forma de plenitude como mulher, e a própria casa é o melhor lugar para ter um parto normal com dignidade.

A promoção do aleitamento materno também é uma atividade de prevenção primária. O aleitamento materno é parte da alimentação do ser humano nos primeiros mil dias de vida (nos dias que vão desde a concepção até o segundo aniversário), e nos países em desenvolvimento pode prevenir milhões de mortes. Nos países desenvolvidos, e desde sempre, ajuda as crianças a serem mais saudáveis, sem ganhar peso em excesso. Ou seja, as crianças amamentadas no peito transbordam bem-estar sem serem "gorduchos". Infelizmente, a criança gorda ainda é por vezes interpretada como um sinal de saúde e, nesse sentido, ganham as crianças criadas com leite em pó ("rações compostas, artificiais"); portanto, para promover o aleitamento materno, deve ser reforçado com a mãe o efeito comparativo a favor do peso (não da saúde) entre os bebês amamentados e crianças criadas com leite artificial.

Em qualquer caso, o aleitamento materno é bom para o bebê, uma vez que satisfaz o seu instinto de mamar enquanto ele se junta à mãe, traz anticorpos, ferro e ácidos graxos de cadeia longa (essenciais para a maturação do cérebro), está sempre na temperatura ideal, tem variedade no gosto, dependendo da comida e bebida da fonte, é de uso reservado e exclusivo, há *open bar*, é de fácil digestão, existem "dois caso falte um", a sucção ajuda no desenvolvimento da dentição saudável e seu consumo está associado com menor incidência de constipação e morte súbita no presente, e no futuro a menor incidência de várias doenças, como a asma, dentre outras.

O aleitamento materno é bom para a mãe, porque cria fortes ligações com o bebê, é agradável e livre, transportado gratuitamente, é "preparado" imediatamente, sem nenhum recipiente para levar ou limpar, é compatível com outras atividades (televisão, cinema, desfrutar do ar livre), gera orgulho e autoestima de "mãe", a admiração por parte do homem, ajuda a restaurar o peso pré-gestacional, melhora a involução do útero, cessa a ovulação (o que ajuda a aproveitar o sexo sem medo de gravidez), provoca respeito e inveja nas mulheres (até certo ponto) e carrega menor incidência de anemia no presente, e no futuro menor incidência de vários problemas de saúde, incluindo o câncer de mama.

Para incentivar o aleitamento materno é necessária uma abordagem intersetorial que combine os esforços do sistema de saúde com medidas para facilitar a sua prática, como as autorizações e licenças de trabalho, adequação de local, tolerância social (em algumas sociedades desenvolvidas, a imagem do peito é rejeitada, segundo uma interpretação cristã inflexível e extremista da sexualidade), entre outras. Para a sociedade, é conveniente a amamentação, pois produz saúde em crianças e mães, além de favorecer a ecologia (não é preciso obter, controlar, embalar, transportar, nem vender quaisquer produtos) e diminui o custo de se ter uma criança.

Além disso, sobram as vitaminas para complementar a dieta da criança, seja a alimentação natural ou artificial; o que convém é levar o bebê para um passeio todos os dias. Além disso, a introdução de vários alimentos deve ser regida pela cultura e gostos da família, com uma lógica prudente que tem pouco a ver com as normas estritas que muitas vezes são recomendadas.

A grávida deve saber que existem mais probabilidades de ter algumas complicações, especialmente no terceiro trimestre, como tromboembolismo e pneumonia, sem que isso seja motivo de preocupação, mas de prudência. Por exemplo, deve evitar o contato direto com alguém com varicela. Em qualquer caso, a vacinação contra a gripe não é justificada. Tampouco se justifica o reforço contra o tétano, se cumpriu com o calendário de imunização na infância e adolescência. Nem a revacinação contra a coqueluche se justifica durante a gravidez, com a ideia de passar anticorpos ao bebê com o leite, porque o prudente é evitar o contato do recém-nascido com aqueles que são afetados por ela.

Morte súbita infantil

A prevenção primária pode prejudicar e até matar, como todas as atividades de saúde, incluindo o aconselhamento. Sobre danos fatais por recomendação médica, serve de exemplo o efeito de conselhos sobre a prevenção da morte súbita do lactente. Os quatro filhos dos signatários deste livro nasceram entre 1970 e 1976. Naquela década, estava no apogeu da popularidade a recomendação de colocar os bebês para dormir virados para baixo (de bruços). É uma posição não natural, forçada e absurda, mas a recomendação pediátrica foi baseada na suposta capacidade de reduzir assim a probabilidade de morte súbita infantil. Não houve estudo de qualidade que demonstrasse o efeito benéfico de tal posição, com exceção de algumas observações que eram populares entre pediatras, em um comportamento dogmático

São e salvo **175**

que segue vivo. É bem demonstrado pela arrogância sem base científica das recomendações atuais de alguns pediatras sobre dietas, suplementos de vitaminas, vacinas e desenvolvimento infantil (deformações cranianas, como platicefalia e plagiocefalia, dentre outras).

Nos anos setenta do século XX, não foi fácil resistir à pressão de pediatras, familiares e conhecidos que seguiram o conselho absurdo que prometia evitar a morte súbita do lactente. A morte súbita e inesperada de um bebê previamente saudável é um evento traumático de enorme impacto para os pais, as famílias e a sociedade e, portanto, tenta-se evitá-la a todo o custo, por mais absurdo que possa parecer o conselho médico. Não é estranho, por mais surpreendente que fosse a recomendação pediátrica, que a maioria dos pais a seguisse na confiança de fazer o melhor, mas, sem saber, aceitaram o aumento da probabilidade de morte súbita. Isto é, a recomendação de dormir de barriga para baixo alcançou o oposto do efeito desejado, e, na verdade, houve aumento da incidência de morte súbita.

Na Holanda, a recomendação pediátrica de colocar os bebês para dormir virados para baixo multiplicou por quase 25 a incidência de morte súbita em bebês, passou de 5 a 120 por 100.000 bebês por ano. Apenas se advertiu o dano depois de quase um quarto de século, e foi revertido com uma forte campanha para "dormir de costas" *(back to sleep)* nos anos noventa.

Na Alemanha Oriental (RDA, comunista), não houve essa epidemia, que provocou décadas de morte súbita por causa médica na Alemanha Ocidental e outros países capitalistas. Não que se tenha duvidado, na Alemanha Oriental, da eficácia da recomendação, mas havia um controle estatístico rigoroso de todos os problemas de saúde nos jardins de infância. Na Alemanha comunista, quase todas as mulheres trabalhavam, e as creches foram a resposta do Estado para facilitar ao mesmo tempo a reprodução e o trabalho. E depois, em Cuba, conseguir bons indicadores de saúde era uma questão de Estado, e daí o rigor do acompanhamento da saúde das crianças em jardins de infância. Seguindo a moda ocidental, em 1971, foi imposto o hábito de dormir de bruços para bebês em todas as creches da Alemanha Oriental. Na primeira semana, houve uma epidemia de mortes súbitas, com sete bebês mortos. Dada a associação temporal, foi fácil estabelecer causa e efeito, e a ordem de dormir de bruços foi removida com o mesmo rigor com que tinha sido imposta. Na Alemanha Oriental, as causas médicas de mortes súbitas acabaram mais de 20 anos mais cedo do que nos países capitalistas (incluindo Alemanha Ocidental, Federal e não comunista).

Hoje, essa história parece ficção científica, sem relação com a prática clínica e uma recomendação obsoleta sem sentido. Recomenda-se que as crianças durmam de costas, e ninguém se lembra da epidemia de mortes que causou a arrogância preventiva. É de se supor que, em 40 anos, seja julgado da mesma forma muito do que hoje é feito com o mesmo orgulho e falta de base científica de então.

Serve de exemplo a recomendação pediátrica para os nossos netos, no início dos anos 2000-2010, para colocar uma cunha sob o colchão para que o bebê tenha a cabeça mais elevada do que os pés e respire mais facilmente, não regurgite e diminua a probabilidade de morte súbita. A história se repete, já que se trata de uma recomendação absurda, sem sentido ou base científica e que pode causar dano. Esquece-se que conselhos podem ser tão mortais quanto outras atividades aparentemente mais letais (medicamentos e cirurgia, p. ex.).

Para diminuir a probabilidade de morte súbita, é melhor deixá-lo dormir por conta própria, normalmente de lado. Também é aconselhável evitar que o bebê durma na cama com os pais. O ambiente com tabaco prejudica. A amamentação beneficia, evidentemente, e tem sido menos associada com a morte súbita bem como com o uso de chupeta. Em todo caso, a morte súbita é um evento raríssimo e não vale a pena sofrer pensando na sua eventualidade. Criar um bebê é um prazer, e temos de aproveitar.

Menopausa e terapia de reposição hormonal

Nada é mais fácil do que transformar os sinais e sintomas da menopausa em doença e propor um tratamento oportuno com terapia hormonal com estrogênios (os "adesivos"). Em teoria, esse tipo de tratamento iria prolongar a juventude do sexo feminino, ao mesmo tempo que diminuiria a incidência de infarto do miocárdio e fraturas, e também preveniria a atrofia vaginal e a osteoporose, atrasaria o comprometimento cognitivo e teria muitos efeitos positivos. Isto é, oferece-se um tratamento que, teoricamente, evita o envelhecimento e previne doenças em mulheres.

É um tratamento que adoça as mudanças e os profundos sentimentos de uma mulher que vê o fim do seu período fértil, o profundo e inexplicável anseio dos "dias de sangue", a tristeza nostálgica de uma juventude passada, a sensação de mudança de ciclo para uma fase sem ciclos, a nova forma de viver a sexualidade e o início da etapa final. O tratamento é oferecido como um bálsamo de Fierabrás, capaz de reverter o passar do tempo e alcançar artificialmente níveis de hormônio similares aos da plenitude do sexo feminino. Em tudo isso há filosofia e cultura, uma interpretação da realidade que associa um determinado período da mulher, o da fertilidade, à máxima expressão de saúde. Dá a entender que a mulher é saudável somente quando ela está disponível para a reprodução. Esse ponto de vista transmite a ideia de que a mulher é apenas parcialmente mulher após a menopausa, que o corpo de mulheres no climatério é um corpo vicariante, um corpo que clama por seus hormônios.

A menopausa é causada por mecanismos complexos que envolvem a cessação da ovulação e da menstruação, e se acompanha de alterações hormonais, com diminuição de estrogênio no sangue. O tratamento hormonal de estrogênio repõe os níveis sanguíneos e reverte os desconfortáveis sintomas da menopausa (fogachos e sudorese profusa, dentre outros), e está associado a uma menor incidência de infarto do miocárdio nos estudos publicados em revistas de prestígio, como o *New England Journal of Medicine*. O raciocínio parece lógico, mas a lógica nem sempre é científica, como nesse caso demonstra a prevenção primária.

A terapia de reposição hormonal tem-se espalhado por todo o mundo desde o início dos anos noventa do século XX, embora não houvesse fundamento científico para isso. Ou seja, o raciocínio lógico ia contra os fatos.

Desde 1970, se sabia que o tratamento com hormônios sexuais femininos melhora o perfil lipídico, mas aumenta a incidência de ataques cardíacos e outros eventos cardiovasculares. Também é conhecido, desde o início do século XX, o efeito oncogênico (cancerígeno) dos hormônios sexuais, por isso era esperado o aumento de cânceres demonstrado em mulheres tratadas com terapia hormonal. Finalmente, era conhecido o efeito pró-coagulante do tratamento hormonal, o que explica o aumento de trombose e embolia. Assim, o tratamento melhorou alguns resultados intermediários, como o desconforto da menopausa e nível de colesterol no sangue, mas se sabia de seu impacto negativo sobre os resultados finais, como o aumento de ataques cardíacos, câncer e derrames.

Tais efeitos esperados se demonstraram finalmente em 2002, com os resultados de um ensaio clínico extraordinário, envolvendo milhares de enfermeiras norte-americanas (randomizadas para receber terapia de reposição hormonal ou placebo): o *Women's Health Initiative*. A terapia de reposição hormonal se associava a um maior número de ataques cardíacos, câncer de mama e embolias pulmonares (dentre outros). Os resultados foram inequívocos: não havia dúvida de que a teoria não correspondia aos fatos, e a aplicação simples do raciocínio científico prejudicou gravemente a saúde das mulheres.

O uso de terapia de reposição hormonal foi associado a um pico epidêmico de ataques cardíacos, câncer e derrames, com sua correspondente mortalidade. Por exemplo, no Reino Unido, estima-se que mais de 55.000 novos casos de câncer de mama entre as mulheres com idade entre 50 e 64 anos foram produzidos. Com dados da Cochrane Review 2012, foi possível fazer uma estimativa final dos prejuízos causados por anos de terapia de reposição hormonal na Espanha, provocando pelo menos 23 mil cânceres de mama, 35 mil casos de tromboembolismo, 27 mil derrames encefálicos e 20 mil ataques cardíacos.

Como resultados tão promissores são explicados nos estudos publicados nas melhores revistas do mundo? Porque neles haviam participado mulheres auto-selecionadas que tinham melhor saúde inicial, eram de classe alta, com um nível de escolaridade acima da média e melhores estilos de vida. Essas mulheres sofreram danos pela terapia de reposição hormonal, mas seu nível basal de doença era tão baixo que, no início, não foi detectado o aumento da frequência de complicações. Por exemplo, a incidência de infarto do miocárdio nelas foi muito baixa, de forma que aumentou com a reposição hormonal, mas não alcançou o nível do grupo de comparação (mulheres que voluntariamente não seguiam a terapia de reposição hormonal, que representavam um grupo mais normal, sem essa boa saúde e bons estilos de vida).

Em síntese, a prevenção, na menopausa, transformou milhões de mulheres no mundo em doentes, tanto por colocá-las para desempenhar esse papel, com visitas ao médico, exames e outros procedimentos, como pelas doenças graves que desencadeou, desde câncer de mama e infartos do miocárdio a embolias pulmonares, com um aumento correspondente no número de mortes.

A prevenção na menopausa deu origem a muitas "unidades da menopausa" em instituições de saúde públicas e gerou um enorme comércio que ainda perdura. Seria conveniente evitar tais unidades de menopausa que confirmam a existência de uma doença que não existe, uma vez que a menopausa e o climatério constituem mais uma etapa na vida das mulheres, com suas vantagens e desvantagens. A persistência das unidades de menopausa mantém a lógica de utilizar as mulheres como combustível do sistema de saúde, e logo teremos as "unidades de menarca" para cuidar das crianças antes, durante e depois de seu primeiro ciclo, convertendo um período mágico em ameaçador.

Como poderiam ser tão arrogantes os ginecologistas e epidemiologistas que propuseram e mantiveram a prevenção cardiovascular primária em mulheres com terapia de reposição hormonal? Houve colisão de interesses industriais e médicos com uma filosofia e cultura sexista que queria uma mulher plena para sempre, além da soberba de uma epidemiologia que deu apoio estatístico a uma tese insustentável.

Naturalmente, entre os interesses, há os dos políticos. Um exemplo é a solicitação da Câmara dos Deputados da Espanha, por iniciativa do Partido Socialista (PSOE) em março de 2007: "A Câmara dos Deputados insta o Governo [PSOE] a impulsionar a operacionalização, após a criação de uma comissão de especialistas multidisciplinares e oficializá-la, e em coordenação com as Comunidades Autônomas (Estados), de um plano abrangente de atendimento das mulheres em situação de déficit hormonal, com o objetivo de uma maturidade saudável". Durante a discussão, ficou claro que, entre as mulheres com deficiência de hormônio, se incluíam todas as mulheres espanholas após a menopausa (30% do total, é de se notar). Ou seja, os deputados mantiveram esse ponto de vista que considera as mulheres depois da menopausa como imperfeitas, como corpos em busca da fonte de hormônios que as salve da osteoporose e da doença cardiovascular, duas situações que foram citadas no debate como responsáveis pela mortalidade.

Não falta nesse debate a consideração pela intervenção médica mínima, pois se faz constar que resta aos médicos recomendar paciência a mulheres com déficit hormonal. Mas eles ignoraram os resultados de 2002 sobre a terapia de reposição hormonal? Cabe uma pergunta sobre a relação entre os interesses dos acionistas das empresas farmacêuticas e os interesses dos políticos como representantes das espanholas que, com essas propostas, serão novamente expostas a um tratamento que adoece e mata.

Testosterona e envelhecimento

Nós, humanos, tropeçamos duas vezes (e às vezes mais) na mesma pedra. Por exemplo, há ginecologistas que continuam oferecendo a terapia de reposição hormonal como se não tivesse sido mostrado o dano que ela causa. Além disso, desde 2000, alguns urologistas, endocrinologistas, geriatras e outros especialistas estão promovendo algo semelhante em homens.

O desejo de recuperar a vitalidade geral e sexual e prolongar a juventude é antigo, como evidenciado pelo épico sumério de Gilgamesh, com mais de 5.000 anos. Mais recentemente, no final do século XIX, Charles Brown-Séquard (médico, neurocientista e fisiologista francês) se injetou por via subcutânea, regularmente, e aos 72 anos de idade, um extrato de testículos de animais. Tal elixir tornou-se famoso, pois Brown-Séquard lhe atribuiu poderes como aumentar a força, controlar a constipação e aumentar a potência sexual e urinária. Logo se provou que aquele popular elixir era um simples placebo, que foi abandonado.

Mais tarde, no início do século XX, acreditava-se que a eliminação de espermatozoides contribuía para o envelhecimento, e a vasectomia se impôs para prolongar a vitalidade e a longevidade. Em torno dos anos vinte do século passado houve uma epidemia de vasectomias entre os cientistas que acreditavam na hipótese de envelhecimento do esperma, e a eles se juntou, por exemplo, Sigmund Freud (médico austríaco, neurologista e psiquiatra). A moda passou quando foi demonstrado o fracasso desse sonho.

Por outro lado, pode-se fazer a prevenção primária do envelhecimento e, em vez de vasectomia e/ou terapia hormonal, aproveitar a vida com otimismo, o que leva à longevidade por si só. E se a longevidade é avaliada como irrelevante, cabe viver descontroladamente e a bom gosto,

São e salvo **181**

para queimar em anos o que poderia durar décadas. O que parece absurdo é alcançar a saúde pela saúde, sem ânimo de "consumi-la". Quando os estudos de longevidade são revistos, o envelhecimento é melhorado ao:

- Aproveitar a vida sem exageros e sem desprezar os momentos.
- Enfrentar os problemas de forma positiva.
- Se agradar, consumir drogas legais e/ou ilegais com prudência.
- Alcançar a estabilidade emocional e sexual, e a vida em casal (se possível).
- Manter uma rede familiar, de amizade e social em que participa ativamente.
- Fazer esportes e manter *hobbies* que agradem.
- Manter o peso com uma dieta de estilo mediterrâneo (pão, legumes, verduras, frutas, peixes, azeite e vinho), aproveitar o tempo específico para as refeições, desligar a TV e ser capaz de compartilhar a mesa com quem nos seja agradável.
- Ser otimista e curioso (aproveitar as atividades intelectuais favoritas, desde bate-papo com os amigos até cinema, passando por música, poesia e literatura).

Frente a essa visão holística do envelhecimento, no século XXI a mensagem que se transmite é simples (e falsa): a testosterona é o principal hormônio do amor, e seus níveis baixos acompanham a diminuição do desejo e da potência sexual, o aumento do infarto do miocárdio, a osteoporose e o aumento de fraturas, a diminuição da força muscular e o envelhecimento. Tal como em mulheres com a terapia de reposição hormonal, de novo se propõe a utilização de um hormônio sexual para conseguir um tipo de regressão à juventude a fim de evitar a andropausa.

Descreveu-se uma nova síndrome caracterizada por disfunção sexual (perda de pelos pubianos, disfunção erétil, diminuição da libido), fisiológica (fadiga, deposição de gordura, diminuição da massa muscular) e psicológica (desânimo, fraqueza, alterações do sono). É a síndrome de deficiência de testosterona (*T-low*, baixo nível de testosterona em anúncios para o público em países como a Austrália, o Canadá e os Estados Unidos). Promove-se a administração de testosterona para retornar aos níveis normais e superar as desvantagens das mudanças associadas com o envelhecimento, especialmente aquelas relacionadas à esfera sexual.

A testosterona tem suas utilizações razoáveis e é essencial, por exemplo, na síndrome de Klinefelter. Essa síndrome ocorre em um em cada mil nascimentos do sexo masculino e geralmente é diagnosticada por puberdade atrasada. O menino normalmente tem dois cromossomos sexuais, X e Y. Em pacientes com síndrome de Klinefelter, os cromossomos X são em número maior; geralmente existem três cromossomos sexuais (XXY), mas às vezes há quatro (XXXY, XXYY ou XYYY). A síndrome de Klinefelter é a causa mais comum de hipogonadismo, e o tratamento com testosterona melhora muito o quadro clínico.

Para promover o uso da testosterona no processo de viver a masculinidade e o envelhecimento, é crucial apropriar-se da definição de normalidade. O processo natural e saudável de envelhecimento torna-se patológico. Assim, o lento declínio nos níveis de testosterona no sangue (1% anual) associa-se à andropausa e se promete a reversão dos sintomas pela terapia com testosterona como hormônio de substituição.

Os especialistas determinam a normalidade do envelhecimento com dados biométricos. Ou seja, definem a normalidade como a inclusão dentro dos limites de padrões, pesos e medidas (resultados de testosterona no sangue, respostas a questionários, medição da massa muscular), de modo que os homens são expropriados de viver a saúde de acordo com a idade e singularidade de cada ser humano. Um homem é normal se pode incluir-se nas margens estreitas e arbitrárias dos valores ideais definidos por especialistas.

Produzem-se acordos, diretrizes e consensos que definem a síndrome da deficiência de testosterona segundo respostas a questionários e de acordo com níveis sanguíneos de testosterona. Propõe-se o diagnóstico em homens com mais de 45 anos.

Além disso, é fundamental conseguir expandir o medo de tal síndrome, e se sugere a busca ativa para prevenir ataques cardíacos. Obviamente, nomeiam-se situações comuns nas quais se supõe ser mais alto o risco como hipertensão, síndrome metabólica, diabetes, obesidade, uso de opioides, DPOC (doença pulmonar obstrutiva crônica) e osteoporose.

Nesse processo se envolvem médicos de família, porque eles têm o maior crédito social, e o novo conhecimento é difundido também para a população na mídia, por meio de intervenções de especialistas, transmissão de notícias enviesadas ("em agosto aumentam os níveis do hormônio do amor") e anúncios de sensibilização. Alude-se ao poder sexual perdido ou diminuído e se encoraja o casal insatisfeito a também considerar o *T-low*. O homem torna-se objeto sexual, o sexo é reduzido à genitalidade, a virilidade à ereção, a vitalidade à medicação, e o envelhecimento à perda dos níveis de testosterona. A andropausa é associada à menopausa e se estimula o homem a imitar a conduta das mulheres, que procuram comportamentos preventivos de saúde. Finalmente, consegue-se espalhar a impressão de uma enorme prevalência, com cifras que levam ao envolvimento de até 40% dos homens acima de 45 anos, e com a ideia de simplicidade e segurança do tratamento.

Como esperado, em ensaios clínicos (em que os homens são randomizados para receberem o tratamento com testosterona ou placebo), não foi demonstrado qualquer benefício de tal tratamento, mas sim efeitos adversos graves. Em outros estudos não aleatorizados, os efeitos benéficos da testosterona são devidos ao efeito placebo.

Em ensaios clínicos, demonstrou-se que os suplementos de testosterona não levam à melhoria da força muscular, nem diminuem as fraturas. A testosterona tampouco melhorou os sintomas e a qualidade de vida dos pacientes na esfera sexual. Tal terapia hormonal aumenta os infartos agudos do miocárdio e os cânceres de próstata. Além disso, aumenta o hematócrito (a "densidade" do sangue) e provoca retenção de líquido, edema, feminização e infertilidade (a testosterona, quando metabolizada, se transforma em estradiol, um hormônio feminino).

Tudo isso é um puro exercício de medicalização, de mercantilização da doença (*disease mongering*), que leva ao aumento da utilização de testosterona no mundo. Na Austrália, a prescrição de testosterona quadruplicou entre 1992 e 2010, sem que tenham aumentado as doenças que requerem tratamento, como a síndrome de Klinefelter. Em Navarra (Espanha), entre 2001 e 2011, duplicou o consumo e aumentou em seis vezes os gastos com esses fármacos. No Brasil, aumentou 28% entre 2011 e 2014, chegando a 2,12 milhões de prescrições.

Com a síndrome de deficiência de testosterona se repete o absurdo da terapia de reposição hormonal em mulheres.

"Condições" de vida e prevenção primária social

Os pobres fumam mais, são mais obesos, cuidam pior dos dentes, são mais sedentários e têm piores estilos de vida em geral. Na realidade, não são estilos de vida, mas "condições de vida", pois nem sempre se é livre para viver saudavelmente.

A prevenção primária que visa melhorar os estilos de vida entende que cada pessoa é livre e capaz de escolher seus hábitos e costumes. Isto é, todos nós somos mestres do nosso destino, como se não houvesse determinantes sociais (riqueza, educação, ambiente econômico e social do lugar em que se vive, dentre outros). Portanto, quando se fala de estilo de vida, coloca-se ênfase sobre o princípio bioético da autonomia e a filosofia neoliberal dos EUA, que consideram pouco os determinantes sociais da saúde. Ao pedir ao pobre que mude seu estilo de vida, se converte a vítima em culpado. Dá-se a ele uma lição de moral perversa, no sentido de culpá-lo por seu comportamento atual e problemas futuros.

Para aqueles que pertencem a classes socioeconômicas mais baixas, não são suficientes as palestras, recomendações e conselhos de promoção e prevenção primária, porque eles precisam de mudanças nas condições de vida, particularmente de trabalho decente que os ajude a terem alguma certeza vital. Por exemplo, não tiveram impacto sobre os estilos de vida as campanhas para a classe baixa, desenvolvidas entre 2003 e 2008 na Inglaterra, para consumo excessivo de álcool, dieta pouco saudável, tabagismo e inatividade física, pois, ao analisar as mudanças, houve um declínio geral (33 a 25%), mas a mudança só ocorreu nas classes média e alta.

É fácil aceitar as mudanças de estilos de vida quando você tem dinheiro e cultura (e uma esperança de vida longa e frutífera). O dinheiro da promoção da saúde e da prevenção primária vai, muitas vezes, para o rico, para as classes alta e média (a "lei de cuidados inversos" é cumprida). Fumar é um problema social e político, como obesidade e sedentarismo. Claro, as respostas individuais contam, mas a prevenção primária exige ações intersetoriais e políticas de saúde em todos os campos. Para promover a saúde da população, é preciso mudar as condições de vida. A prevenção da doença é, no mínimo, uma questão social, pois social é a causa de muitas doenças.

A necessidade para a prevenção primária social é demonstrada pelo exemplo da tuberculose na Rússia. Após o colapso da União Soviética, em 1991, a tuberculose tornou-se um problema na Rússia. Sua solução dependia da perspectiva, porque do ponto de vista da população o importante era a oferta de leite higienizado e a redução do desemprego, e de um ponto de vista individual era fundamental levar em conta os pobres, os que viviam encarcerados, os toxicômanos, os reclusos, alcoólicos e desempregados e aqueles vivendo com um paciente com tuberculose. Ou seja, o médico clínico deveria levar em conta, em seus pacientes, as características citadas acima para "pensar" em tuberculose, fazer um diagnóstico precoce e colocar em prática um regime terapêutico eficaz. O político, ou o especialista em saúde pública, deveria se concentrar em higiene veterinária e no processo de coleta, tratamento, transporte e distribuição de leite e nas políticas de emprego e de suporte ao desempregado. O trabalho de ambos os campos sanitários se soma e se complementa.

A melhor alternativa frente à tuberculose é uma visão centrada no problema de acordo com as oportunidades de intervenção em cada nível e em cada setor. A prevenção primária ocupa uma grande área em todos eles, mas não faz tudo. É necessária uma ação conjunta de toda a sociedade com os seus múltiplos recursos.

Bem demonstram as regras de utilização de cintos de segurança nos veículos, que evita mortes entre aqueles que os estão usando, em caso de acidente. Implementar o uso de cintos de segurança (e de outras medidas, tais como controlar os níveis de álcool no sangue) é questão intersetorial. Além disso, é preciso um consenso social de que muitos acidentes podem ser evitados e de que um benefício em um caso improvável justifica inconvenientes certos e diários para todos. A utilização de cintos de segurança é geralmente inútil, no sentido de que, na maioria dos casos, não oferece benefício. Mas nos poucos casos em que é necessário, usar um cinto pode representar a fronteira entre a vida e a morte, ou entre sair incólume e se tornar gravemente incapacitado. Popularizar o uso de cintos de segurança requer o consenso social, a legislação para a implementação, a participação da indústria, o estabelecimento de multas, dentre outras medidas. Evitar mortes no trânsito é árdua tarefa que envolve todos os setores e toda a sociedade.

Na prevenção primária, a norma é a adoção de uma abordagem multissetorial para resolver os problemas. A prevenção primária social é essencial.

Prevenção primária com cautela

A prevenção primária pode adoecer e até mesmo matar. Servem como exemplos o conselho de dormir de bruços para os bebês, e os tratamentos para a osteoporose e a terapia de reposição hormonal em mulheres na menopausa. Convém olhar com precaução para qualquer proposta de prevenção. Às vezes, a prevenção não é a melhor escolha.

Em algumas áreas, a prevenção primária pode adoecer e matar um terceiro, como no caso de conselhos para o bebê dormir de bruços. Também são exemplos de morte de terceiros a prevenção da endocardite com antibióticos (resistência bacteriana) e o uso de cintos de segurança. Sabemos que o uso de cintos de segurança em veículos automotores diminuiu mortes, entre aqueles que os usam, em caso de acidente. Mas usar o cinto de segurança muda a percepção de risco de alguns motoristas que se sentem mais seguros e modificam seu comportamento de condução. Aceitam mais riscos e dirigem de forma mais agressiva. Consequentemente, o motorista se torna perigoso, em especial para pedestres, ciclistas e motociclistas. Os cintos de segurança protegem aqueles que os utilizam, mas podem estar associados com a condução mais perigosa e com danos causados a terceiros.

A prevenção primária é um amplo campo da área da saúde em que se pode fazer muito bem, como com vacinas "sistêmicas" (difteria, poliomielite, caxumba, rubéola, sarampo, tétano, coqueluche) e ocasionais (hepatite, febre amarela e raiva, dentre outras), o conselho contra o tabaco e o diagnóstico precoce da hipertensão arterial em adultos e idosos.

No entanto, convém prudência com a prevenção primária, porque também pode causar muito dano. Muitas vezes o que se melhora (e dá uma sensação de sucesso e segurança) são resultados intermediários, como o valor do colesterol no sangue sem qualquer impacto sobre os desfechos finais, tais como infartos do miocárdio e a mortalidade decorrente. Empenha-se saúde, tempo e dinheiro para se obter nada na melhor das hipóteses e para sofrer, às vezes, efeitos adversos, inclusive graves (até mesmo fatais).

4

Prevenção secundária

CONCEITOS E VÁRIOS EXEMPLOS

A prevenção secundária tem como objetivo identificar o evento indesejável antes que sintomas e que o dano se torne importante e/ou irreversível. Ou seja, a prevenção secundária é feita em pessoas aparentemente saudáveis, mas na realidade afetadas por um problema que ainda não causou sinais ou sintomas. Fazer prevenção secundária é fazer o diagnóstico precoce em indivíduos assintomáticos.

Nesse sentido, a prevenção secundária pode ser feita na população em geral e aparentemente saudável (rastreamentos, *screening*, exames gerais), na população com algumas características particulares (rastreamentos seletivos) e/ou em pacientes que consultam com seu médico e o momento é aproveitado para oferecer um estudo preventivo que não tem nada a ver com os sintomas, sinais ou problemas que levaram à consulta (detecção por oportunidade ou por acaso).

Por exemplo, é prevenção secundária a busca de infecção em pessoas que têm contato com pacientes com tuberculose, Aids e outras doenças transmissíveis. Assim, são localizadas pessoas afetadas antes que tenham sinais e sintomas e antes que possam contagiar alguém.

Por exemplo, o câncer de colo do útero é muito mais frequente em mulheres promíscuas, viciadas em drogas e presidiárias, do que na população geral de mulheres da mesma idade. Assim, é conveniente que façam um teste Papanicolau a cada três anos, para diagnosticar precocemente o câncer e poder intervir. Infelizmente, essas mulheres não costumam acessar o sistema de saúde (falta de equidade no acesso) e, se conseguirem, o monitoramento é muito falho e, por exemplo, não costumam receber os resultados (falta de equidade no processo). A consequência é que na Espanha 4 em 5 mulheres que morrem por câncer de colo do útero nunca fizeram o exame Papanicolaou. Dez milhões de exames de Papanicolaou são realizados anualmente na Espanha, mas quase todos são desnecessários.

Também é prevenção secundária a busca ativa de anomalias cromossômicas durante a gravidez, desde que o aborto voluntário seja aceitável no caso de diagnóstico de tais alterações.

Na prevenção secundária, há um enorme abuso, pois muitos programas não têm fundamento científico e causam mais danos do que benefícios. A prevenção secundária (o "diagnóstico precoce") tem uma imagem positiva que não corresponde aos fatos, porque às vezes prevenir é pior do que remediar.

É importante notar que todas as atividades de saúde, incluindo a prevenção secundária, podem causar danos. Só se justificam as atividades que têm um balanço claro a favor dos benefícios.

Na prevenção secundária convém distinguir programas de rastreamento *(screening)* da "detecção por oportunidade". Em ambos os casos, é próprio da prevenção secundária que:

- Exista uma oportunidade de reverter o processo quando já foi iniciado (o diagnóstico antes do "ponto crítico de irreversibilidade").
- Não haja sinais ou sintomas que permitam suspeitar do início do processo.
- Seja o início de um estudo que permita distinguir quem é provavelmente saudável de quem está provavelmente doente (pois o rastreamento não é diagnóstico em si, é apenas um mecanismo para estabelecer uma suspeita que depois seguirá um processo de diagnóstico propriamente dito).

Deve-se ter em mente que os testes preventivos nunca dão resultados 100% seguros. Há sempre erros em excesso (falsos positivos) e em déficit (falsos negativos). Ou seja, há falhas que levam ao excesso de diagnóstico (falsos positivos) e falhas que levam a um subdiagnóstico (falsos negativos).

No sentido estrito, fala-se de sobrediagnóstico quando se chega ao diagnóstico de um processo (câncer, p. ex.) que, deixado a sua sorte e sua evolução natural, nunca teria chegado a dar sinal ou sintoma algum, nem teria afetado a esperança de vida do paciente. Por exemplo, muitos cânceres de mama que são diagnosticados mediante rastreamento por mamografia são cânceres lentos, pouco agressivos, que nunca dariam desconforto ou sinais, nem produziriam metástase. São cânceres que regridem espontaneamente ou que nunca progridem e permanecem silenciosos e sem incomodar e, nesse sentido, são cânceres "histológicos". O diagnóstico desses cânceres são considerados sobrediagnóstico no sentido *stricto sensu*. Chamamos de câncer o processo de reprodução descontrolada das células, e sob o mesmo nome incluímos cânceres "histológicos", locais e nunca fatais (que às vezes até mesmo desaparecem por conta própria), e cânceres "biológicos", que geram metástases e acabam matando o paciente.

Os cânceres do sobrediagnóstico são cânceres histológicos (vistos ao microscópio) e não biológicos (que podem chegar a matar). Ou nunca se desenvolvem ou desaparecem por conta própria. Portanto, sobrediagnóstico de câncer é um diagnóstico correto, mas traz um prognóstico incorreto. O sobrediagnóstico não é estritamente um erro de diagnóstico, mas um erro de previsão.

No sentido amplo, o termo sobrediagnóstico inclui todo o processo de medicalização, preocupação e intervenções diagnósticas e terapêuticas que leva ao rótulo de falso doente, seja por estar completamente errado (falsos positivos), seja por um processo certo (verdadeiro positivo), que nunca teria evoluído para sinais e/ou sintomas ou nunca teria ameaçado a vida do paciente (sobrediagnóstico no sentido estrito).

É também importante notar que o diagnóstico precoce pode resultar em complicações graves, como demonstrado muito claramente no caso do neuroblastoma (o câncer extracraniano mais comum em crianças). A detecção de neuroblastoma com a prevenção secundária (rastreamento) levou à maior mortalidade de crianças que realizaram o diagnóstico precoce. Houve sobrediagnóstico *strictu sensu* e sobretratamento, uma vez que muitos dos cânceres diagnosticados eram apenas cânceres no sentido histológico, não no biológico, e nunca chegariam a matar a criança. Algumas vezes, o diagnóstico precoce (por rastreamento) mata.

Na prevenção secundária, é essencial conhecer a história natural do problema de saúde a evitar. Qual a evolução dos casos não tratados? Em que e a quem beneficia o diagnóstico precoce?

Mediante a prevenção secundária, pretende-se melhorar o prognóstico por meio do diagnóstico precoce e tratamento de problemas de saúde em sua fase pré-sintomática. Supõe-se que implica uma melhora em relação ao tratamento realizado após o diagnóstico habitual. O que se busca como objetivo final é a redução da mortalidade devida ao problema de saúde considerado sem aumentá-la por outras causas, como efeitos adversos fatais do diagnóstico e do tratamento precoce.

Para atender a esse objetivo básico, é preciso que o "ponto crítico de irreversibilidade" esteja situado na fase do diagnóstico precoce possível, não muito tempo antes (quando conhecer o diagnóstico apenas acrescenta sofrimento ao paciente para torná-lo ciente muito antes de um problema que às vezes se resolve espontaneamente), nem mais tarde (na fase clínica habitual, de sinais e sintomas, pois então o diagnóstico por prevenção secundária não afetará o prognóstico do paciente).

Infelizmente, em muitos casos, o rastreamento não leva ao diagnóstico antes que seja alcançado o "ponto crítico de irreversibilidade". Se a atividade diagnóstica não cumpre esse critério e o diagnóstico é tardio, o dano já está feito, com as complicações decorrentes. Se o rastreamento leva ao diagnóstico após o "ponto crítico de irreversibilidade", apenas se adianta o sofrimento, o tempo de convivência com a doença até a morte.

Por exemplo, não têm qualquer base científica nem o rastreamento *(screening)* nem a detecção por oportunidade de câncer de ovário. É inútil (e perigoso) buscar o câncer de ovário em mulheres sem sintomas. São inúteis o marcador tumoral CA-125 e a ecografia abdominal transvaginal. Em ensaios clínicos que usaram esses métodos em mulheres distribuídas aleatoriamente (grupo de diagnóstico precoce em comparação com o grupo de cuidados habituais), foi demonstrado que não houve mudança alguma na mortalidade por câncer de ovário, assim como não houve mudanças na mortalidade total.

No grupo de diagnóstico precoce, foram diagnosticados mais cânceres de ovário, mas após o "ponto crítico de irreversibilidade", por isso as mortes não diminuíram. O resultado foi mais mulheres diagnosticadas, que sofreram mais tempo (o diagnóstico foi adiantado, porém veio depois do "ponto crítico de irreversibilidade"), mas igualmente morreram. É um desserviço. O resultado foi ainda pior, porque 10% das mulheres tiveram um falso positivo *stricto sensu*. Dessas, em 33% foi feita uma cirurgia desnecessária. E 15% tiveram complicações graves no processo de diagnóstico para esclarecer o resultado falso positivo.

Quanto ao câncer testicular, a incidência e a mortalidade são muito baixas. Por exemplo, na Espanha, morrem de câncer de testículos em torno de 50 homens por ano (cerca de um por milhão). No entanto, mais de 95% dos casos se curam. Não há qualquer justificativa para campanhas de alerta sobre a sua importância.

Também são sem sentido os exames de rastreamento e de detecção por oportunidade do vírus HIV (o vírus que causa a Aids). Não há ensaios clínicos demonstrando seu impacto positivo na morbidade, nem na mortalidade, nem na cadeia de transmissão (exceto da transmissão vertical de mãe para filho). Contra a propagação da Aids e de outras doenças sexualmente transmissíveis, como gonorreia e sífilis, o que conta é a prevenção primária (moderação na promiscuidade e uso de preservativos sempre) e o diagnóstico precoce em caso de situações, sintomas e sinais sugestivos de infecção. Um bom exemplo do impacto de medidas simples é o sucesso da indústria pornográfica nos EUA, que recentemente calculava ter rodado cerca de 300 mil cenas de sexo em seis anos sem um único caso de transmissão do HIV.

Sempre conta a prevalência da doença; isto é, a frequência da doença na população. Assim, pode estar indicada a detecção por oportunidade da infecção por clamídia genital em comunidades com alta prevalência como entre mulheres presidiárias, prostitutas, jovens que não utilizam preservativos e têm múltiplos parceiros sexuais (simultâneos ou consecutivos) ou naquelas em que é diagnosticada outra infecção sexualmente transmissível. O diagnóstico pode ser realizado na urina ou com amostras vaginais tomadas pelas próprias pacientes.

Convém cautela quando se consideram as ofertas de prevenção secundária, porque há muitas propostas, mas poucas que merecem uma resposta positiva.

Foi feita uma proposta, em 2012, para o diagnóstico precoce da hepatite C em nascidos entre 1945 e 1965 (para tratar o paciente mais cedo e evitar a progressão da hepatite e a morte). Muitos pacientes com hepatite C contraíram a doença por "causa médica", por meio de seringas de uso múltiplo que simplesmente eram cozinhadas para esterilizar (em uma época de abuso e popularidade de injetáveis, como antibióticos e vitaminas), transfusões ou procedimentos odontológicos. Outros foram infectados pelo uso compartilhado de agulhas para as drogas. Em qualquer caso, o rastreamento para a hepatite C não melhora a situação clínica, e o equilíbrio entre o tratamento e os benefícios a longo prazo são desconhecidos; por isso, não é justificado.

Em outro exemplo, é necessário rejeitar a proposta de autoexame de mama. Tem sido demonstrado que o autoexame da mama não adianta o diagnóstico de câncer de mama e não reduz a mortalidade por câncer de mama, nem a mortalidade global. O autoexame da mama aumenta a ansiedade e as intervenções diagnósticas sobre a mama (consultas médicas, ultrassonografias, mamografias, biópsias). O autoexame da mama é uma proposta preventiva absurda, que produz mais danos do que benefícios.

É inútil o rastreamento de diabetes (e ainda mais inútil o de pré-diabetes). Nunca foi demonstrado o benefício do diagnóstico precoce por rastreamento de diabetes. No entanto, são muito populares os "dia do diabetes", em que são feitas determinações da glicemia no sangue, mesmo na rua e sem jejum prévio. Essas atividades contribuem para o descrédito da prevenção secundária científica e em muitos casos cumprem objetivos de publicidade e promoção de medicamentos, porque muitas vezes se busca o diagnóstico quase que exclusivamente para promover tratamentos específicos.

Na saúde mental, também existem propostas para o diagnóstico precoce, por exemplo, de depressão e doença de Alzheimer. Nesse último caso, com pouca capacidade preditiva e terapêutica, de modo que não seleciona quem vai ter realmente a doença, nem existe tratamento para prevenir o desenvolvimento da mesma. O diagnóstico precoce da doença de Alzheimer é um exercício sem sentido científico que leva a angústia (e medicamentos inúteis e perigosos) à vida de muitas pessoas saudáveis.

Na depressão, o diagnóstico precoce leva a tratamentos desnecessários de casos leves e moderados que se teriam curado por si próprios (o diagnóstico é feito muito antes do "ponto crítico de irreversibilidade"). Con-

São e salvo **193**

vém levar em conta os efeitos adversos dos antidepressivos, que incluem o aumento de suicídios, especialmente entre adolescentes. Outro exercício, então, perigoso e sem fundamento científico.

Também falta fundamento científico para a prevenção do câncer colorretal por rastreamento com a detecção de sangue oculto nas fezes, que é oferecido com promessas quase milagrosas, como redução da mortalidade. É verdade que pode diminuir a mortalidade relativa do câncer colorretal em cerca de 15%, mas o seu efeito em termos absolutos é ridículo, em torno de 0,1% (um morto a menos por câncer colorretal a cada mil pessoas que participaram do rastreamento). Por outro lado, o rastreamento para o câncer colorretal não diminui a mortalidade global.

Além disso, os cânceres encontrados em rastreamento para o câncer colorretal são muito iniciais, sugerindo a detecção de cânceres histológicos, não biológicos, com sobrediagnóstico *stricto sensu* e sobretratamento desses cânceres, que desapareceriam espontaneamente ou que nunca iriam progredir até o fim da vida do paciente.

Deve-se lembrar que a colonoscopia é uma exploração agressiva e desagradável, o que leva a diminuir a participação da população. Pode ocorrer uma hemorragia intensa a cada 150 exames, uma perfuração a cada 1.500 e uma morte a cada 10 mil. De fato, na Espanha, em um estudo de 13.493 colonoscopias houve 13 perfurações e 1 óbito (e as complicações triplicavam se a pessoa que executava o exame fazia menos de 300 colonoscopias por ano). O rastreamento de câncer colorretal não é recomendado.

É impressionante o contraste da busca heroica de câncer colorretal em comparação com o abandono do câncer oral que é diagnosticado por exame simples da cavidade oral com a utilização da espátula. Mas o câncer oral é de classe baixa, de fumantes e etilistas, sua boca não é interessante e seu método diagnóstico não tem "brilho tecnológico". O rastreamento e a detecção por oportunidade de câncer colorretal têm o brilho do exame de sangue nas fezes (e do DNA das células cancerosas, um método mais avançado), da colonoscopia e a prosopopeia de todo programa de prevenção.

O resultado final é que existe o mesmo atraso no diagnóstico de câncer colorretal que no de câncer oral. Parece que o acesso às profundidades intestinais é tão fácil e confortável quanto o acesso às "profundezas orais".

Além disso, como foi demonstrado em Kerala (Índia), a busca ativa de câncer oral dá resultados se concentrada em pacientes fumantes e etilistas. Mas esses pacientes são, muitas vezes, pobres e "têm cheiro ruim na boca" (expressão dita por mais de um profissional de saúde; para eles, parece que as cavidades orais dos pobres são menos atraentes do que as retais e intestinais dos ricos). E, claro, os ricos têm maior preocupação do que os pobres com a prevenção; é outro exemplo do cumprimento da "lei de cuidados inversos".

Esse exemplo mostra que, às vezes, a prevenção é uma opção ideológica (não científica) e que, muitas vezes, transfere recursos dos pobres aos ricos, de doentes a saudáveis, de idosos a jovens e de analfabetos a universitários.

O câncer de pulmão é causa comum de mortalidade, como consequência da epidemia de tabagismo (originada no mundo industrializado por meio da propaganda contra o nazismo, que via com maus olhos o uso do tabaco). A taxa de sobrevida em cinco anos é de apenas 15%. O lógico é não fumar ou parar de fumar (prevenção primária). Em todo caso, temos tentado o diagnóstico precoce, o rastreamento radiológico (com tomografia axial computadorizada ou escâner), mas os resultados não justificam a sua implementação.

Assim, um ensaio clínico acompanhou fumantes e ex-fumantes com idade entre 55 e 74 anos, que fumavam pelo menos um maço por dia durante 30 anos (fumantes pesados, portanto). Por três anos consecutivos, foram feitas tomografias ou radiografias de tórax anuais, e se analisou a incidência e a mortalidade por câncer de pulmão durante oito anos (os três anos do ensaio clínico e os cinco anos seguintes).

Entre os 26.722 pacientes em que foi realizada tomografia, houve 356 (1,33%) óbitos por câncer de pulmão, e entre os 26.732 em que foi realizada radiografia houve 443 (1,66%) de óbitos por câncer de pulmão.

Ou seja, a mortalidade diminuiu em 20% o risco relativo e em 0,33% o risco absoluto. Um resultado pobre. E mais pobre se for levada em conta a mortalidade futura que a radiação da tomografia provocará por sua capacidade oncogênica (cânceres de mama, dentre outros).

Foram diagnosticados 1.060 (4%) cânceres de pulmão no grupo da tomografia, contra 941 (3,5%) no grupo da radiologia. Esse aumento do número de cânceres de pulmão no grupo da tomografia pode ser à custa de diagnóstico de lesões cancerosas que nunca evoluiriam de forma agressiva (lesões histológicas, que são cânceres, mas não têm a biologia do câncer e nunca crescerão, nem darão metástases, nem vão matar o paciente). Esses são os casos de sobrediagnóstico *stricto sensu* (diagnosticam-se cânceres demais por chegar a um refinamento diagnóstico que inclui cânceres indolentes e não metastáticos).

Com a tomografia, 1 em cada 3 pacientes teve um diagnótico positivo, mas em 95% dos casos foi um falso positivo. Em todos os positivos, foi preciso seguir um processo diagnóstico, por vezes até toracotomia e biópsia, a fim de ter certeza e resolver a suspeita de que se tratava de um câncer ou outro tipo de lesão.

As toracotomias, as intervenções que implicam o acesso ao interior do tórax, foram 509 (1,9%) no grupo da tomografia, contra 189 (0,7%) no grupo da radiografia. Ou seja, o procedimento diagnóstico muitas vezes levou a uma intervenção cirúrgica muito agressiva quando a tomografia foi usada (ao "descobrir" mais coisas, foi preciso "intervir" mais para aclarar as suspeitas diagnósticas).

No total e por todas as causas, houve 1.877 mortes (7%, grupo da tomografia) *versus* 2.000 (7,5%, grupo da radiologia). Assim, não houve diferença na mortalidade total.

Para evitar uma morte por câncer de pulmão, 320 pacientes tiveram que ser rastreados.

Os resultados relatados são pobres e à custa de um grande dano (apesar de contar com radiologistas altamente qualificados).

Esses resultados não podem ser extrapolados, uma vez que só se aplicam a pacientes semelhantes aos do ensaio clínico, que eram fumantes pesados, pacientes relativamente jovens e instruídos. Mas é fácil interpretar os resultados de modo a promover o rastreamento sem fundamento científico para câncer de pulmão em todos os fumantes, contra a promoção da simples prevenção primária, eficiente, barata e sem efeitos colaterais (o conselho do médico e as políticas contra o tabagismo).

Também não é recomendado o rastreamento para a doença celíaca. É um transtorno frequente, mas desconhecemos muito sobre sua história natural, e não há ensaios clínicos que avaliem o diagnóstico precoce em toda a população.

É importante distinguir com rigor os dois tipos de prevenção secundária, rastreamento e detecção por oportunidade ou acaso. Por exemplo, é rastreamento do câncer de mama o programa que é estabelecido para uma população de mulheres de uma determinada idade. A mamografia é oferecida para todas as mulheres dessa idade, pois é um programa para a população. E as mulheres com resultados suspeitos são convidadas a participar do processo diagnóstico, de confirmação (seguido do tratamento).

É detecção por oportunidade ou acaso a solicitação de mamografia a uma mulher durante uma consulta com o seu médico, por uma questão que nada tem a ver com as mamas. O médico aproveita que a paciente "passa por ali" para pedir-lhe a mamografia. E, como no caso anterior, as mulheres com resultados suspeitos são convidadas a participar no processo diagnóstico, de confirmação (seguido do tratamento).

O resultado suspeito na prevenção secundária não é um diagnóstico, pois muitas vezes há falsos positivos e falsos negativos. O processo de diagnóstico propriamente dito é posterior e preciso.

A prevenção secundária é como "pescar", já que na rede são retidos muitos organismos diferentes, e é preciso ir soltando-os para selecionar apenas aqueles que interessam. A rede é o método de rastreamento ou de detecção por oportunidade. No caso do câncer de mama, a rede é a mamografia e as condutas subsequentes. A maioria das mulheres passa pela rede sem problemas, escapam e não há que perturbá-las até o próximo rastreamento (às vezes, isso é um erro, pois algumas têm câncer de mama que não é detectado: são casos falsos negativos). Algumas mulheres são retidas, pois há algo suspeito. Muitas dessas mulheres retidas passarão mais tarde, após o processo diagnóstico (são os falsos positivos), e apenas algumas serão tratadas para câncer de mama (são os verdadeiros positivos, alguns dos quais são cânceres benignos e indolentes, histológicos, que nunca se teriam manifestado).

Se há sintomas e/ou sinais na mama e o médico pede uma mamografia, isso não é uma detecção por oportunidade (prevenção secundária), mas um teste diagnóstico. Ou seja, é um processo de diagnóstico propriamente dito (com suspeita clínica de câncer de mama) e não detecção por oportunidade (pedido de mamografia porque a paciente "passava por ali").

Se a paciente tem sintomas ou incômodos na mama, como dor, nódulo, secreção do mamilo, mudança na cor da pele etc., se trata de um processo médico curativo, de um processo diagnóstico propriamente dito (consulte ou não consulte por isso, pois o médico pode descobrir ao auscultar a paciente, já que, p. ex., ela veio à consulta por tosse noturna persistente).

Em suma, se há sintomas e/ou sinais, o que se inicia é um diagnóstico, que nada tem a ver com a prevenção secundária. A prevenção secundária é a busca do diagnóstico precoce assintomático.

SOBREVIVER AO CÂNCER E À PREVENÇÃO SECUNDÁRIA (RASTREAMENTO E DETECÇÃO POR OPORTUNIDADE OU ACASO)

Cristina Fernández, presidente da Argentina, passou por uma cirurgia de câncer de tireoide em janeiro de 2012 no hospital privado Austral. Foi o ato final de um processo de diagnóstico sintomático, não preventivo. O médico pessoal de Cristina Fernández (um cirurgião) aconselhou uma PAAF, punção aspirativa com agulha fina, em dezembro de 2011, por causa de um nódulo (um caroço) na tireoide. A punção levou ao diagnóstico de carcinoma papilífero, e tudo estava preparado para removê-lo. A presidenta, com ânimo e coragem incríveis, declarou-se disposta a combater o câncer e vencê-lo. Ela disse: "Eu vou lutar pela presidência honorária dos que venceram o câncer."

Aí lhe apoiaram os sindicatos e muitos mais; inclusive houve uma greve para se juntar ao entusiasmo de lutar contra o câncer. Houve fãs que acamparam fora do Hospital Austral para apoiar a sua presidente: "Todos juntos contra o câncer." Foram declarações de afeto, declarações de apoio, declarações de suporte e declarações de vencedores do câncer.

Naturalmente, o diagnóstico de carcinoma papilífero da tireoide na presidenta causou uma epidemia de intervenções médicas nos meios de comunicação argentinos e mundiais (Brasil e Espanha incluídos) e uma explosão de dicas e considerações sobre a necessidade de rastreamento (diagnóstico precoce assintomático) do câncer de tireoide. Uma revisão ao vivo e direta da anatomia, da função e da patologia da tireoide. E, claro, houve, consequentemente, uma epidemia de consultas aos seus médicos de pacientes saudáveis, perguntando pelo câncer de tireoide e seu diagnóstico assintomático, ultrassonografias, exames, dentre outros.

Na Argentina, nada como a entrevista televisionada a Cecilia Rossetto, atriz também operada por carcinoma papilífero da tireoide, que aconselhou fortemente o rastreamento para o câncer de tireoide e culpou o uso do telefone celular pelo aumento da incidência.

A presidente foi submetida a uma tireoidectomia total, como medida de precaução. Nenhum câncer foi encontrado. Uma tireoide saudável foi removida. Era um falso positivo.

O relatório lido pelo porta-voz presidencial dizia: "O estudo histopatológico definitivo confirmou a presença de nódulos em ambos os lóbulos da glândula tireoide da presidente, mas descartou células cancerosas. De acordo com esse resultado favorável, a equipe encarregada considera que o tratamento cirúrgico é suficiente, não sendo necessária a administração de iodo radioativo".

Ou seja, sem necessidade, mutilaram a presidenta da Argentina e a tornaram uma doente, mas tudo está bem quando acaba bem, sem a necessidade de iodo radioativo, nem de fazer qualquer coisa para tratar o câncer de tireoide. Houve suspeita clínica por um nódulo, como muitos que podem ser palpados na tireoide com exames manuais ou por ecografia. O resultado foi a remoção total da tireoide.

A presidente virou doente e foi mutilada, com necessidade de controles e tratamento continuado com hormônio tireoidiano, mas "sem câncer" e aparentemente feliz, como seus seguidores.

Não importa o erro médico: importa a falta de respeito em sua explicação. Não importa o falso positivo na presidenta: importa seu impacto na nação e no mundo, promovendo o rastreamento de câncer da tireoide sem qualquer base científica.

Além disso, nos meios de comunicação, a notícia sobre a normalidade da tireoide removida não levou a comentários sobre a intervenção desnecessária, nem foram revisados os conselhos anteriores sobre o rastreamento do câncer da tireoide, como também não foram analisadas as consequências de uma prevenção arrogante e perigosa. Nada de reconhecimento ou críticas a erros anteriores na mídia, simplesmente a difusão da boa notícia do resultado sem qualquer avaliação ou análise.

Poderia ter sido feita uma tireoidectomia parcial, ou se poderia até ter deixado o câncer papilífero em paz, sem confirmar. A maioria das pessoas tem um carcinoma papilífero na tireoide sem que nada aconteça. Estima-se que até 60% das pessoas que morrem de outras causas têm células cancerígenas na tireoide. Esse tipo de câncer é, muitas vezes, um câncer histológico (sob o microscópio), raramente biológico (que mata). Ou não se desenvolve, ou desaparece sozinho. Seu diagnóstico é um sobrediagnóstico *stricto sensu*.

Deve-se olhar esses cânceres histológicos como variações da normalidade. Assim, da mesma forma que sardas e manchas benignas na pele, desenvolvemos em muitos tecidos cânceres com histologia de malignidade, mas sem importância, que nunca nos matarão, indolentes e benignos de fato. Nesse sentido, o normal depois de uma certa idade é ter câncer de tireoide.

Há de fato uma epidemia de diagnósticos de câncer de tireoide, mas a mortalidade por câncer de tireoide (muito baixa, de 0,6 por cem mil na Espanha) não aumentou (nem diminuiu). O perigo, então, é o médico que diagnostica, não o câncer.

O caso de Cristina Fernández foi na Argentina, mas, na Espanha, em datas próximas à sua "aventura" em março de 2011, Alfredo Pérez Rubalcaba, naquela ocasião vice-presidente do governo e Ministro do Interior, sofreu e foi internado no hospital em consequência da prevenção secundária. Foi determinado o PSA no sangue (um marcador muito popular para o antígeno do câncer de próstata, inútil para o diagnóstico precoce) em um *check-up* geral e, por estar aumentado, lhe fizeram uma biópsia prostática transretal. Tudo estava normal, não havia câncer, mas a intervenção lhe produziu uma septicemia que o levou à internação na UTI. Outro falso positivo, outro sobrevivente ao médico e a seus procedimentos preventivos sem fundamento científico.

Nas autópsias realizadas em pacientes do sexo masculino mortos em acidente de trânsito, em 10% se determina câncer de próstata, que pode ser visto até mesmo entre jovens de 20 anos de idade. E a prevalência atinge 80% nos idosos, e 100% em homens que morrem com 100 anos. Pode-se dizer ironicamente que se chega a centenário tem câncer de próstata.

A epidemia de câncer de próstata é tão falsa quanto a epidemia de câncer de tireoide. Aumentam os diagnósticos, mas apenas tem aumentado (não diminuído) a mortalidade por câncer de próstata. O que aumenta é a atividade dos urologistas (e a venda de próteses penianas, o uso de fraldas e outros produtos para remediar incontinências e impotências decorrentes das intervenções).

Ocorre o mesmo com o melanoma, que aumenta onde as biópsias são feitas. Ou com o câncer de mama, que aumenta sempre que mamografias são feitas. Isso é, aumenta onde há atividade médica desnecessária: atividade que diagnostica cânceres histológicos (ao microscópio), não biológicos (que matam). São cânceres que não se desenvolvem ou que desaparecem por conta própria e devem ser vistos como meras variações da normalidade, por mais ameaçadora que seja sua histologia.

Com essa atividade médica febril, a incidência dos cânceres está aumentando dia a dia, e há epidemia dos "sobreviventes ao câncer". Naturalmente, é uma falsa epidemia, tão falsa e prejudicial como essas epidemias silenciosas e ignoradas tipo a da osteoporose. Causam danos e produzem medo, colocam o susto no corpo. Os pobres pacientes assustados se agrupam e as suas associações são usadas, em muitos casos, pelas indústrias e médicos para reivindicar mais rastreamentos e mais diagnósticos precoces que aumentam a epidemia e o número de sobreviventes ao câncer, o que potencializa suas associações, são pedidos mais rastreamentos e se entra em um círculo infernal que vai converter toda a população em sobrevivente ao câncer (falso, obviamente).

Em 2010, com dados dos Estados Unidos, H. Gilbert Welch (médico norte-americano, epidemiologista) publicou um estudo a respeito da sobrevivência ao câncer, que foi avaliado tendo em vista a porcentagem de pacientes que seguem vivos cinco anos após o diagnóstico (sobrevida aos cinco anos).

A sobrevida foi analisada nos 20 cânceres sólidos mais comuns de 1950 a 1995, período em que a maioria dos rastreamentos e as regras de exames de "detecção precoce como oportunidade" foram introduzidas no país, para colo do útero, pulmão, mama, bexiga, testículo, colo e reto, próstata, ovário, tireoide ou melanoma.

Um aumento extraordinário na sobrevivência de todos os cânceres foi demonstrado, desde 3%, no caso do pâncreas, a 50% na próstata, e houve maior sobrevivência quanto mais precoce foi o diagnóstico. No entanto, a variação nas taxas de mortalidade foi mínima, se é que houve alguma. Portanto, há uma epidemia de diagnósticos precoces, a melhora da sobrevivência generalizada (mais tempo entre o diagnóstico e a morte), mas não há mudança alguma na mortalidade.

Isto é, após os rastreamentos e os diagnósticos precoces, os pacientes vivem mais tempo com seu diagnóstico de câncer, mas morrem nas mesmas datas. Esse fato generalizado implica que a maioria dos primeiros diagnósticos precoces é feita após o "ponto crítico de irreversibilidade" e, portanto, em nada contribuem, nem atrasam, nem evitam a morte pelo câncer considerado.

São diagnósticos precoces, mas inúteis e cruéis, pela melhor intenção que os médicos tenham. Se não tivessem sido feitos o rastreamento e o diagnóstico precoce, os pacientes teriam vivido um tempo de inocência, com seu câncer, mas sem saber dele, felizes em suas rotinas diárias. O susto chegaria quando começassem os sinais e sintomas, a consulta e o processo diagnóstico. A sobrevivência é a mesma em ambos os casos, mas o diagnóstico precoce parece oferecer, falsamente, melhores resultados. Os rastreamentos se intrometem e prometem diagnóstico precoce, que ocorre de fato em relação ao tempo clínico, mas não em relação ao "ponto crítico de irreversibilidade". No final se morre igualmente, quando "chega a vez", mas o diagnóstico precoce dá a impressão de uma maior sobrevivência; se vive o mesmo tempo no total, mas o diagnóstico precoce leva a se viver mais tempo sabendo que se tem um câncer.

O "tempo de adiantamento do diagnóstico" chega a ser um prejuízo que não compensa. A mística do diagnóstico precoce nem sempre é justificada. Na verdade, os médicos não entendem que o aumento da sobrevida em cinco anos não é um indicador de sucesso no rastreamento do câncer (de qualquer tipo de câncer) e não está relacionado com a mortalidade em cinco anos. Tudo o que se tem é um aumento dramático nos diagnósticos, sem redução da mortalidade (mas com evidente acréscimo de sobrevida).

Há, na verdade, uma mistura de falsos diagnósticos precoces:

- Diagnósticos *excessivamente* precoces (de cânceres histológicos, não biológicos, que nunca teriam ameaçado a vida dos pacientes e que são, na realidade, variações da normalidade).

- Diagnósticos *aparentemente* precoces (diagnósticos que chegam tarde, após o "ponto crítico de irreversibilidade", de modo que nada acrescentam de positivo para a vida dos pacientes).

O diagnóstico precoce preventivo de câncer acaba fazendo um desserviço porque se consegue que a vida de milhões de pacientes fique amargada com o diagnóstico, o tratamento e o acompanhamento da doença, sabendo com muita antecedência que eles têm um câncer, que vão morrer, pois o diagnóstico precoce não serve para nada. Ou acreditando que houve diagnostico e intervenção em um câncer que na realidade só o foi com respeito à histologia, e nunca teria sido um câncer biológico com capacidade para produzir metástases e matar.

Já chegam a milhões os sobreviventes do câncer que realmente são sobreviventes ao médico e à prevenção, condenados à angustia e ao medo para a vida toda pela possibilidade de recorrência (possibilidade inexistente quando se trata de sobrediagnóstico *stricto sensu*).

Os fracassos são mostrados como sucessos. Por exemplo, é feita propaganda do rastreamento de câncer de mama, já que "a sobrevida em cinco anos é de 98%, se o câncer é diagnosticado por mamografia, e de 23%, se é de outra forma." Na realidade, a mortalidade não muda, de modo que o que é oferecido é viver mais tempo sabendo (ou acreditando) que tem câncer, não viver mais tempo em si. Além disso, é um tempo de vida de má qualidade, pela angústia e ansiedade do diagnóstico, processo de cuidado, efeitos adversos do tratamento (cirurgia, quimioterapia e radioterapia) e o medo de recidiva. No entanto, as pacientes costumam estar muito gratas ao seu médico, porque "salvou minha vida."

Esses sobreviventes, agrupados em associações (sustentadas pelas indústrias interessadas), se somam ao clamor desses médicos mágicos e comerciantes que ficam cegos pelo brilho do negócio e da arrogância da prevenção do câncer. Clamor sobre clamor, mais rastreamentos, mais atividades diagnósticas, mais falsos cânceres, mais sobreviventes ao câncer em um círculo vicioso infernal que afetará 100% da população, uma verdadeira pandemia com efeitos graves para a saúde individual e pública (e para as finanças pessoais e nacionais)!

Não há dúvida de que frente às propostas de diagnóstico precoce preventivo convém extrema precaução.

Câncer de próstata

O trato geniturinário inclui a próstata nos homens, uma glândula em que confluem a uretra masculina e os ductos ejaculatórios. A próstata tem o tamanho e forma de uma castanha e está localizada abaixo da bexiga urinária. Pode-se palpar e estimular facilmente a próstata com toque digital anal, por meio da parede anterior do reto.

A próstata se desenvolve no embrião masculino, a partir do terceiro mês, por influência da testosterona. A testosterona é metabolizada, pela 5-alfa-redutase das células prostáticas, para di-hidrotestosterona, a forma mais ativa.

Na adolescência, a testosterona volta a estimular a próstata, que, com isso, amadurece e se mantém "viva", enquanto está sendo estimulada pelo hormônio masculino; caso contrário, se atrofia, encolhe e quase desaparece.

A próstata cresce, no feto, em torno da uretra, que no homem vai da bexiga urinária ao óstio externo da uretra, na glande, na extremidade do pênis. A uretra masculina mede cerca de 15 cm no total, e suas partes média e final têm dupla função: para a passagem de urina e para passagem de sêmen. O sêmen se injeta na uretra como uma bala quando passa pela próstata.

Os dois ductos ejaculatórios somam o líquido com espermatozoides dos testículos (que chega pelos dois ductos deferentes, medindo cerca de meio metro e com paredes musculares), com o das glândulas seminais e da própria próstata, e com a secreção das glândulas bulbouretrais para formar o sêmen. São aproximadamente 4 mL de sêmen por ejaculação.

O sêmen consiste principalmente em líquido seminal (55%) e liquido prostático (30%); o líquido procedente dos testículos representa 10% do volume final.

Durante a ejaculação, o esfincter uretral permanece fechado, de modo que a urina não passa para a uretra (nem o sêmen para a bexiga). A uretra serve de conduto evacuador do sêmen, que é injetado sob pressão pela força gerada por contrações musculares da base do pênis e das paredes dos ductos deferentes. Esses contraem em espasmos, cerca de dez vezes por orgasmo, e com cada contração é ejetado um pouco de sêmen em ondas. Na primeira "onda", o sêmen sai da extremidade do pênis, pelo óstio externo da uretra, a uma velocidade que pode ser de até 50 km/h, capaz de fazê-lo chegar a até dois metros de distância.

A próstata soma embriologicamente dois componentes: um mais interno e glandular e outro mais externo e muscular. Ambos estão unidos e cobertos por uma cápsula flexível. Quando se produz hipertrofia benigna da próstata, costuma ser a partir do componente interno; as células cancerosas normalmente são geradas a partir do componente externo.

Como a mama, o útero, os ovários e os testículos, a próstata é submetida intensamente à influência dos hormônios sexuais, ou seja, à influência de substâncias cancerígenas (oncogênicas). Não é de admirar que isso cause a degeneração das células da próstata em quase todos os homens. Estima-se que 100% dos homens que vivem 100 anos têm focos inativos de câncer de próstata. Morrer com câncer de próstata (muito frequente) é muito diferente de morrer por câncer de próstata (muito raro).

Os hormônios sexuais têm seus receptores no interior do núcleo da célula. No caso da testosterona, seu metabólito ativo (a di-hidrotestosterona) é formado pela atividade da 5-alfa-redutase. Foi de utilização muito frequente a finasterida, um inibidor da 5-alfa-redutase, para bloquear a estimulação de receptores de androgênio no núcleo das células prostáticas. A finasterida proporciona um ambiente nuclear livre de di-hidrotestosterona e foi utilizada tanto para o tratamento da hipertrofia prostática como para "prevenir" o câncer da próstata.

Mas o ambiente livre de di-hidrotestosterona implica vantagem competitiva para as células cancerosas agressivas não dependentes de andrógenos. Além disso, provoca um fenômeno de rebote e hipersensibilização com um enorme aumento na quantidade de receptores androgênicos e com mudanças, em sua conformação, que os tornam mais receptivos. Mais receptores de andrógeno são formados, e tão sensíveis que passam a ser estimulados inclusive por antagonistas dos andrógenos (os antagonistas têm ação agonista). Tudo isso explica o fracasso dos tratamentos antiandrogênicos para o câncer de próstata e a ação paradoxal da finasterida que podem estimular o desenvolvimento de cânceres mais agressivos e mortais.

Em um estudo de prevenção primária do câncer de próstata, o *Prostate Prevention Trial,* foi administrado por sete anos, a quase 19 mil homens saudáveis de 55 anos, escolhidos aleatoriamente, um placebo (grupo controle) ou 5 mg de finasterida diária (grupo experimental). Ao final foi demonstrada uma incidência de câncer de próstata em 24,4% no grupo controle e de 18,5% no grupo experimental. Os homens do grupo controle tiveram mais problemas urinários, e os do grupo experimental mais problemas sexuais. A mortalidade total não foi estudada. Quanto à incidência de cânceres agressivos e menos diferenciados, foi de 5,1% no grupo controle e 6,4% no grupo experimental.

Estaria justificado o uso preventivo de finasterida se pretendêssemos, com a prevenção primária, evitar os cânceres da próstata indolentes que não ameaçam a vida. Não está justificado o uso de finasterida se, com a prevenção primária, se pretende evitar o desenvolvimento de cânceres agressivos mortais, pois seu efeito paradoxal é justamente o oposto: facilitar o desenvolvimento de cânceres invasivos. A agência norte-americana de medicação (FDA) demorou nove anos (pois não fez até 2011) para obrigar a incluir na bula da finasterida seu efeito oncogênico sobre a próstata e o risco de desenvolver cânceres agressivos.

Difícil aceitar que "convivemos" com células cancerosas e com câncer, especialmente em tecidos e órgãos expostos a agentes oncogênicos naturais, por exemplo, na pele (luz ultravioleta) e vários órgãos sexuais, como mama e próstata (hormônios sexuais). São cânceres histológicos, com todas as características de câncer em biópsias, mas não têm a "biologia" de câncer. Isto é, por vezes regridem e desaparecem, outras vezes permanecem inalterados e nunca ameaçam a vida. São, portanto, variações do normal, e "caprichos da natureza" com os quais convém a tolerância, não o horror.

O câncer de próstata é o segundo mais comum no mundo, depois do câncer de pele não melanoma. Um milhão de novos cânceres de próstata é diagnosticado anualmente no mundo, e morrem por essa causa 250 mil homens. Devemos lembrar que há cerca de três bilhões de homens no mundo e que morre a cada dia cerca de meio milhão (e a metade é por causas como a fome, a desnutrição e a pobreza).

Em 2013, morreram na Espanha 5.800 homens por câncer de próstata, o que representa pouco menos de 3% de todas as mortes. Quase todas as disfunções (85%) ocorreram em homens de 75 anos ou mais, pois a morte por câncer de próstata é própria de idosos. A mortalidade por câncer de próstata mostra uma tendência estável ao longo das últimas décadas.

Para se ter uma ideia, em 2013 morreram na Espanha 200 mil homens. Morreram por causas cardiovasculares 37 mil homens. Por câncer de pulmão, 17.600 e por DPOC (doença pulmonar obstrutiva crônica tipo enfisema, pelo tabaco), 11.400. Por demência e Alzheimer morreram nove mil homens. Por câncer colorretal morreram sete mil homens. Por suicídio (atestado) morreram 2.911 homens em 2013.

De acordo com dados de 2010 da Associação Nacional de Urologia, na Espanha, foram diagnosticados 18.900 casos de câncer de próstata e 85% eram de diagnóstico precoce, por detecção de oportunidade com o PSA (antígeno específico da próstata, marcador de câncer de próstata, inútil para o diagnóstico precoce) e o toque retal. Isto é, a incidência foi de 81 casos por cem mil homens.

A sobrevida em cinco anos aumentou de 50% na década de 80 para 66% na década de 90 do século XX. Em 2010, foram calculados 75% de sobrevida.

No Brasil, cerca de 69 mil cânceres de próstata foram diagnosticados em 2010 e morreram desse câncer 13 mil brasileiros. Para efeito de comparação, 14 mil brasileiros morreram de câncer de pulmão, e quase sete mil de câncer colorretal. Em 2012, em Portugal, foram diagnosticados cerca de 6.700 cânceres de próstata, e houve cerca de 1.600 mortes por essa causa.

Com esses dados, se propõe o rastreamento do câncer da próstata, tanto em populações (rastreamento) como em pacientes (detecção por oportunidade). Ou seja, o exame de PSA e toque retal são aplicados em homens saudáveis, sem sintomas ou sinais, e a partir dos 50 anos. Se houver história familiar, é recomendado começar aos 45 anos de idade.

No entanto, é evidente a inutilidade do toque retal para a prevenção secundária do câncer de próstata. É uma prática absurda, sem sentido e carece de sensibilidade e especificidade prática que a justifique.

No que diz respeito à determinação do PSA, vários ensaios clínicos demonstraram que não há impacto na mortalidade total de homens. Seu efeito sobre a mortalidade por câncer de próstata variou, segundo o ensaio clínico, entre a diminuição de zero e uma morte para cada mil homens selecionados em um mínimo de 10 anos. A qualidade de vida dos pacientes que sobrevivem ao câncer, medida por anos de vida ajustados pela qualidade (AVAQ) é baixa, pelos efeitos adversos do tratamento.

O rastreamento permite selecionar apenas os homens que provavelmente tenham câncer de próstata. O diagnóstico inclui ultrassonografia (às vezes tomografia computadorizada, tipo escâner) e confirmado por biópsia transretal da próstata. Essa é uma técnica "suja", pois inclui perfurar a parede anterior do reto para ter acesso à próstata. Por isso, são frequentes as complicações, tais como febre, bacteriúria, bacteremia, infecção do trato urinário e septicemia. A frequência dessas complicações é muito variável, de 0 a 40%.

O diagnóstico de câncer de próstata é geralmente seguido do tratamento, habitualmente prostatectomia radical, na qual se retira a próstata (uma mutilação invisível, mas no fim uma mutilação). A operação tem uma taxa de mortalidade de cerca de 0,5%. Os efeitos adversos no pós-operatório afetam cerca de 20% dos pacientes, e os mais importantes e comuns são a incontinência urinária e a impotência.

Além disso, somam-se intervenções complementares, como radioterapia e terapia hormonal (que feminiza, pois anula a secreção de testosterona), mais a ansiedade de saber-se "sobrevivente" ao câncer, o medo de recidivas e o tempo e os inconvenientes das revisões, dentre outros.

Desde muito tempo existem estudos, repetidos atualmente, nos quais foram comparados pacientes com câncer de próstata diagnosticados recentemente e com proposta de uma intervenção imediata (prostatectomia radical) *versus* acompanhamento e ação conforme a necessidade ("esperar para ver"). Ao longo dos anos, foi demonstrado que não havia diferenças na mortalidade por câncer nem na mortalidade total. Os pacientes tratados com prostatectomia tiveram pior qualidade de vida sexual.

Em resumo, o rastreamento para o câncer de próstata não melhora a mortalidade global e tem um efeito menor, se houver, na mortalidade por câncer de próstata. Os processos diagnósticos e terapêuticos possuem efeitos adversos importantes.

E, obviamente, a determinação de PSA leva quase inevitavelmente a intervenções, mesmo nas pessoas idosas. Isso é bem ilustrado no caso do multimilionário Warren Buffett, de 81 anos, em que nada justificava fazer PSA de rotina e menos ainda "descobrir" um câncer de próstata que foi irradiado.

O PSA foi introduzido quase como exame de rotina para homens, e a atividade frenética de alguns urologistas (e médicos de outras especialidades) está causando uma epidemia de câncer de próstata. Uma epidemia de incidência, pois a mortalidade permanece estável. Ou seja, está sendo produzida uma epidemia de cânceres histológicos, com os quais o homem conviveria alegre e feliz até morrer de qualquer outra causa. A intervenção preventiva produz mais mal do que bem, pois leva a uma epidemia de falsos diagnósticos precoces, diagnósticos *excessivamente* precoces e diagnósticos de cânceres histológicos. Dá-se um presente envenenado ao paciente, pois sua qualidade de vida é diminuída (pelas consequências da prostatectomia), durante os anos que de qualquer maneira iria viver.

Ao remover esses cânceres benignos histológicos, é fácil prometer ao paciente "curar" o câncer, e se pede paciência e compreensão frente aos efeitos adversos graves, porque "foi salvo de morrer de câncer". Os dados de sobrevivência são apresentados como um sucesso, em vez de um fracasso por sua correlação nula com melhorias na mortalidade.

Sobram o rastreamento e o diagnóstico por oportunidade do câncer de próstata, sobram as intervenções diagnósticas e terapêuticas subsequentes, e provavelmente sobram também muitos urologistas, que de qualquer modo, deveriam se concentrar nas doenças, e não em intervenções preventivas que causam mais mal do que bem.

Na Espanha, o câncer de próstata não é um problema de saúde pública. A prevenção secundária do câncer de próstata em si pode ser vista como um problema de saúde pública, porque produz desnecessariamente centenas de milhares de impotentes e incontinentes (que no mundo serão milhões).

São frequentes as propagandas para o homem adotar as orientações preventivas da mulher em relação ao câncer de colo do útero e do câncer de mama. Dois maus exemplos que também deveriam ser vistos como fracassos da prevenção e abandonados. Em todos os três casos ocorre sobrediagnostico *stricto sensu*, resultando em excesso de tratamento. Estima-se que existe pelo menos o sobrediagnóstico *stricto sensu* em 60% dos casos em que a próstata é removida por câncer.

No particular, não se preocupe com o câncer de próstata e negue-se a fazer qualquer coisa de diagnóstico precoce, toque retal ou PSA, nem *check-ups* por outros problemas de saúde. Consulte o seu médico de família se tiver sintomas e/ou sinais prostáticos e aproveite a vida e especialmente o sexo. Aproveite a sua próstata e permita que a "explorem" somente no contexto da atividade sexual de gozo. Sabemos que a atividade sexual com a ejaculação está associada a menor incidência de problemas de próstata em geral. Mantenha-se ativo a esse respeito, não deixe que a próstata se atrofie.

Rejeite como um insulto a redução da saúde do sexo masculino à saúde sexual em torno da ereção e da penetração. Os homens são mais que apêndices do pênis e servos da próstata. A saúde do homem se expressa no gozo da vida em geral e do amor, amizade, trabalho, estudo, diversão, família e muito mais (sexo também, que é fundamental).

Câncer de colo do útero

Os números são passíveis de manipulação, assim como as palavras. Podem fazer-nos acreditar que um grande problema é importante simplesmente nos dando os números de tal forma que nos impressionam. Por exemplo, comentando sobre as 250 mil mulheres que morrem no mundo anualmente de câncer de colo do útero (também chamado câncer cervical). Ou as 15 mil europeias que morrem ao ano pela mesma causa ou as cinco mil mulheres brasileiras que morrem anualmente de câncer de colo do útero.

Com essas introduções geralmente começam todos os textos, artigos, cartas, panfletos, conferências e declarações que promovem a vacina contra o HPV e a prevenção secundária do câncer de colo do útero (as citologias, exame de Papanicolaou).

Geralmente não mencionam que a esmagadora maioria dessas mortes acontece nos países pobres (85% do total). Também não dizem que a cada ano cerca de 180 milhões de mulheres morrem de causas diversas, nem que existem mais de três bilhões de mulheres em todo o mundo.

O câncer de colo do útero é doença e morte associada à pobreza, como a tuberculose e a desnutrição. Então, como seria de se esperar, há maior frequência de câncer de colo do útero em países pobres como Haiti, Uganda e Zimbábue. Por exemplo, nos Estados Unidos, as mulheres negras têm o dobro da mortalidade das brancas por essa causa. As "condições" de vida explicam muito do viver, sofrer e morrer das pessoas, também com relação ao câncer cervical. Assim, no Brasil, diminuiu a morte por câncer uterino, em geral, entre 1980 e 2010, exceto nas mulheres pobres dos estados do Norte e do Nordeste, onde aumentou.

Na Espanha, cerca de 184 mil mulheres por ano morrem por todas as causas.

De câncer cervical morrem anualmente, na Espanha, aproximadamente 700 mulheres. Isto é, morrem de câncer cervical 0,5% das mulheres espanholas e, é claro, não morrem de câncer de colo do útero 99,5% das mulheres. Como causa da morte, o câncer de colo do útero é um câncer muito raro. O mesmo é verdade no Brasil, onde cerca de 515 mil mulheres morrem a cada ano, das quais cinco mil de câncer de colo do útero: 1% do total. Em outras palavras, 99% das mulheres brasileiras não morrem de câncer de colo do útero. Portugal tem diagnosticado em torno de 700 casos por ano e morrem cerca de 300 mulheres por câncer de colo do útero.

Para se ter uma ideia, na Espanha, em 2013, a causa mais comum de morte entre as mulheres foi cardiovascular (principalmente acidente vascular encefálico, infarto do miocárdio e insuficiência cardíaca), com quase 50 mil mortes. Por suicídio, morreram mais de 950 mulheres, de um total de 3.870 mortes atestadas por essa causa na Espanha.

A idade média do diagnóstico de câncer de colo do útero na Espanha é de 58 anos. A sobrevida em cinco anos é de cerca de 70%. A idade média de morte por esse tipo de câncer é de 60 anos. A mortalidade por câncer cervical na Espanha é cerca de três por cem mil mulheres, em 2010, e no Brasil de 5 (em 2000 era de 7,5). Para efeito de comparação, a mortalidade por suicídio em 2012, na Espanha, foi de 3,4 por cem mil mulheres, e em 2009, no Brasil, 1,9 (provavelmente muito abaixo do valor real).

A mortalidade por câncer cervical, na Espanha, tem sido sempre das mais baixas do mundo, e das menores da Europa. Ela aumentou ao longo do século passado, mas hoje a taxa mostra uma tendência estável. Essa situação indica que as atividades de prevenção secundária dos ginecologistas, em instituições privadas e públicas, não serviram, nem servem, para reduzir a mortalidade. Ano após ano, cerca de 10 milhões de exames de Papanicolaou são feitos anualmente na Espanha. Para quê?

A Espanha tem uma população de cerca de 15 milhões de mulheres entre 18 e 65 anos. A recomendação da União Europeia para o rastreamento do câncer de colo do útero é a citologia a cada três anos em mulheres entre 25 e 65 anos. Como é possível que sejam realizados, na Espanha, quase 10 milhões de exames de citologia por ano, se mais de 20% das mulheres de 25 a 65 anos nunca fizeram esse exame em sua vida? Há muitas mulheres espanholas que realizam teste Papanicolaou anual, ou a cada seis meses, em vez de seguir a recomendação de fazer a cada três anos.

A morte por câncer de colo do útero é muito rara, em geral, exceto em países pobres. Para avaliar, você deve saber, por exemplo, que a probabilidade de morte por acidente de trânsito (causas externas), na Espanha, é 12 vezes maior do que a de morte por câncer de colo do útero. Ou seja, a probabilidade de morrer de câncer de colo do útero é muito baixa. No Brasil, a morte por câncer de colo do útero tem a mesma frequência que a morte por assassinato.

Para a mulher obediente, cumpridora do rito do exame de citologia e preocupada com o câncer cervical, devem-se comentar os dados sobre causas de morte entre as mulheres que demonstram o impacto do tabagismo (como comportamento modificável) e dos infartos (causa do óbito). Por exemplo, nos Estados Unidos, as mulheres não fumantes têm chances iguais de morrer de câncer de mama e doença cardiovascular (infarto do miocárdio, acidente vascular encefálico, dentre outros) até os 60 anos. Depois dos 60 anos, a doença cardiovascular prevalece. Mulheres que fumam têm o câncer de pulmão e as doenças cardiovasculares como as causas predominantes de morte depois dos 40 anos. Em todos os grupos etários, caso haja consumo de tabaco, a morte por câncer de colo do útero em geral é uma das menos esperadas (menos de 1 por mil em mulheres com menos de 55 anos, e 1 por mil, acima dessa idade).

Na Espanha, a incidência de câncer cervical aumenta, enquanto a mortalidade permanece estável. A cada ano, cerca de 2.500 novos cânceres de colo do útero são diagnosticados. Há uma grande variabilidade entre as regiões, com maior incidência nas regiões costeiras e insulares turísticas, talvez pela maior promiscuidade associada ao turismo.

Servem para contrastar com as cifras espanholas as da Costa Rica (com uma população total de cerca de dois milhões e meio de mulheres), onde há 210 mortes anuais por câncer de colo do útero (3% de todas as mortes) e uma taxa de mortalidade de seis mortes por cem mil mulheres. A Costa Rica tem uma taxa semelhante à dos EUA.

Desconhecemos por que na Espanha é tão baixa a mortalidade por câncer de colo do útero, mas mesmo em comparação com outros países europeus os números têm sido e continuam baixos.

Como podem estar fazendo, na Espanha, quase 10 milhões de citologias por ano, enquanto quatro em cada cinco mulheres que morrem de câncer cervical nunca fizeram uma citologia? Porque as citologias são feitas nas mulheres que não necessitam, de idade média, saudáveis, instruídas e de classe média e alta. Ironicamente, uma doença de mulheres pobres 'se previne' em mulheres de classe média e alta.

Consequentemente, as mulheres pobres morrem de câncer de colo do útero, e as mulheres de classes média e alta sofrem por serem diagnosticadas com câncer de colo do útero (geralmente falso). A mortalidade para as pobres, a ansiedade e outros efeitos adversos para as ricas (sob mais e mais exames de citologia "para esclarecer o resultado suspeito", ou para "uma conização" que pode levar a histerectomias desnecessárias, bem-documentadas no Reino Unido). O afã de prevenir das mulheres saudáveis, instruídas e de classe média e alta envolve muito dano.

O rastreamento do câncer de colo do útero, na Espanha, é inútil (e perigoso), e a detecção por oportunidade não serve. Todos os anos, um número crescente de cânceres de colo do útero é diagnosticado, muitos deles provavelmente falsos (falsos positivos, sobrediagnósticos). O perigo dos exames de citologia é que eles envolvem mais danos do que benefícios. O câncer que se busca é tão raro e incomum, que no processo de busca se provocam mais lesões e danos do que são evitados.

Como Andreu Segura (médico catalão, especialista em saúde pública) escreveu em 1984: "Um programa de detecção precoce do câncer de colo do útero tem um baixo rendimento, pois a frequência de alteração pré-clínica detectável é, na Espanha, muito menor do que a que ocorre em outros países. E o que é pior, a elevada proporção de falsos positivos leva a um aumento dos efeitos indesejáveis derivados da intervenção diagnóstica que deve ser praticada em todas as mulheres positivas." Segura voltou a escrever sobre este assunto em 1994, e em 2005 consta uma recomendação muito semelhante de Gonzalo López Abente (médico galego, epidemiologista de câncer) em uma publicação do Ministério da Saúde: "A utilidade de programas de rastreamento para o câncer de colo do útero, na Espanha, é limitada pelas baixas taxas de incidência e mortalidade".

O rastreamento do câncer de colo do útero começou em Nova Iorque (Estados Unidos) em 1941. Nunca foi feito um ensaio clínico a respeito. É o único rastreamento que não tem, portanto, estudos que comparem os resultados de saúde após distribuir os participantes aleatoriamente.

Na Europa, o rastreamento era ignorado e pouco valorizado por sua falta de fundamento científico. Mas Harold Evans (jornalista britânico), diretor do *Sunday Times*, visitou Nova Iorque, ficou impressionado com a promessa de cura e retornou ao Reino Unido convencido de sua utilidade. O jornal lançou uma campanha para conseguir a sua implementação, sem qualquer ensaio clínico prévio, contrariamente à opinião de Archie Cochrane (médico britânico, epidemiologista e especialista em saúde pública; em seu nome tem-se desenvolvido uma rede mundial, a *Cochrane Collaboration*, para avaliar cientificamente as intervenções na saúde). Atualmente, a técnica citológica foi melhorada e foi adicionada a determinação do papilomavírus humano, mas ainda sem ensaios clínicos.

A classificação das citologias leva à grande confusão para as mulheres. A displasia leve (LSIL, anteriormente conhecida como NIC 1) é totalmente irrelevante, uma variação do normal, não patológica, é uma demonstração de infecção viral que se resolve por conta própria. A HSIL, ou displasia de alto grau, agrupa as anteriores NIC 2 (displasia moderada) e NIC 3 (displasia grave e carcinoma *in situ*), A primeira, NIC 2, é uma displasia que em até 40% dos casos cura espontaneamente. Em algumas ocasiões, alguns carcinomas *in situ* podem não progredir para invasivos. De qualquer forma, ao diagnosticar-se juntos NIC 2 e NIC 3 se mesclam displasias de prognósticos muito diferentes.

O câncer de colo do útero tem várias causas e está associado com a infecção pelo papilomavírus humano. O vírus parece ser causa necessária, mas não suficiente. O câncer cervical é mais comum em mulheres pobres, multíparas, promíscuas, drogaditas, presidiárias, fumantes e com Aids.

Existem mais de 150 tipos de papilomavírus humano, e a maioria tem "coexistência pacífica" em vários epitélios, como pele e colo do útero. É estabelecido com eles um equilíbrio ambiental cujos benefícios ignoramos. Ocasionalmente, podem causar verrugas benignas no dorso das mãos, pescoço, axilas e plantas dos pés. Apenas cerca de 15 vírus têm capacidade oncogênica (para causar o câncer).

Apesar de não conhecermos bem a história natural da infecção cervical por papilomavírus humano, aceitamos que o vírus atinge o epitélio cervical por meio da penetração no coito vaginal, a partir do epitélio (pele) do pênis. Por sua vez, o homem se contagia em relações sexuais com uma mulher infectada. O uso do preservativo reduz, mas não elimina a infecção, porque o vírus pode ser transmitido a partir da pele da base do pénis.

Nesse sentido, a colonização (infecção) do colo do útero pelo vírus do papiloma humano dá-se sexualmente, muito comum e inócua, uma vez que a grande maioria das mulheres se contagia, e a grande maioria cicatriza espontaneamente. Isto é, o epitélio do colo do útero elimina os novos colonizadores e "se limpa" após o desenvolvimento de imunidade.

Mulheres e homens que mantêm a virgindade durante toda a sua vida também mantém "virgem" o colo do útero e seu pênis em relação à infecção pelo papilomavírus humano. E um casal perfeitamente monogâmico durante toda a vida não se contagiará.

Sua alta prevalência mostra que o sexo é quase sempre "em grupo", embora o mais comum seja o relacionamento de casal, pois cada membro "traz" a sua experiência sexual anterior e infecções, incluindo a do papilomavírus humano. No ato sexual, a mulher "se deita" com todas as mulheres com quem o homem se relacionou sexualmente, e vice-versa, o homem "se deita" com todos os homens com quem anteriormente a mulher se relacionou (em casais homossexuais a situação é a mesma, e em outras variedades, como trios e grupos, ainda mais).

Ao propor o uso geral das vacinas contra o HPV, se aceita como norma a dita atividade sexual grupal e promíscua e se introduz um elemento que pode ser interpretado como de liberação sexual, dando uma falsa sensação de segurança diante da infecção. Não é de se admirar que nos Estados Unidos, por exemplo, houve uma reação contra a vacina por motivos religiosos (de fundamentalistas cristãos que promovem a abstinência sexual até o casamento monogâmico, único e permanente).

Quase todos os seres humanos são contagiados, homens e mulheres, mas os cânceres de útero são raríssimos e os do pênis, algo insólito.

Na Espanha, surgem, todos os anos, cerca de 71 novos cânceres de colo do útero por milhão de mulheres (e cerca de 30 mortes por câncer de colo do útero por milhão) e um novo câncer de pênis por dois milhões de homens (perto da mortalidade zero).

Para se ter uma ideia de frequências, convém saber que morre, por raios, 1,6 pessoa por milhão a cada ano na Espanha. Isto é, um homem espanhol tem muito mais chances de que lhe "caia um raio" e de morrer por isso, do que ter câncer de pênis. No Brasil, há cerca de 370 mortes por câncer de pênis, como um indicador de pobreza e falta de higiene; morrem anualmente por raios, no Brasil, cerca de 140 pessoas.

E uma mulher tem a mesma probabilidade de morrer de câncer de colo do útero que morrer por suicídio (atestado).

Na Espanha, morrem anualmente de acidentes domésticos e de lazer cerca de cinco mil pessoas, mais da metade (2.680) sendo mulheres. Ou seja, a probabilidade de morrer de acidentes domésticos e de lazer é quatro vezes a mortalidade por câncer de colo do útero.

Em outro campo, quando se diz que existem dois milhões de mulheres espanholas infectadas pelo papilomavírus humano, se está apenas afirmando um fato bem-conhecido e irrelevante (mas é um fato que assusta e é um mecanismo de propaganda da vacina contra o HPV e a favor da determinação de infecção pelo vírus por meio das citologias).

Nas mulheres, após seu contágio no início das relações sexuais, é produzida uma imunidade natural que ocorre no epitélio do colo do útero. Isto é, a imunidade celular impede a degeneração cancerígena provocada por alguns tipos de vírus, tais como o 16 e o 18. De cada 30 mil mulheres infectadas, uma ou duas desenvolverão células cancerígenas. Às vezes, a coinfecção (infecção simultânea por vários vírus) protege espontaneamente; por exemplo, a coexistência dos vírus 6 e 11 (de baixo risco de câncer) diminui a infecção do vírus tipo 16 (de alto risco de câncer). Sabemos pouco sobre a ecologia dos germes que vivem na vagina e no colo do útero, e nossa intervenção extemporânea é brincar com fogo e fazer de aprendizes de feiticeiro.

Em geral, a mulher defende-se por toda a vida contra a infecção pelo papilomavírus no colo do útero. Se os vírus oncogênicos conseguirem iniciar o processo de um câncer, levam dez anos para produzir lesões pré-cancerosas e outros dez para tornar-se um câncer *in situ*. Por isso, não faz sentido repetir e repetir a citologia, o que acaba causando um dano imenso pelo sobrediagnóstico.

Por exemplo, nenhuma mulher vai desenvolver, no futuro, câncer de colo do útero, em um grupo de 10 mil mulheres com idades entre 30 e 65 anos, se tiver três ou mais exames de Papanicolaou normais consecutivos. Em cinco mulheres desse grupo, pode-se diagnosticar uma displasia, e em 303 haverá um resultado falso positivo, levando a um valor preditivo de 1% (em 298 mulheres, será um erro). Ou seja, para cada cem resultados anormais, apenas um terá interesse por ser uma displasia de fato (que desaparecerá espontaneamente em quase 100% dos casos).

Com métodos de qualidade inferior, ao fazer a citologia nesse mesmo grupo de 10 mil mulheres (e ao "ler" microscopicamente), o valor preditivo baixa para 0,3%, de modo que se produzirão 1.204 resultados anormais, dos quais 1.199 serão errôneos. Para esclarecer esses erros, muito dano já ocorreu, começando com a angústia de receber os resultados e as seguintes consultas e reconsultas, mais as biópsias, as conizações e até mesmo a remoção do útero.

O panorama da citologia tem sido complicado ao acrescentar a determinação da infecção do papilomavírus humano. Maior complicação, sem grande melhoria de prognóstico, mas mais ameaçador para a mulher que recebe os resultados.

Na Espanha, o diagnóstico precoce de câncer de colo do útero provoca mais danos do que previne. Muitos resultados são falsos positivos, e precisa-se confirmá-los para chegar a um diagnóstico final. Além disso, se produzem mais casos de sobrediagnóstico *stricto sensu* quando se chega ao diagnóstico de:

- LSIL (NIC 1), pois 100% regridem espontaneamente.
- HSIL, quando diagnosticada NIC 2, pois regride espontaneamente em 40% dos casos.
- HSIL, quando diagnosticadas NIC 2 e NIC 3, sem distinção, pois algumas são apenas cânceres histológicos que não vão progredir, e permanecerão silenciosos ou desaparecerão.

O lógico seria não fazer os exames de citologias em mulheres saudáveis, instruídas e de classe média e alta, e realizá-los em quem terá maior benefício provável: mulheres marginalizadas (pobres, multíparas, promíscuas, viciadas em drogas, presidiárias, tabagistas e com Aids). A uma doença da pobreza não convém uma resposta de riqueza.

Um bom exemplo de tentativa de reversão da "lei de cuidados inversos" é o programa de rastreamento na Dinamarca. Ele é baseado em pagamentos aos médicos de família de um valor por citologia de rotina (detecção por oportunidade), realizada a cada três anos em mulheres de 25 a 65 anos. Os médicos de família são pagos por capitação, são um "filtro" para a consulta com especialistas e têm uma lista de pacientes (e todos os dinamarqueses estão na lista de um médico de família). De três em três anos, o médico de família recebe uma lista de mulheres que não fizeram o exame citológico. Ele pede para localizá-las e propõe a sua realização, porque essas mulheres são as que mais precisam. Ao localizá-las e incentivá-las a fazer a citologia, a "lei de cuidados inversos" é revertida e se oferece a prevenção secundária a quem mais precisa.

É também resposta de riqueza vacinar contra o papilomavírus humano, pois costumam vacinar as mulheres de países desenvolvidos e de classe média e alta. Além disso, em relação à vacina, deve-se saber que:

- Gera anticorpos no sangue, mas a imunidade natural contra o vírus do papiloma humano é celular (no próprio epitélio do colo do útero).

- Desconhecemos a duração da imunidade induzida pela vacina, mas se persistir menos de 30 anos causará graves problemas por levar a infecção natural a idades mais avançadas.

- Tem sido estudada com ensaios clínicos em mulheres de 16 a 26 anos, mas é administrada às crianças, um grupo que nunca participou de qualquer ensaio clínico.

- Os ensaios clínicos têm financiamento generalizado da indústria que produz a vacina, o que afeta a credibilidade dos seus resultados.

- A eficácia da vacina é de 17%, e é determinada com resultados intermediários (displasias), não com diminuição de casos de câncer de colo do útero ou diminuição da mortalidade por esse câncer.

- Carece de efetividade em mulheres que já iniciaram as relações sexuais com penetração (do pênis).

- Altera a ecologia dos germes epiteliais do colo do útero e pode favorecer mutações e invasões de vírus mais agressivos ao deixar o "nicho vazio" (ao remover os vírus contra os quais se vacina, que já não competem para ocupar o nicho).

Assim, se responde a uma doença ligada à desigualdade e à exclusão social com programas biológicos (rastreamento, detecção por oportunidade e vacinas) sem fundamento cientifico, que são corajosamente aplicados a mulheres de classe média e alta, jovens e instruídas. É difícil ouvir propostas de melhorias sociais sobre a redução da marginalização (e do processo e acesso a serviços de saúde para a população feminina marginal) em resposta à mortalidade por câncer de colo do útero.

Com vacinas como a do papilomavírus humano convém extrema cautela. Demonstra-se com os problemas que estão gerando, por exemplo, as vacinas contra a poliomielite e a coqueluche. As vacinas, especialmente as novas, prometem muito, mas dão pouco. Dão pouco à sociedade e aos indivíduos vacinados, e muito para os acionistas das indústrias que as produzem.

Em geral, as mulheres estão muito satisfeitas com a citologia. Assim como os exames, os testes de Papanicolaou dão uma sensação de segurança (embora essa seja uma falsa segurança, com falsos positivos e falsos negativos). A maioria prefere as citologias anuais (e até mais frequentes), não se importa por ter se sentido mal por algum resultado falso anormal e prefere que não tenha um limite de idade para a sua conclusão. Como demonstrado por dados e pesquisas, até mesmo mulheres submetidas à histerectomia total e que não têm o colo do útero querem continuar com as citologias cervicais (e há ginecologistas que as fazem). Quando se insiste que seria suficiente a cada três (ou a cada cinco anos), as mulheres entendem que querem economizar gastos em detrimento da sua saúde. Sem dúvida, são os sintomas típicos da síndrome de Estocolmo, de modo que muitas mulheres desenvolvem uma dependência psicológica dos ginecologistas e, portanto, têm ânsia de mais e mais exames. Isso a qualquer custo, inclusive da sua própria saúde e qualidade de vida, que se deterioram com a atividade preventiva desnecessária.

Na Espanha e no Brasil, o diagnóstico precoce de câncer de colo do útero com um Papanicolaou é como encontrar diamantes aleatoriamente na própria Espanha, uma atividade sem sentido, sem benefícios e certamente com danos. Deve-se ir procurar os diamantes nos campos de diamantes da Austrália, o que equivaleria a fazer exames de citologia nas mulheres marginalizadas e excluídas (pobres, multíparas, promíscuas, drogaditas, presidiárias, tabagistas e com Aids), onde há alta probabilidade de encontrar cânceres cervicais. Pelo cumprimento da "lei de cuidados inversos", essas mulheres morrem de câncer de colo do útero que não se diagnostica a tempo. Devemos redirecionar a atividade do sistema de saúde e abordar o problema do câncer cervical como um problema social, não apenas médico.

Individualmente, e indo para a prática: "O que posso fazer em relação ao meu colo do útero?". Aproveite a vida em geral, modere o consumo de tabaco e outras drogas, siga as regras de higiene, mantenha uma vida sexual satisfatória, limite a promiscuidade ao prazeroso e prudente, evite o sexo por dinheiro e/ou drogas, não se vacine contra o papilomavírus, esqueça as citologias, trate de não ser presa e evite tornar-se "marginal" (e, se possível, mude de classe social, para cima).

O sexo é alegria, prazer, satisfação e vida, e não convém desvirtuá-lo com as atividades preventivas desnecessárias. Reserve os ginecologistas para doenças e não conte com eles para a saúde.

Se você é viciada em exames de citologias e não pode superar isso, encontre um ginecologista e um médico de família prudente e humano (eles existem), cumpra o rito de três em três anos e, se você tem três resultados normais consecutivos, deixe de vez as citologias (ou passe a um ritmo de cinco em cinco anos, se você não pode viver sem elas).

Na Espanha, sobram o rastreamento do câncer de colo do útero e as vacinas contra o papilomavírus humano. As espanholas não merecem tais agressões. No Brasil e em Portugal, o exame Papanicolaou deve passar a ser realizado de três em três anos, e até mesmo a cada cinco anos se houver três resultados consecutivos normais.

Câncer de mama

Os políticos encontraram na prevenção um filão aparentemente interminável de promessas sem inconvenientes. Por exemplo, para oferecer às mulheres atividades que sempre têm um aspecto positivo, sem aparente perigo de erro, como "mamografias mais frequentes para as mulheres mais jovens". Esse desejo excessivo de evitar todo dano, de prevenir todo evento indesejável é pornoprevenção. Tudo se justifica, além disso, pelo menor gasto atribuído a longo prazo à prevenção.

Em 1942, o economista e político britânico William Beveridge já prometia algo semelhante no seu "Primeiro relatório". No *Social Insurance and Allied Services*, William Beveridge propôs o estado de bem-estar que conhecemos hoje, no que se refere aos serviços de saúde e pensões.

William Beveridge não foi um economista qualquer, pois logo se tornou diretor da Escola de Economia de Londres. No entanto, Beveridge foi imprudente ao prometer que a prevenção e a promoção da saúde economizariam dinheiro e sofrimento; quer dizer, que a prevenção poupa e aumenta a saúde. Sob a sua influência foi criado o excelente Serviço Nacional de Saúde, um sistema público de saúde de cobertura universal, sem copagamentos no ponto de atenção, com médicos de família que têm "lista de pacientes" e são um "filtro" para a atenção de outros especialistas. Chegou a impressionar a burguesia conservadora inglesa convencendo-a de que, ao aprovar a sua proposta, após a Segunda Guerra Mundial, com o governo trabalhista, iria aumentar a competitividade das empresas pela redução dos custos de saúde. William Beveridge prometeu mais atenção e mais prevenção e saúde por menos dinheiro.

Essa proposição é uma falácia, como os fatos têm sido bem demonstrados. Já havia prometido a redução de custos Milbry George Gould (oftalmologista e arquivista norte-americano) em 1900, propondo o estabelecimento de rastreamento nos Estados Unidos. Mas a prevenção nem sempre diminui os custos e, muitas vezes, também não aumenta a saúde, devido aos danos causados pelos efeitos colaterais adversos das atividades de saúde. Por meio da prevenção não se evitará o uso dos serviços de saúde, mas o contrário. Os fatos são persistentes e constantes, mas a ideologia procura superar a realidade. Em janeiro de 2008, o primeiro-ministro britânico Gordon

Brown se permitiu repetir a falácia de William Beveridge, ao prometer uma volta para a prevenção proporcionada pelo sistema de saúde como a melhor maneira de economizar e melhorar a saúde.

Tudo se contagia, e quinta-feira, 21 de maio de 2009, dia da Ascensão, houve uma reunião da Comissão de Saúde e Consumo na Câmara dos Deputados da Espanha. Interveio a nova Ministra da Saúde e Política Social, a seu próprio pedido e para dar respostas a várias perguntas dos grupos parlamentares. Deixou claro que o seu ministério colocaria em primeiro lugar as políticas de prevenção e promoção da saúde. Copiou Gordon Brown e Beveridge e repetiu sua falácia, pois deu como certo que no terreno da prevenção é onde podemos ganhar em matéria de saúde e controle de gastos.

Há muitos políticos que pretendem reorientar o sistema de saúde a partir da prevenção ("retorno à prevenção") com promessas que são falácias. Nada como tudo que gira em torno da mulher, de modo populista e politicamente correto, com ênfase no câncer de mama. A prevenção tem uma aura mística positiva, mesmo que seja apenas mais uma atividade de saúde, com benefícios e prejuízos. Oferecer mamografias como guloseimas é um disparate, no mínimo.

Em muitos casos, têm-se misturado populismo político e divulgação de atividades preventivas com as histórias pessoais, como aconteceu nos EUA, em 1974, quando as esposas do presidente e do vice-presidente tiveram câncer de mama, com uma diferença de semanas no diagnóstico (e na mastectomia). Aquilo popularizou o câncer de mama e a "luta" para combatê-lo, em um momento em que começavam os programas de mamografias de rastreamento (primeira experiência em 1963 e início do primeiro ensaio clínico em 1973).

Em quatro palavras: "As mamografias salvam vidas", dizia a propaganda enviada a domicílio em Madrid (Espanha) às mulheres com mais de 50 anos. Com essa propaganda pessoal pelo correio, as madrilenhas sabiam que estavam marcadas, selecionadas a partir do censo e convidadas a participar na campanha para prevenir o câncer de mama. No folheto, as vantagens de participação eram enfatizadas, sem considerar o menor inconveniente. Tudo era benefício, sem indício de dano. Parecia que não haveria falsos positivos ou falsos negativos, nem sobrediagnóstico, nem dor física na realização da mamografia, nem qualquer problema de interpretação, nem radiação na mama, etc. Na verdade, o folheto tinha mensagens subliminares como "a mamografia cura", "se logo tiver câncer de mama e não tiver participado, ai de você!", etc. A informação do folheto criava sentimentos de culpa quando se optava por não participar.

Tudo se justifica pelo bem no futuro, pelo diagnóstico precoce que leva à cura. Se a mulher se atreve a discordar e solicita ser excluída da lista das mulheres que recebem cartas ou telefonemas/e-mail, recebe a resposta de que se trata de um rastreamento, de uma atividade de saúde pública que justifica o envio em massa e personalizado da informação e o uso do censo para atingir a meta. Isto é, tratam-se as madrilenhas como menores de idade e manipula-se sua decisão, que de modo algum pode ser considerada informada. Chega-se, assim, à criação de um estado de opinião social que vê as mulheres não participantes como "antissociais", de maneira que o castigo justo é o câncer de mama, e não seria ruim que, além disso, tivessem alguma penalização, ao estilo das implantadas na Alemanha quando os pacientes têm câncer e não participaram previamente das campanhas de rastreamento. Entende-se que a não participação no rastreamento com mamografia é quase a causa do câncer de mama. Na verdade, e ironicamente, a radiação da mamografia é a causa de alguns cânceres de mama, tanto em situação de normalidade, quanto se há sensibilidade especial por radioterapia prévia na juventude ou mutação nos genes *RB1*, *BRCA1* e *BRCA2*.

Como bem demonstrado no caso do rastreamento do câncer de mama, a prevenção se livra das considerações de consentimento informado impostas e exigidas fortemente nas atividades curativas. É tão poderoso e atrativo o apelo do bem prometido, que a prevenção não exige maior informação do que a alegre participação livre de preconceitos. Nas atividades preventivas, parece que o fim justifica os meios. No entanto, nem mesmo o fim está claro.

Por exemplo, no rastreamento do câncer de mama, é verdade que se pode alcançar até 20% na diminuição do número de mortes por câncer de mama, pois isso representa reduzir as mortes por essa causa (depois de mais de uma década de intervenções) de 0,5 para 0,4% (sem a redução da mortalidade total no grupo de mulheres submetidas ao rastreamento). Ou seja, há menos de cinco mortes por câncer de mama em cada mil participantes no rastreamento com mamografia. Mas as mulheres que não morrem por cân-

São e salvo **223**

cer de mama morrem de outras causas, incluindo a sobremortalidade por sobrediagnóstico *stricto sensu* e o sobretratamento que resulta do próprio rastreamento com mamografia.

Além disso, esses dados e resultados são provenientes de ensaios clínicos, verdadeiros experimentos em que tudo é cuidado e oferecido para que seja da mais alta qualidade, em condições bem distantes das circunstâncias locais em que rapidamente se aplicam as conclusões. Assim, pode ser que o rastreamento nas condições práticas locais alcance piores resultados, com um aumento proporcional no diagnóstico de cânceres de mama fáceis de identificar, indolentes, com evolução incerta (que curam espontaneamente em muitos casos) e com o preço de atrasar o diagnóstico de cânceres difíceis de identificar, agressivos, invasivos, de maior mortalidade.

Por exemplo, em Castilla-León (Espanha), o programa de prevenção de câncer de mama com mamografia conseguiu adiantar o diagnóstico de um em cada sete cânceres (indolentes e não agressivos) e atrasar um em nove (agressivos, invasivos). Em outro caso, em Jaén (Espanha), 50% dos cânceres de intervalo (novos e diagnosticados entre dois rastreamentos) foram falsos negativos, pois, ao reexaminar a última mamografia do rastreamento, foi possível demonstrar o erro de atribuir normalidade a essas mamas que na realidade tinham câncer (nos ensaios clínicos, essas cifras de falsos negativos são de 20%, aproximadamente). Além disso, esse estudo andaluz mostrou que metade dos casos de câncer de mama demoraram três meses entre o diagnóstico e o início do tratamento, demonstrando uma deficiência grave de coordenação entre a atividade preventiva e a curativa.

Para se ter uma ideia do valor do rastreamento com mamografia, é necessário conhecer tanto as taxas de falsos positivos como de falsos negativos e o sobrediagnóstico *stricto sensu*. É necessário, além disso, um conhecimento da "história natural" do câncer de mama, que não temos.

Tudo indica que nos equivocamos ao rotular como câncer de mama entidades muito diferentes, muitas das quais evoluem espontaneamente para a cura. São cânceres curados com ou sem intervenção, obviamente. Essa cura espontânea do câncer de mama pode chegar a 25-40% das pessoas diagnosticadas por mamografia e, posteriormente, tratadas com mastectomia total ou parcial. Muitos são simples carcinomas ductais *in situ*.

A mamografia em si também é questionável, como a própria interpretação dos radiologistas. Curiosamente, a crítica da radiologia convencional da mamografia apareceu quando foi fortemente comercializada a mamografia digital, a ultrassonografia tridimensional e a ressonância magnética nuclear. Esses métodos complementares são oferecidos especialmente às mulheres com menos de 50 anos, com seios mais densos, como se o problema fosse a densidade do tecido mamário e não a baixa prevalência de câncer de mama nessas idades. De qualquer modo, toda a atividade preventiva tem as desvantagens de qualquer ato de saúde, já que não há atividade alguma sem quaisquer efeitos adversos, e esses podem chegar a superar os benefícios.

Não se pode "vender" às mulheres a mamografia como um teste definitivo que requer apenas a confirmação, pois na verdade o resultado é de anormalidade provável, não de diagnóstico. Supõe-se que essa confirmação leve à intervenção correta, e se ignora completamente a possibilidade de uma mastectomia desnecessária. Como quase sempre, mais ainda em prevenção, os erros por excesso são vistos com menos atenção que os de omissão.

Nos Estados Unidos, foi testada a perspicácia dos radiologistas com um estudo simples e elegante. Dez radiologistas com grande experiência e reconhecimento na interpretação da mamografia de rastreamento foram escolhidos, e lhes foi pedido que analisassem 160 radiografias; 37 mostravam um câncer que foi diagnosticado posteriormente com toda a segurança, e 123 eram normais (para ter certeza, as mulheres tinham sido acompanhadas por três anos). Após cinco meses, foi solicitado que avaliassem as mesmas 150 mamografias, sem que os radiologistas soubessem que eram as mesmas. Bem, apenas em dez mamografias (7%) houve concordância dos radiologistas na avaliação da radiografia. A concordância na presença de lesões suspeitas foi de 78% e na recomendação de biópsia, de 85% (índice de kappa, que avalia a concordância, eliminando o "peso" do acaso, foi, respectivamente, 0,47 e 0,49, ou seja, moderada a fraca). O comportamento dos radiologistas foi coerente, e se, por exemplo, um encaminhava acertadamente 96% dos casos com câncer, também encaminhava muito e sem necessidade 64% dos casos sem câncer. Quando dois radiologistas concordaram sobre a necessidade de biópsia na mesma radiografia, mostraram discrepância em 2% da situação (mama esquerda ou direita) da imagem suspeita de câncer; essa discrepância ocorreu em 9% do total de casos em que vários radiologistas concordaram em recomendar a biópsia. Por isso, e como esperado, além da formação e experiência, são essenciais as características pessoais do radiologista na interpretação da mamografia e no limiar para encaminhamento para biópsia.

Na Espanha, cerca de 16 mil novos cânceres de mama são diagnosticados anualmente, e morrem de câncer de mama cerca de 6.500 mulheres por ano. Isto é, a incidência é de cerca de 70 casos, e a mortalidade de cerca de 15 casos por cem mil mulheres. A mortalidade por câncer de mama é responsável por 3,4% das mortes de mulheres na Espanha. No Brasil, morrem por câncer de mama cerca de 13.600 mulheres, correspondendo a 2,6% do total de todas as mortes em mulheres.

Para se ter uma ideia, em 2013, a causa mais comum de morte entre mulheres espanholas foi doença cardiovascular (particularmente AVE, infarto do miocárdio e insuficiência cardíaca), que produziu 30% da mortalidade global. Morreram por doença cardiovascular cerca de 50 mil mulheres, e por demência e doença de Alzheimer quase 20 mil.

O câncer de mama mata sobretudo mulheres mais velhas, com o aumento da frequência de acordo com a idade. Assim, as mulheres espanholas com 65 anos ou mais constituem 20% de todas as mulheres, mas sofrem mais de 50% da mortalidade por câncer de mama.

Na Espanha, cerca de 900 mulheres com menos de 50 anos de idade morrem anualmente de câncer de mama, e 3.300 no Brasil. Em números absolutos, há poucas mulheres nesse grupo que morrem, seja devido a qualquer causa, seja por câncer de mama e, portanto, a probabilidade de morrer por câncer de mama é muito baixa nessa faixa etária (uma morte por 15 mil mulheres). De fato, a probabilidade de morrer por câncer de mama entre as mulheres com menos de 50 anos de idade é a metade da probabilidade que tem o conjunto de todas as mulheres espanholas. Por comparação, nessas mulheres a mortalidade por acidentes domésticos é o dobro da chance de morrer por câncer de mama.

Em termos relativos, o câncer de mama é a causa mais comum de morte por câncer nas mulheres com menos de 50 anos, pois representa 30% do total das causas de morte nessa faixa etária.

Diz-se, e é verdade, que uma mulher em cada 10 morre de câncer de mama. Não se diz que isso só é verdade entre as mulheres que vivem até 85 anos. Ou seja, para a frase ser correta se deveria dizer: "Entre as mulheres que alcançam a idade de 85, uma em cada 10 morrerá de câncer de mama".

O câncer de mama está associado à classe alta. Lembre-se um pouco da poliomielite, que também afetava mais a classe alta. Não há razões plausíveis para a diferente incidência, dependendo da classe social, mas a maior incidência de câncer de mama está associada a características de mulher de classe alta (até agora): menos filhos, primeiro filho após os 30 anos de idade, sem aleitamento materno, maior uso da mamografia para o diagnóstico precoce e abuso da terapia de reposição hormonal e de radiologia em geral. Também está associada com obesidade, consumo de álcool, menarca precoce, menopausa tardia, alguns genes e diversos poluentes ambientais (dioxinas, dentre outros).

O câncer de mama também ocorre em homens, mas é muito raro. Deduz-se, portanto, que o câncer de mama está associado com a mama feminina por sua biologia peculiar, pelas mudanças predisponentes ou protetoras induzidas pelos hormônios sexuais e outros, tanto no ciclo menstrual como na gravidez, no parto e na lactação.

O câncer de mama sofre de febre diagnóstica, porque, de acordo com declarações para a mídia, a Espanha passou, em quatro anos (2007-2011), de 15 mil a 22 mil novos cânceres diagnosticados anualmente. No entanto, a mortalidade por câncer de mama aumentou na Espanha até 1992, e desde 1993 é mantida, com um ligeiro declínio. A sobrevivência em cinco anos é de 81%, com melhoria significativa nos últimos anos. No declínio da mortalidade, influenciam poderosamente as melhorias no atendimento clínico para mulheres com sinais e sintomas, tais como cirurgia, radiologia e quimioterapia. Também contribui à diminuição da mortalidade por câncer de mama o menor uso de terapia de reposição hormonal. O impacto do rastreamento é duvidoso.

Por exemplo, entre 1989 e 2006, a mortalidade por câncer de mama foi analisada em vários países europeus, comparando as alterações com o momento da introdução de programas de rastreamento segundo duplas de países com cultura, organização social e de saúde semelhantes. Não houve correlação entre a introdução do rastreamento e o declínio da mortalidade que ocorre em todos os países. A mortalidade diminuiu 16% na Suécia e

24% na Noruega, sem um impacto notável pela implementação do rastreamento em 1986 para as suecas e em 1996 para as norueguesas. O fato de que a Holanda tivera um programa de rastreamento desde 1984 não teve um impacto notável sobre a queda da mortalidade por câncer de mama, que foi de 25%, a mesma cifra que em Flandres (Bélgica), onde o programa de rastreamento foi introduzido em 2001. Na Irlanda do Norte, foi demonstrada uma diminuição de 30%, e conta com rastreamento desde 1990; na República da Irlanda, o declínio foi de 27% e o rastreamento foi introduzido em 2000. Foi demonstrada uma queda geral na mortalidade por câncer de mama em todos os países estudados, mas não foi possível ser atribuída à introdução de programas de rastreamento. O declínio foi maior nas mulheres de 50 anos. Em mulheres com 70 anos ou mais se demonstrou uma grande redução na Holanda (que é geralmente atribuída ao rastreamento) e na Noruega e na República da Irlanda, onde não pode ser atribuída ao rastreamento. A eficácia do rastreamento parece escassa, se é que existe alguma.

Foram revistos os nove melhores ensaios clínicos do mundo sobre o rastreamento de câncer de mama com a mamografia (um nos EUA, dois no Canadá, dois no Reino Unido e quatro na Suécia). Neles foram randomizadas mulheres com mais de 50 anos para o grupo de intervenção (mamografia a cada dois anos) e para o grupo controle (cuidados habituais). Estudou-se a incidência e a mortalidade por câncer de mama e a mortalidade global. O seguimento mínimo foi de 10 anos. A análise foi por "intenção de tratar" (todas as mulheres que começaram o estudo foram incluídas, mesmo que o tivessem abandonado por várias causas).

Não houve diferença na mortalidade por câncer de mama (ou eram mínimas), e não houve diferença na mortalidade total. As mulheres do grupo da mamografia de rotina (rastreamento) foram submetidas a mais intervenções diagnósticas e terapêuticas, como biópsias e mastectomias, com consequente impacto na qualidade de vida.

O ensaio clínico *Swedish Two-County Trial* durou sete anos, mas continuou seguindo as mulheres participantes por quase 30 anos para determinar a incidência e a mortalidade por câncer de mama. Em 2012, foram publicados os dados de seguimento das mulheres (77.080 no grupo de intervenção e 55.985 no grupo controle).

Depois de três décadas, demonstrou-se que havia 1.426 cânceres de mama no grupo de intervenção; nesse grupo morreram por câncer de mama 351 mulheres. No grupo controle, houve 1.042 cânceres de mama; 367 mulheres morreram de câncer de mama.

Calculou-se que, com o rastreamento, se "evitaram" 158 mortes por câncer de mama e que cada uma dessas mulheres viveu, por isso, cerca de 12 dias mais.

Para evitar uma morte foi preciso rastrear 414 mulheres, com um total de 1.334 mamografias.

O risco absoluto de morrer de câncer de mama caiu 1,7 por mil no grupo de intervenção.

Nos resultados publicados, nenhuma modificação da mortalidade total foi encontrada.

Isso permite sugerir que:

- No grupo de intervenção houve sobrediagnóstico *stricto sensu.*
- Intervenções para diagnosticar e tratar os cânceres de mama diagnosticados pelo rastreamento com mamografia, como a cirurgia, radioterapia e quimioterapia, "matam".

Estima-se que cerca de 30% dos cânceres diagnosticados por rastreamento para o câncer de mama são cânceres indolentes que nunca iriam progredir para invasivos ou desapareceriam espontaneamente e, em qualquer caso, não iriam matar as mulheres.

Um percentual de 30% das mamas, total ou parcialmente extirpadas "por consequência" do rastreamento eram mamas que não teriam que ter sido "tocadas". Além disso, o que importa não é prevenir o câncer de mama, mas evitar a morte por câncer de mama.

Como demonstrado por Peter C. Gotzsche (médico dinamarquês, especialista em saúde pública), a maioria dos cânceres diagnosticados por rastreamento nunca teria provocado a morte, ou porque eram cânceres sobrediagnosticados *stricto sensu*, ou porque teriam sido tratados corretamente e a tempo, no momento em que começassem a produzir sinais e/ou sintomas.

Deve-se abandonar a arrogância preventiva, assustar menos as mulheres com o aumento da incidência, ser humildes com os sucessos frente à mortalidade por câncer de mama e avaliar com serenidade as consequências do aumento da sobrevida em cinco anos, pois apenas indica mais tempo vivendo com angústia e medo, não uma mudança na evolução do câncer, nem uma vida mais longa.

As mamas são parte de um "território" feminino sensível, importante na reprodução e nas relações sociais e sexuais. Devem ser deixadas em paz e dedicá-las apenas ao seu uso natural e prazeroso. E, com o tempo, ser mais respeitoso com elas, no sentido de moderar todos os procedimentos médicos que levam ao aumento do câncer de mama, como as radiações diagnósticas e a terapia de reposição hormonal.

É certamente irônico que a preocupação com o câncer de mama seja traduzida por muitos médicos em insistir no rastreamento com mamografia, e não no uso apropriado (e menor) de tecnologia diagnóstica, como a tomografia, e de terapias como as hormonais na menopausa.

O conhecimento científico leva a recomendar moderação e abandono do rastreamento do câncer de mama com mamografia. É tempo de exigir o fim do rastreamento do câncer da mama. Se fosse um medicamento, já teria sido retirado do mercado. É o que exigem o *primum non nocere* e a dignidade dos pacientes e profissionais.

O câncer de mama não precisa de um diagnóstico precoce, e sim de diagnóstico oportuno, de modo que após o diagnóstico haja oportunidade de reduzir a progressão do câncer que a vida teria encontrado mais adiante, antes do "ponto crítico de irreversibilidade". É central, também, oferecer tratamento e seguimento de intervenção mínima e máxima eficiência, onde é chave a atenção por cirurgiões excelentes, oncologistas, radiologistas e médicos de família, e a organização de circuitos de cuidados assistenciais que facilitem a coordenação preventiva-curativa e a resposta rápida.

Não se trata de adiantar o diagnóstico como agora se faz "alegremente", como se fosse um fim em si mesmo, mas de diagnosticar no momento oportuno para eliminar tipos de câncer que ameaçam a vida e acrescentar anos para aquelas mulheres que não morrerão de câncer de mama. Nessa abordagem, a qualidade do atendimento clínico de sintomas e sinais sugestivos de câncer de mama e a coordenação entre os níveis e entre os especialistas são muito importantes. O rastreamento para o câncer de mama pode vir a desvalorizar esse aspecto central da organização e dos cuidados curativos. Não buscamos mais diagnósticos, mas melhor cura.

O mínimo é a participação informada nos exames, pelo respeito ao princípio bioético da autonomia. As mulheres precisam de informação para decidir com conhecimento de causa sobre participar no rastreamento do câncer da mama. O que as mulheres deveriam saber? No mínimo, que:

- A causa mais comum de morte em mulheres na Espanha são as doenças cardiovasculares (principalmente acidente vascular encefálico, infarto do miocárdio e insuficiência cardíaca), responsáveis por 30% das mortes.

- O câncer de mama é frequente como câncer e provoca 3% das mortes entre as mulheres.

- Uma mulher em cada 10 morrerá de câncer de mama, mas apenas entre aquelas que chegam a viver 85 anos.

- O câncer de mama significa mortalidade em mulheres idosas, de modo que metade das mulheres que morrem de câncer de mama têm 65 anos ou mais.

- O câncer de mama é a causa mais frequente de morte por câncer entre as mulheres com menos de 50 anos, mas nesse grupo a probabilidade de morrer de câncer de mama é muito baixa, de uma mulher para cada 15 mil (a metade da probabilidade no conjunto de mulheres); de fato, nesse grupo a morte por acidente doméstico é duas vezes mais frequente do que a morte por câncer de mama.

- A mamografia é recomendada a cada dois anos, mas não é recomendada nem abaixo de 50 anos de idade (as mamas são densas, o câncer muito raro e os erros muito frequentes), nem após os 65 anos (não vale a pena, é melhor o diagnóstico clínico).

- O rastreamento por mamografia não é uma prova diagnóstica, e seus resultados são suspeitas, que podem ser equivocadas em dois sentidos: falso positivo (parece que há algo de errado, mas ao final se demonstra que está tudo bem) e falso negativo (parece que não há nada de errado, mas ao longo do tempo demonstra que cresce um câncer).

São e salvo **231**

- Se são feitas cinco mamografias consecutivas, em um programa de rastreamento a cada dois anos, até metade das mulheres pode ter um falso positivo e ter que submeter-se a um processo diagnóstico (consultas, ultrassom, biópsia) para aclarar o erro, com a consequente diminuição da qualidade de vida.

- Ao fazer mil mamografias de rastreamento, são geralmente encontradas 60 suspeitas, das quais apenas oito terão realmente câncer (verdadeiro positivo) e, desses oito cânceres em cinco não se melhora em nada todo o processo de atenção, pois teriam desaparecido sozinhos, teriam ficado silenciosos ou, pelo menos, teriam produzido sinais e sintomas que levariam a seu tratamento adequado.

- Ao fazer mil mamografias de rastreamento, muitas vezes escapam duas mulheres que têm câncer de mama e não são diagnosticadas (falsos negativos).

- Entre os cânceres diagnosticados por mamografia de rastreamento, aproximadamente 30% são cânceres inofensivos, benignos, "histológicos", que nunca cresceriam ou matariam a mulher; alguns deles desapareceriam sozinhos se não tivessem sido diagnosticados; em outras palavras, são removidos desnecessariamente 30% das mamas (total ou parcialmente) por sobrediagnóstico *stricto sensu*.

- Diz-se que a mamografia reduz a mortalidade em 21% para câncer de mama após 10 anos de rastreamento, mas em termos absolutos a mortalidade por câncer de mama diminui 0,1%: de 0,5 para 0,4% .

- Entre os cânceres diagnosticados pelo programa de rastreamento, a maioria nunca teria produzido a morte da mulher, por isso é esperado "sobreviver mais" se o diagnóstico é estabelecido com a mamografia de rastreamento (as mulheres vivem os mesmos anos que iriam viver, mas com a ameaçante espada de Damocles da "possível recidiva").

- O rastreamento com mamografia não reduz a mortalidade global; ou seja, o rastreamento não modifica a expectativa de vida.

- Salvar uma vida, evitar uma morte por câncer de mama é uma meta inatingível com a mamografia de rastreamento e, ao tentar isso, se produzem danos substanciais a milhares de mulheres.

Em particular, o que fazer com os seios que me enfeitam? As mamas são muito sensíveis, e deve apreciá-las no sentido estético, de autoestima, para a amamentação e na área sexual, deixando a participação dos médicos e seus equipamentos somente quando houver problemas. Se puder, tenha filhos logo e muitos, amamente-os todo o tempo que puder, mantenha um peso razoável, não use terapia de reposição hormonal e procure um médico que utilize com prudência a radiologia no tórax (simples, tomografias e escâneres). Deixe a angústia que os ginecologistas e radiologistas criam sobre o câncer de mama, porque o normal é que se "chega sua vez" é um sinal de que se tornou uma senhora de idade vulnerável.

Se você está preocupada em morrer jovem, não fume e diminua a probabilidade de um infarto do miocárdio fatal e a probabilidade de morrer de câncer de pulmão.

O autoexame da mama é inútil, não procure nódulos. Os seios são para diversão, não para torturá-los. Seja feliz e aproveite a anatomia que Deus lhe deu.

Melanoma

A cor da pele depende da melanina, um pigmento produzido nos melanócitos da derme a partir da tirosina. A radiação ultravioleta aumenta a melanogênese e o teor de melanina da pele. A melanina é um agente de proteção solar, uma vez que reduz o efeito prejudicial (oncogênico ou cancerígeno) dos raios ultravioletas (UV) no DNA das células da pele. A melanina encontra-se nas partes anatômicas expostas ao sol, tal como a derme, a íris e o cabelo. Também é encontrada em locais anatômicos não expostos à luz, tal como o sistema nervoso central (a substância negra, p.ex.) e a orelha interna.

Quantidades menores de melanina na pele levam a menos proteção contra os raios solares UV, mas com a vantagem de maior síntese de vitamina D. A pele com uma maior quantidade de melanina e mais escura resiste melhor à radiação ultravioleta, mas com a desvantagem de que precisa de maior quantidade de luz solar para sintetizar a quantidade necessária de vitamina D.

Como a radiação solar é cancerígena e os seres humanos não vivem em um mundo subterrâneo, os cânceres de pele (melanoma e não melanoma) são os cânceres mais comuns em humanos. Em geral, são cânceres de crescimento muito lento, especialmente na face e nas mãos, que são removidos sem problemas pelo médico de família ou dermatologista. Por isso a mortalidade por câncer de pele é muito baixa. Quase toda a mortalidade por câncer de pele se deve aos melanomas, que podem ser muito agressivos e dar metástases invasivas rápidas.

Em 1985, a *American Cancer Society* publicou um estudo em que se demonstrava um aumento de 900% na incidência de melanoma entre 1930 e 1980. O aumento anual previsto a partir desses dados foi de 24%. A causa? O nudismo, o biquíni, as férias ao sol, um estilo de vida ao ar livre e a diminuição da camada de ozônio. Pretendia-se, como prevenção, modificar as condutas assinaladas e evitar a exposição excessiva à luz solar. Além disso, se promovia o uso de cremes protetores (e a sociedade dermatológica acreditou alguns, fazendo negócio). Também se propunha a busca ativa de casos (detecção por oportunidade) e rastreamento para fazer biópsias ou remover lesões suspeitas.

O diagnóstico de melanoma é um rótulo com grandes componentes subjetivos. Foram feitos estudos de concordância para discutir a importância da subjetividade no diagnóstico de melanoma, como no câncer de mama e na interpretação de mamografias.

Assim, na Itália, foram selecionados quatro patologistas com grande experiência em histologia da pele e de reconhecido prestígio, e 140 amostras foram-lhes enviadas para analisarem: 120 melanomas típicos e 20 nevos benignos típicos. Houve um acordo geral em 83 casos de melanoma, com um índice kappa de 0,61 (boa concordância após a eliminação do peso aleatório, no limite inferior). A perícia foi muito diferente, e assim um patologista diagnosticou corretamente 119 melanomas e outro apenas 85 casos.

Um estudo semelhante foi feito nos EUA, com oito patologistas também de renome e com grande experiência em histologia da pele. Foi pedido a todos que enviassem cinco amostras de casos típicos de melanoma e cinco de nevos benignos. Essas amostras foram unidas e, sem indicar a fonte, foram enviadas misturadas para o diagnóstico aos mesmos patologistas.

Houve acordo unânime em 62% dos casos de melanoma, com um índice kappa de 0,50 (concordância moderada).

Em suma, o diagnóstico de melanoma depende em grande parte do julgamento do "diagnosticador" (o patologista que analisa a amostra de pele).

Como bem disse Wolfgang Weyers (médico alemão e dermatologista) em 2011, "é incrível a incrível epidemia de melanomas", porque o aumento nos diagnósticos não se correlaciona com a diminuição da mortalidade (ou essa é mínima). Ou seja, a incidência aumenta sem mudanças na mortalidade, como em todos os cânceres em que se tenta fazer o diagnóstico precoce.

Entre os fatores que explicam a epidemia de melanomas conta o aumento do número de dermatologistas e sua atividade extirpadora de lesões de pele. Por exemplo, nos Estados Unidos, havia 1,9 dermatologista para cada cem mil habitantes em 1970, e em 2012 aumentou para quatro. Na Alemanha, o número era de cinco por cem mil habitantes em 1997. Em 2008, havia na Espanha quatro dermatologistas por cem mil.

Foi demonstrado o impacto benéfico de dermatologistas, necessários sem dúvida. Onde há dermatologistas se reduz a mortalidade por melanoma, mas somente até a proporção de dois dermatologistas por cem mil habitantes. O aumento gradual a partir desse número não está associado com a menor mortalidade por melanoma, somente com mais diagnósticos de melanoma.

Nesse sentido, demonstrou-se uma correlação direta entre o número de biópsias e o número de diagnósticos de melanoma. Se as biópsias de pele são duplicadas, os diagnósticos de melanoma são também duplicados. Mas não há mudanças na mortalidade.

Ou seja, são diagnosticados cânceres histológicos, não biológicos, e o diagnóstico nada significa em relação ao prognóstico. Receber o diagnóstico de melanoma não implica, como antigamente, em uma quase "sentença de morte". Pelo contrário, em muitos casos, é um falso positivo, ou um sobre-diagnóstico *stricto sensu*.

O problema de sobrediagnóstico *stricto sensu* no melanoma é o mesmo que no câncer da tireoide, da mama, da próstata, do colo do útero, do pulmão e muitos outros.

Earl Glusac (médico norte-americano, dermatologista) fez um excelente resumo, insistindo em que o problema era devido à ansiedade que levava o paciente à consulta do médico por "manchas" na pele e à ansiedade do dermatologista por querer evitar o diagnóstico tardio de melanoma. Essa dupla ansiedade por manchas e melanomas cria uma dinâmica que tem uma retroalimentação positiva. Mais manchas são removidas em indivíduos mais jovens e aumentam os diagnósticos histológicos de melanoma, o que gera mais ansiedade nos pacientes e médicos, etc.

Às campanhas de medicalização (de medo de melanoma) se responde com mais consultas aos dermatologistas, e eles executam mais biópsias e excisões de lesões de pele e mais se diagnosticam os melanomas, o que põe gasolina nas campanhas de medicalização e no medo.

São feitos exames periódicos, inclusive em crianças e jovens com manchas de pele, e aumentou dramaticamente o número de biópsias e melanomas nessas populações. Esses exames são, muitas vezes, requeridos pelos pais, preocupados com a possibilidade de que o sol tenha prejudicado seus filhos.

A temporada de verão é intuída pela campanha contra o melanoma que a precede. A população se impregna de medo de melanoma, e, apesar de persistirem em suas práticas ao sol, fazem-no com sentimento de culpa, especialmente entre pais e cuidadores de crianças e adolescentes. Muda, então, o prazer do ar livre e do sol.

Além disso, se fazem até mesmo campanhas de diagnóstico precoce com dermatologistas que vão às praias examinar os banhistas. Com tudo isso, leva-se a biopolítica ao seu extremo, de modo a impor "o conveniente" ou, pelo menos, creditar sentimento de culpa entre os não cumpridores.

Um terrível programa de televisão conseguiu que na Austrália a incidência de melanoma aumentasse 167%, em três meses, por um aumento nas biópsias, mas sem alterações nas taxas de mortalidade. Medo, então, "provoca" melanomas.

O que realmente temos é uma epidemia de medo do melanoma, terror à cor negra dos nevos. Em um círculo vicioso infernal (das "trevas", no sentido de *O Senhor dos Anéis*), cada vez se fazem mais biópsias, e mais melanomas são diagnosticados. A incidência está crescendo de forma constante. Mas a mortalidade apenas aumenta em relação ao que deveria aumentar.

Por exemplo, na Espanha, a incidência aumentou para mais de seis por cem mil nos homens e quase oito por cem mil nas mulheres, enquanto a mortalidade por cem mil é de pouco mais de três para os homens e de duass para as mulheres. Muitos casos e poucas mortes, apenas cerca de 800 por ano, de forma que 99,7% dos espanhóis não morrem de melanoma. No Brasil e em Portugal, o melanoma é causa rara de morte, 1.522 e 108, respectivamente.

A epidemia de melanomas só existe naqueles que se submetem a biópsias.

Após o diagnóstico de melanoma, vem uma cascata assustadora de intervenções cirúrgicas e, se for o caso, de oncologia (quimioterapia, dentre outros). O diagnóstico é sinistro e pode até levar à amputação de extremidades. A vida do paciente muda completamente no presente e no futuro, pois muitos planos de vida tornam-se incertos.

Há mais biópsias, excisões mais estudadas, mais incerteza para os critérios diagnósticos mais rigorosos e mais trabalho para mais dermatologistas. E mais "sobreviventes" do melanoma, obviamente (e falsamente).

Quanto mais biópsias e análises de amostras, mais melanomas *in situ* e mais melanomas diagnosticados que teriam regredido espontaneamente (mesmo as suas metástases). Aumenta a incidência de melanomas histologicamente malignos, que são biologicamente benignos.

São muitos os cânceres de pele que se curam espontaneamente, que regridem e desaparecem. Por exemplo, tem aumentado muito a frequência de melanomas na infância e na adolescência pelo aumento de biópsias nessas idades, sem aumento da mortalidade; supõe-se que muitos melanomas diagnosticados no presente, antes deixados à sua própria evolução, teriam desaparecido espontaneamente.

Também regridem espontaneamente, por exemplo, os resíduos de cânceres de pele que não são completamente removidos por erro. Em muitos casos, a reação que produz a cicatriz acaba com os restos de cânceres tipo espinocelular ou basocelular. No melanoma com metástases generalizadas, estima-se que 1 em cada 400 regrida totalmente e de forma espontânea. Deve ser lembrado que existem cânceres muito agressivos, como o coriocarcinoma, cujas metástases regridem espontaneamente com a eliminação da massa inicial, de modo que o caso do melanoma, embora raro, não é o único.

Sobre o rastreamento do melanoma, nunca foi realizado qualquer ensaio clínico (com participantes randomizados) e existem apenas estudos observacionais. Como no caso das estatinas e da terapia de reposição hormonal, tais estudos não permitem chegar a qualquer conclusão, pois os que se submetem aos exames periódicos de pele costumam ter características que impedem extrapolar os resultados. Assim, em um estudo observacional na Alemanha, cujos resultados foram publicados em 2012, foi demonstrado que entre aqueles que iam voluntariamente a cada dois anos para um exame médico completo de pele (primeiro ao médico de família, e, se esse via algo suspeito, ao dermatologista), a mortalidade por melanoma diminuiu. Inicialmente, houve aumento da incidência de melanomas, pelo aumento das biópsias, mas posteriormente caiu o número de melanomas, e depois de cinco anos também diminuiu a mortalidade. Infelizmente, os estudos observacionais têm o viés da participação de indivíduos não escolhidos de forma aleatória e não podem ser extrapolados.

No rastreamento para melanoma, falta ciência para melhorar a interpretação das biópsias e permitir diferenciar os cânceres histológicos dos biológicos. Há também muito medo e ansiedade, campanhas excessivas e muitas biópsias, excessos de diagnóstico e muitos dermatologistas.

Tudo isso provoca um enorme dano pessoal e social.

Aproveite o sol sem medo e sem excessos. Se passar profissionalmente muitas horas ao ar livre, cuide dos lábios e do rosto com protetor solar e usando chapéus. Tente um processo gradual de bronzeado natural. Evite o bronzeamento artificial. Lembre-se de que é bom tomar sol, porque a vitamina D é sintetizada na pele. Esqueça o medo de melanoma e de câncer de pele. Pressione para que haja dermatologistas, mas não muito mais do que dois por cem mil habitantes. Tente ser feliz.

Neuroblastoma

O neuroblastoma é um tumor maligno que se forma a partir de células derivadas do sistema nervoso simpático. Desconhecemos a sua causa, mas tem sido associado com alterações em vários genes específicos. Os fatores de risco não são conhecidos, nem as condições socioeconômicas que influenciam na incidência de neuroblastoma.

O neuroblastoma é o câncer extracraniano mais comum na infância. Um total de 80% dos casos ocorre durante a primeira década de vida, e seu prognóstico é melhor em uma idade mais jovem. Em crianças com menos de um ano de idade, o neuroblastoma constitui 25% de todos os cânceres diagnosticados. É quase sempre um tumor suprarrenal que produz uma massa abdominal como sinal e cujo sintoma mais importante é o *opsoclonus* ("olhos dançantes").

Na sua evolução, o neuroblastoma tem formas agressivas, intermediárias e diferenciadas. Essas últimas são de crescimento lento e muitas vezes desaparecem espontaneamente. Na prática clínica, mais da metade dos casos são diagnosticados quando já existem metástases, o que não impede sua cura em menos de um ano.

Não se tem avançado muito em seu tratamento e é preciso monitoramento por causa de seus efeitos colaterais graves, por isso houve sempre uma esperança para o diagnóstico precoce por rastreamento (*screening*).

O rastreamento do neuroblastoma é baseado em um programa simples de amostra de urina em crianças menores de um ano e a determinação de catabólitos das catecolaminas produzidas em excesso pelas células cancerosas.

Os resultados do rastreamento foram encorajadores nos trabalhos pioneiros japoneses em 1980. Um ensaio clínico foi desenhado de modo que pudesse comparar o grupo experimental (submetido ao rastreamento mais o cuidado habitual) com o grupo controle (seguido com o cuidado habitual). Ao avaliar os estudos japoneses até 2003, foi demonstrado seu nulo impacto sobre a mortalidade por neuroblastoma, e o programa foi abandonado. No Japão, a população foi acompanhada até 2006, para analisar o impacto da suspensão do rastreamento, e nenhuma mudança foi demonstrada, confirmando a inutilidade do programa (se o rastreamento tivesse servido para alguma coisa teria produzido um aumento na mortalidade ao abandoná-lo).

Estudos semelhantes foram feitos na Áustria e no Canadá (mais curtos), pois ficou uma sombra de dúvida e era necessário dar resposta à descrença dos profissionais que sentiam (e sentem) que o rastreamento para o neuroblastoma é elegante, possível, factível e efetivo. Por exemplo, o programa foi implementado na Alemanha de forma experimental de 1995 a 2001 e aplicado a quase metade das crianças entre 9 e 18 meses de idade (de uma população total de dois milhões e meio).

Por meio do rastreamento de neuroblastoma, na Alemanha, foram diagnosticados 149 casos verdadeiros positivos, dos quais três morreram na intervenção (tinham neuroblastomas localizados). Estimou-se que em 99 casos verdadeiros positivos (66%) haviam sido diagnosticados neuroblastomas que evoluíram espontaneamente para a cura (eram cânceres histológicos, não biológicos, e produziu-se sobrediagnóstico *stricto sensu*).

Havia 1.605 falsos positivos (que tiveram de ser estudados a fundo para se chegar a um diagnóstico propriamente dito), bem como 55 falsos negativos. Entre as crianças cujos pais foram informados de que elas não estavam afetadas, 14 morreram por atraso no diagnóstico e/ou por apresentar câncer mais agressivo.

A incidência de neuroblastomas disseminados (com metástase) foi semelhante no grupo controle e no experimental. Também foi similar a mortalidade por neuroblastoma (1,2 no grupo controle e 1,3 no grupo experimental).

Ou seja, o rastreamento alcançou o diagnóstico precoce de neuroblastoma, mas foi inútil e perigoso. Muitos cânceres diagnosticados teriam desaparecido sozinhos, sem causar sintomas ou sinais, sem alarmar as famílias, sem fazer o médico suspeitar e sem levar a cascatas diagnóstica e terapêutica, que em alguns casos terminaram em morte. É um claro exemplo de sobrediagnóstico *stricto sensu*. Além disso, houve falsos positivos e falsos negativos, também com morte entre esses últimos.

O problema de fundo é não conhecer a história natural do neuroblastoma, que, como quase todos os cânceres, tem variedades que se curam sozinhas. Nesse caso, a lição é dura e as questões éticas, imensuráveis. Diagnostica-se demais (falsos positivos) e de menos (falsos negativos), e a mortalidade foi de "causa médica" em crianças com tumores localizados de provável curso benigno (sobrediagnóstico *stricto sensu*).

Sem dúvida, em neuroblastoma "é melhor curar que prevenir" (ou, inversamente, "prevenir é pior do que curar"). O apelo dos exames (e da prevenção em geral) pode levar à cegueira e ser perverso, como o mal.

De certa forma, os rastreamentos são como o anel do *Senhor dos Anéis*, já que cegam o claro entendimento. Isto é, prevenir e estabelecer o diagnóstico precoce com os rastreamentos é tão atrativo que, ao tentar fazê-

-lo, chega-se a ignorar o imenso e maior dano provocado pelos próprios rastreamentos. A prevenção é como um anel de brilho ofuscante: "Um anel para governar a todos, um anel para encontrá-los, um anel para atrair a todos e aprisioná-los nas trevas".

Insistimos: às vezes é melhor curar do que prevenir.

É certo que o neuroblastoma nunca fez emergir um debate apaixonado como o rastreamento do câncer de mama. Seu estudo foi mais sereno e exemplar, incluindo o seguimento japonês após o abandono do programa de rastreamento. Talvez o rastreamento de neuroblastoma possa servir como um exemplo de estudo científico que leva a decisões racionais.

Deve-se lembrar do lema sugerido, em 1997, por Muir Gray (médico inglês, especialista em saúde pública) para os rastreamentos em geral: "Todos os rastreamentos causam danos, alguns produzem mais danos do que benefícios". Nesse caso, poderíamos dizer: "Evite o rastreamento de neuroblastoma, pois pode prejudicar seriamente a saúde do seu filho." É duro, mas é verdade.

Triagem pré-natal das anomalias cromossômicas mais frequentes

O rastreamento pré-natal de anomalias cromossômicas, também denominadas cromossomopatias, só faz sentido se a mulher e seu parceiro (se houver) forem devidamente informados sobre o procedimento e os resultados esperados. É essencial que ambos entendam claramente os riscos e as incertezas sobre o prognóstico e estejam dispostos a considerar (se o resultado superar certo grau de probabilidade) o processo diagnóstico propriamente dito e, ao final, a decisão de continuar com a gravidez ou recorrer ao aborto. Nesse sentido, o rastreamento pré-natal para anormalidades cromossômicas levanta problemas éticos e morais de extrema profundidade que, em geral, deveriam ser discutidos por profissionais, pacientes, especialistas em ética, filósofos, políticos, dentre outros, e em particular com os parceiros na expectativa da gravidez. Na Espanha e em Portugal, são feitos porque o aborto voluntário é legal, enquanto esses testes são sem sentido no Brasil, onde o aborto voluntário é ilegal.

Na maioria dos pacientes com síndrome de Down, são encontrados três cromossomos 21, em vez do par cromossômico habitual. Em 15% dos casos, o cromossomo extra está presente no espermatozoide, e em 85% nos óvulos. Os espermatozoides são formados continuamente nos testículos, desde o início da adolescência até a velhice, e fornecem os 23 cromossomos masculinos (22 autossômicos e um sexual, X ou Y) no momento da fecundação.

No ovário, cerca de 400 mil óvulos são formados durante o período embrionário, permanecendo como células haploides (com 23 cromossomos) durante anos, e vão amadurecendo após a menarca, no processo chamado de ovulação, e iniciam cerca de 20 óvulos em cada ciclo, em um total de cerca de 450 ciclos ao longo da vida da mulher. Ou seja, nas últimas ovulações da mulher os óvulos permaneceram em torno de 50 anos em estado "letárgico". O óvulo maduro é fecundado e fornece os 23 cromossomos femininos (22 autossômicos e um sexual, sempre X).

A síndrome de Down ocorre em um em cada 700 recém-nascidos vivos na população geral de mulheres grávidas. Essa frequência depende muito da idade da mãe. Assim, aos 18 anos, a frequência é de um em 1.555 nascidos vivos. Se a mãe tem 35 anos, a frequência sobe para um em 250. Aos 45 anos, a taxa é de um em 30 e aos 48, um em 10. Além da idade, influenciam o diabetes materno, o consumo de tabaco, a obesidade e outros fatores associados.

São comuns também as trissomias dos cromossomos 18 e 13.

O diagnóstico pré-natal de anomalias cromossômicas fetais começou em meados do século XX por cultura de células do líquido amniótico e por determinação do cariótipo fetal. A amostra é extraída em duas a três semanas por amniocentese, biópsia de vilosidades coriônicas e cordocentese. Todos esses métodos induzem abortos em cerca de 1 a 2% dos casos. Portanto, o ponto de corte para a realização da amniocentese foi calculado a partir dos 35 anos, idade em que o risco de intervenção "compensa" com o poder de decidir pelo aborto de um feto com síndrome de Down.

Desde o final do século XX, têm sido desenvolvidos métodos menos agressivos que podem ser usados em todas as mulheres grávidas. Nas Astúrias (Espanha), em 2002, o rastreamento da população foi introduzido no sistema público.

Como sempre, o rastreamento é apenas um teste para reter "na rede" os casos suspeitos. Em seguida, vem o processo diagnóstico de distinguir os verdadeiros dos falsos positivos. Esse processo é invasivo, no caso de suspeita de anormalidades cromossômicas, de modo que pode levar à perda de um feto saudável. Além disso, há sempre falsos negativos, erros que levam ao nascimento de uma criança com anormalidades cromossômicas.

Os testes de rastreamento pré-natal costumam ser realizados em torno de 12 semanas de gestação. Vários marcadores bioquímicos e ecográficos são medidos e se combinam para elaborar uma previsão sobre a probabilidade de envolvimento fetal por anormalidades cromossômicas como as trissomias (21, 18 e 13) e outros problemas, como defeitos do tubo neural (espinha bífida, anencefalia, dentre outros).

O primeiro rastreamento desenvolvido foi o ecográfico, em 1985. A associação entre anormalidades cromossômicas e o aumento da prega nucal no primeiro e segundo trimestres foi descrita. Fala-se de translucência nucal, que é a aparência ecográfica da acumulação subcutânea de líquido atrás da nuca do feto. É determinado também o fluxo no ducto venoso, ausência de osso nasal e outros achados ecográficos.

Quanto à bioquímica, são determinados, no sangue, a alfafetoproteína, cujo aumento está associado com a presença de gravidez múltipla e a espinha bífida, e seus valores baixos com cromossomopatias. Também são determinados o estriol livre, a proteína plasmática A associada à gravidez, a gonadotrofina coriônica e a inibina A.

Por exemplo, no programa de Andaluzia (2005), foi oferecido para todas as mulheres grávidas rastreamento com ecografia pré-natal (translucência nucal com 12 semanas) e por meio da dupla determinação dos níveis sanguíneos de gonadotrofina coriónica e de proteína plasmática associada à gravidez (com nove semanas). Se o resultado fosse superior ou igual a 1/250 (a probabilidade de alterações era de um em 250 casos), a realização de amniocentese era oferecida para determinar o cariótipo fetal com 15 semanas de gestação. Se a mulher não tivesse feito o rastreamento, ou se esse fosse negativo, era oferecido novamente, no segundo trimestre, e se o resultado fosse maior ou igual a 1/270, a amniocentese era recomendada.

Esse duplo rastreamento sequencial é chamado de teste integrado e tem diferentes componentes em cada programa específico. Geralmente, inclui uma determinação bioquímica quádrupla no segundo trimestre (com estriol livre e inibina A, além de alfafetoproteína e gonadotrofina coriônica) e a ecografia. Uma taxa de detecção de 90% é a que dá menos falsos positivos e menos perdas por aborto induzidas pela amniocentese. Calcula-se uma perda de 76 fetos por cem mil mulheres grávidas que aceitam a realização da amniocentese em 80% dos casos indicados. Há uma taxa de falsos positivos de 3%.

Em um estudo particular, SURUSS, publicado em 2003, 20.000 mulheres grávidas foram rastreadas com uma prevalência de síndrome de Down de 2,5 por 1.000. Dos 50 previstos, 43 terminaram em aborto voluntário, e sete não foram diagnosticados antes do parto (falsos negativos). Havia 1.217 falsos positivos nos quais a amniocentese induziu, em 12 casos, o aborto de um feto saudável. Havia 18.733 verdadeiros negativos.

O rastreamento pré-natal de anomalias cromossômicas é oferecido pelos sistemas de saúde públicos de cobertura universal a todas as mulheres grávidas. No entanto, as mulheres das classes média e alta tendem a participar mais. Por isso, foi possível demonstrar em Paris (França), que o resultado final de implantar o programa foi o aumento proporcional dos nascidos vivos com síndrome de Down nas mulheres de classe baixa. As mulheres grávidas pobres têm dificuldades extras para superar as barreiras econômicas, administrativas e culturais e, finalmente, não têm acesso a esses programas, ou não participam até o final, com o resultado comentado. O mesmo tem sido demonstrado em sistemas de saúde sem cobertura pública, como o dos Estados Unidos. Nesse contexto, também se cumpre a "lei de cuidados inversos".

Como método não invasivo de diagnóstico, se poderia analisar o cariótipo de células fetais que passam ao sangue materno, mas são muito raras e podem ser de gravidezes anteriores (persistem durante anos). Tem melhores perspectivas o estudo do material genético fetal "limpo" (DNA e RNA sem células) que circula na corrente sanguínea da mãe, embora seja apenas um teste de seleção, não um diagnóstico.

O rastreamento pré-natal para cromossomopatias coloca as mulheres (ou o casal) diante de vários dilemas que ultrapassam o conhecimento científico, pois o debate chega a campos éticos, morais, culturais, sociais e religiosos. Às vezes, esses testes são realizados sem dar as explicações necessárias à grávida, que ignora o que está em jogo.

Na prática, se você pensar em gravidez, comente o possível rastreamento cromossômico com o seu parceiro, e se você puder, com o seu médico. Considere prós e contras para evitar ter que decidir "no calor dos ânimos", já grávida e quando for oferecido dentro do conjunto de atividades de prevenção da gravidez. Esse é um rastreamento muito especial.

Há a opção de fazer prevenção primária e adiantar as gravidezes na juventude, dos 20 aos 25 anos, uma vez que a probabilidade de síndrome de Down é muito menor. Por exemplo, as políticas de "igualdade", realizadas na Noruega, facilitam que as mulheres possam escolher a idade da primeira gravidez e o número de gravidezes, sem prejudicar seu presente e seu futuro pessoal, profissional e social. As respostas médicas, biológicas e tecnológicas individuais são geralmente as piores, especialmente para problemas complexos e de grande relevância social.

O rastreamento pré-natal para cromossomopatias levanta questões éticas e morais importantes e nos leva ao coração dos valores e sentimentos. Não é fácil decidir frente a um resultado anormal, de suspeita, em que você tem que escolher se passa ao teste diagnóstico, com o risco de perder um feto saudável durante a sua realização. Também não é fácil aceitar a proposta do mesmo rastreamento, sabendo que é alta a taxa de falsos negativos (e, portanto, em última análise, ter um filho com cromossomopatia apesar de um resultado normal no exame).

Claro, não há problema algum quando se rejeita o rastreamento de anormalidades cromossômicas, por não aceitar nem considerar em caso algum a possibilidade de aborto voluntário.

A perda auditiva em recém-nascidos

Algumas crianças nascem surdas e, além do problema de audição, têm posteriormente dificuldades para a linguagem, especialmente se a hipoacusia (perda auditiva) for grave e diagnosticada depois dos 2 anos. A deficiência pode chegar a ter impacto a longo prazo e diminuir a qualidade de vida, mesmo em idade avançada. Portanto, com o rastreamento *(screening)* e o diagnóstico precoce, pretende-se alcançar melhorias a curto e a longo prazo. A curto prazo, a aquisição da linguagem e a normalidade da comunicação no período pré-escolar, e a longo prazo, a possibilidade de desenvolver as habilidades habituais no relacionamento social e nas capacidades para estudar, trabalhar e aproveitar a vida com plenitude.

É possível tentar um diagnóstico precoce dessa deficiência por rastreamento ao nascimento, por meio de vários métodos, tais como o estudo das emissões otoacústicas e dos potenciais evocados. E isso é feito no Brasil, na Espanha e em Portugal. O programa de rastreamento tende a ter um primeiro filtro para a triagem de seleção com emissões otoacústicas. Nas crianças em que há uma suspeita de hipoacusia, o diagnóstico provável é confirmado ou rejeitado mediante potenciais evocados e a avaliação por um especialista. Quando o diagnóstico é confirmado, o tratamento é iniciado com a esperança de que isso irá resultar em melhores perspectivas a curto e a longo prazo. Mas o tratamento melhora o prognóstico, dependendo do grau da deficiência auditiva e da idade em que inicia, e parece que o mais importante é a gravidade da hipoacusia e não o atraso no diagnóstico.

A hipoacusia neonatal bilateral moderada, grave ou profunda tem frequência de um caso entre mil e dois mil nascidos vivos, de acordo com o grau de envolvimento. A frequência é multiplicada por vinte, se houver fatores de risco, como baixo peso ao nascer, prematuridade extrema, anomalias craniofaciais, infecção por citomegalovírus, dentre outros. O rastreamento poderia ser feito só em crianças com fatores de risco (cerca de 5% dos recém-nascidos), pois entre 50 e 75% das crianças com hipoacusia bilateral moderada a profunda têm um ou mais fatores de risco. Mas muitas crianças surdas não seriam diagnosticadas precocemente, pois estariam fora do rastreamento. Com a boa intenção de que não escapassem casos sem diagnosticar, o Ministério da Saúde impulsionou o rastreamento universal na Espanha em 2003. Na crítica construtiva desse rastreamento, destacou-se Javier González de Dios (pediatra de Alicante).

Infelizmente, não há estudos de qualidade que apoiem o rastreamento universal de hipoacusias neonatais, de modo que desconhecemos o benefício a longo prazo. Faltam ensaios clínicos (randomizados) para comparar não só o avanço do diagnóstico, mas também o impacto a curto e a longo prazo do rastreamento na saúde das crianças, em sua capacidade de superar a perda auditiva. Sugere-se que aos 8 anos há melhor uso da linguagem entre as crianças diagnosticadas por consequência do rastreamento, mas não há melhoria na expressão oral, nem em outras variáveis ligadas à perda auditiva.

Por vários estudos observacionais, pode-se deduzir que o rastreamento antecipa a idade do diagnóstico da perda de audição dos 12 para os 4 meses de vida. A idade média do início do tratamento da hipoacusia diagnosticada passa dos 14 meses, em média, sem programa de rastreamento, para os 6 meses, com programa de rastreamento.

O rastreamento exige um processo diagnóstico tedioso e complicado que gera ansiedade nos pais e nas famílias e, no entanto, uma criança com suspeita de surdez pelo rastreamento tem apenas uma probabilidade em torno de 5% de ter verdadeiramente surdez. A surdez é rara, e, portanto, a busca do caso torna-se heroica, um pouco como buscar uma determinada pedra preciosa (p. ex. a opala preta) nos campos da Espanha, de forma que é preciso estudar quase 40 crianças para diagnosticar com certeza uma surdez.

Em contraste, o valor preditivo positivo quando o rastreamento é feito apenas em crianças com fatores de risco chega a 20%; nesse caso, é como buscar a opala preta em um campo de mineração na Austrália, e o diagnóstico é confirmado em uma de cada cinco crianças encaminhadas após o rastreamento com suspeita de perda auditiva.

Mas o problema fundamental para cumprir a meta do programa de rastreamento são os falsos negativos, e não tanto os falsos positivos. O rastreamento auditivo neonatal tem uma sensibilidade em torno de 90%, portanto escapam sem diagnosticar cerca de 10% das crianças (falsos negativos). Além disso, existe a surdez de desenvolvimento tardio, de modo que muitas crianças triadas no nascimento e classificadas como normais acabam tendo surdez: cerca de 25% das crianças com hipoacusia bilateral aos 9 anos tiveram resultado normal no rastreamento neonatal.

Falha inclusive o processo de diagnóstico propriamente dito por meio da avaliação por um otorrinolaringologista especialista e uso de potenciais evocados. O processo diagnóstico e terapêutico exige uma coordenação extraordinária entre profissionais especializados, que aplicam técnicas muito diferentes e pertencem a diversos departamentos e instituições, o que coloca à prova o sistema de saúde, e daí tem-se a dificuldade de obter resultados positivos a longo prazo. Além disso, a curto prazo, podem-se produzir vários efeitos adversos, como maior probabilidade de meningite em crianças com implantes cocleares.

Existem até 20% de falsos positivos que, ao final, acabam como normais e nos quais o estabelecimento do rastreamento é prejudicial pelo tempo e pelos custos, pelo "peso" do rótulo diagnóstico, pela ansiedade dos pais e familiares e demais fatores.

Em suma, o rastreamento universal para a hipoacusia neonatal não cumpre os objetivos desejados, pois continuam existindo crianças falsas negativas em números consideráveis e faltam estudos (especialmente ensaios clínicos) para avaliar sua efetividade a longo prazo. Sua implementação cumpriu e cumpre objetivos populistas de políticos e grupos profissionais e, após ser colocada em prática, interessa apenas sua própria existência sendo que o acompanhamento das crianças até a adolescência e juventude é pouco fomentado bem como a avaliação do programa de rastreamento (sensibilidade, especificidade, valores preditivos, coeficiente de probabilidades). Nesse sentido, o rastreamento das hipoacusias neonatais é um exemplo de como "os pacientes são o combustível do sistema de saúde."

Deveria ser implementado o rastreamento seletivo em crianças com fatores de risco, e estabelecer programas para facilitar o trabalho clínico adequado e o diagnóstico no âmbito das consultas rotineiras.

Dizem que o inferno está cheio de boas intenções, mas, às vezes, persistem na Terra, como as que levaram à disseminação do rastreamento universal da hipoacusia neonatal.

Indo para a prática, se você terá ou tem um recém-nascido, amamente-o pelo maior tempo possível e dê muito carinho. Siga o seu desenvolvimento com alegria e não se preocupe com a surdez, a menos que haja fatores de risco (baixo peso ao nascer, prematuridade extrema, anomalias craniofaciais, infecção por citomegalovírus, dentre outros).

Um recém-nascido em uma casa cheia de vida por todos os cantos: seja permeável a esse impulso vital que uma nova vida humana irradia.

Displasia do desenvolvimento do quadril (luxação do quadril)

A luxação congênita do quadril ocorre em um em cada mil recém-nascidos vivos. Se existem fatores de risco, a frequência da luxação passa para três em mil. E se uma definição menos rígida é aceita, a de displasia do desenvolvimento do quadril (DDQ), que inclui a própria luxação do quadril e outros problemas de desenvolvimento dos quadris, a frequência sobe para 20 em mil.

A luxação congênita do quadril pode levar à deficiência ao longo da vida, se não for diagnosticada a tempo e se o tratamento precoce não for instaurado. Portanto, o rastreamento é promovido para facilitar o diagnóstico precoce do problema e sua resolução, pelo menos em teoria.

Os dois fatores de risco que acrescentam maior valor preditivo são a apresentação pélvica e, para as meninas, também a história familiar. Outros fatores de risco têm menos impactos preditivos, como o clique persistente, primiparidade, macrossomia, oligo-hidrâmnio e deformidades posturais intrauterinas.

Em um estudo na Irlanda, foram avaliados 55 mil nascidos vivos; foram submetidas à ecografia, com 6 e 10 semanas 5.485 crianças que tinham história familiar, clique persistente e/ou apresentação pélvica. Foram diagnosticadas 18 luxações dos quadris (que evoluíram espontaneamente para cura). O teste apresentou uma sensibilidade e valor preditivo negativo de 100%, uma especificidade de 97% e um valor preditivo positivo de 10,5%. Ou seja, pode-se acreditar quando o exame dá negativo e pode-se duvidar se dá positivo (especialmente pela baixa prevalência da luxação do quadril, inclusive nesse grupo selecionado, que foi de 3,2 por 1.000 recém-nascidos vivos).

Além da dificuldade para identificar um grupo de risco, tem sido demonstrada reiteradamente a resolução espontânea da maioria dos casos diagnosticados precocemente pelo rastreamento, pois têm uma evolução favorável que evita a intervenção em 70% dos quadris dos recém-nascidos em que se suspeita de displasia pelo exame físico e em mais de 90% dos casos identificados por ecografia.

Então, o diagnóstico é correto, mas a lesão é menor, por isso são casos típicos de sobrediagnóstico *stricto sensu*. Em outras palavras, "o diagnóstico é precoce demais", pois a lesão se teria curado espontaneamente. Há que considerar essas lesões como variações da normalidade, que apenas requerem um pouco de tempo para se resolverem.

Se insistirmos no "melhor prevenir do que remediar", antes da implementação de um programa de rastreamento de displasia do desenvolvimento do quadril teríamos que avaliar três questões:

- A definição precisa do problema de saúde, que atualmente abrange todas as situações congênitas de relação anormal entre a cabeça do fêmur e o acetábulo, que inclui o quadril luxável, o quadril luxado, a displasia do quadril e a subluxação do quadril, entre outras. A instabilidade é o principal sintoma dessas anomalias, mas sabe-se que a grande maioria dos quadris clinicamente instáveis no exame físico inicial se resolve espontaneamente dentro de semanas. Como não há diagnóstico "padrão-ouro" dessa doença, é estabelecida uma incidência muito variável de quadril instável (luxação mais outras displasias) entre 1,5 e 20 por 1.000 recém-nascidos.

- A capacidade de diagnóstico do teste de rastreamento, exame clínico e/ou ecografia. A avaliação clínica de instabilidade é baseada nos sinais de Barlow (clique de luxação, que diagnostica o quadril luxável) e Ortolani (clique de redução, que diagnostica o quadril luxado). É difícil determinar a sensibilidade, a especificidade e os valores preditivos desses testes de rastreamento, pois falta um padrão de referência (o mais utilizado geralmente é um conjunto de dados clínicos, radiológicos e evolutivos) e não é fácil determinar a taxa de falsos negativos e falsos positivos. Além disso, a confiabilidade e a concordância (intra e interobservador) dos testes de rastreamento dependem da experiência dos profissionais; no caso da ecografia, sabemos que o índice kappa é elevado para os quadris normais, mas moderado a fraco para quadris anormais.

- Em relação ao programa de rastreamento, a avaliação das ações realizadas nesse programa, a partir da tripla perspectiva de benefícios, prejuízos e custos. Os benefícios dependem da redução das intervenções cirúrgicas, da melhora funcional e/ou do menor número de casos de diagnóstico tardio de displasias (considerado diagnóstico tardio de displasia entre 6 semanas e 20 meses de idade, ou seja, um intervalo muito variável aceito na literatura sobre o assunto). Infelizmente, os estudos sobre a eficácia do tratamento são de má qualidade, e estima-se que o principal efeito adverso da displasia – a necrose avascular do quadril - tenha uma incidência muito variável, entre 0 e 60%. Embora existam trabalhos sugestivos de melhores resultados para o diagnóstico precoce, não se pode excluir o "viés de diagnóstico adiantado" (diagnóstico *excessivamente* precoce), que envolve a identificação de casos de displasia de resolução espontânea, de modo que o melhor resultado seria atribuído falsamente ao tratamento precoce. Os danos não são avaliados de forma clara e vão desde os efeitos colaterais de seus próprios testes de rastreamento e confirmação do diagnóstico (p. ex., risco potencial do excesso de exposição à radiação) aos danos que envolvem a intervenção precoce, como o seguimento e /ou tratamento desnecessários, e necrose avascular do quadril associada com técnicas médicas e intervenções cirúrgicas (cuja incidência também é muito variável, entre 13,5 e 109 por 1.000 crianças submetidas ao tratamento), passando pela rotulagem dos casos (que envolve cargas psicossociais e familiares). Os custos têm sido avaliados em diferentes estudos econômicos e oferecem um benefício marginal à ecografia sobre o exame clínico, mas, em qualquer caso, nenhum tem sido realizado com a análise oportuna dos anos de vida ajustados pela qualidade (AVAQ, em português).

Em relação às propostas de rastreamento universal, e inclusive de rastreamento no grupo com fatores de risco, deve-se rejeitá-las e colocar ênfase sobre o diagnóstico clínico e na seleção de casos para tratar o menor número possível de crianças. Deveria ser facilitada sua evolução espontânea até a cura, até a normalidade, sempre com acompanhamento adequado e com o uso apropriado da ecografia. Melhor um diagnóstico clínico certo que um diagnóstico clínico excessivamente precoce pelo rastreamento desnecessário.

Embora seja difícil ajustar com precisão o real equilíbrio entre riscos e benefícios do rastreamento para a displasia do desenvolvimento do quadril, há uma crescente consciência dos potenciais efeitos adversos do tratamento em crianças identificadas por exames de triagem de rotina, que podem chegar a causar mais danos do que se tenta evitar. Assim, tem sido reiteradamente demonstrado que o rastreamento ecográfico universal nos primeiros 3 meses de vida aumenta os casos diagnosticados e tratados, sem que melhore o resultado global, o que sugere sobrediagnóstico e sobretratamento.

Dada a baixa prevalência da doença, o diagnóstico pode ser recomendado e monitorado pelo pediatra/médico de família, que ocupa uma posição ideal para prestar atenção e que pode encontrar alguns sinais de suspeita durante os primeiros 6 meses de vida, evitando a *via crucis* do diagnóstico *excessivamente* precoce e desnecessário após o rastreamento ecográfico no recém-nascido.

Em todo caso, o exemplo do rastreamento de displasia do quadril também viola o princípio fundamental do conhecimento da história natural do processo, como ocorre com o rastreamento de neuroblastoma, dentre outros. Com sua implantação se causa dano a um grupo muito grande de recém-nascidos e suas famílias. Esse rastreamento, com seus problemas práticos e éticos, faz lembrar a frase clássica "todos os rastreamentos causam danos; apenas alguns compensam pelos seus benefícios".

Na prática, e em geral, o termo displasia do desenvolvimento do quadril deveria ser redefinido para incluir apenas os casos em que o diagnóstico leva a intervenções terapêuticas que melhoram o prognóstico da doença. Além disso, são necessários ensaios clínicos de longo prazo para avaliar o impacto sobre a capacidade de deslocamento e o desenvolvimento vital das crianças tratadas, pois os estudos de curto prazo não são suficientes.

Se for mãe recente de uma criança com antecedentes relevantes (luxação congênita na família e parto pélvico), não deixe de comentar isso com o seu pediatra/médico de família. Os sinais e sintomas de luxação do quadril são muito evidentes para um médico experiente. Caso contrário, não dê importância e viva sua maternidade em paz, que é um período precioso e que passa rapidamente.

Check-ups

É humano o desejo de enfrentar os problemas mais cedo, antes que eles causem um dano intenso ou que o dano seja irreversível. Nesse sentido, é possível encontrar-se bem, saudável, mas perguntar a si próprio: "Estarei realmente bem?".

A dúvida pretende ser resolvida com *check-ups*, esse conjunto de exames e testes cuja normalidade certifica a saúde e ainda permite o diagnóstico precoce. No entanto, constantemente é demonstrado que a segurança da normalidade que trazem os *check-ups* é incerta. Como exemplo sirva o caso de Luiz Inácio Lula da Silva, que foi presidente do Brasil entre 2002 e 2010. Lula se submetia a *check-ups* anuais, e ainda, ao final de 2011, foi diagnosticado, por apresentar sintomas (rouquidão), com câncer de laringe, depois de ter tido resultados normais no *check-up*. O resultado normal de um *check-up* não é garantia nem de saúde, nem de ausência de doença, nem de vida.

Os *check-ups* podem falhar em dois sentidos: por dar resultados anormais quando tudo está bem (falsos positivos) e, inversamente, por dar resultados normais quando na realidade eles são anormais (falsos negativos). Ou seja, os *check-ups* produzem falsos positivos que precisam ser esclarecidos e falsos negativos que dão uma tranquilidade enganosa e podem levar a atrasos de diagnóstico. Em geral, é mais comum o falso positivo que o falso negativo. Naturalmente, o excesso de diagnóstico costuma levar a um sobretratamento, com seus custos em dinheiro, em saúde e em tempo.

Os *check-ups* são como um cego que tateia; ele pode encontrar algo, mas às custas de muitos acidentes.

O problema de fundo é que nenhum teste dá resultados com 100% de confiabilidade, e os resultados são mais difíceis de interpretar quando o teste não foi solicitado por "suspeita clínica". Por exemplo, um eletrocardiograma (ECG) fornece informações muito melhores e mais confiáveis quando solicitado por um médico da empresa (do trabalho) a um funcionário de 55 anos que consulta para dores no peito do tipo coronariana do que quando se faz o mesmo ECG, com a mesma máquina, em um jovem saudável de 18 anos que vai começar a trabalhar pela primeira vez na empresa.

Os resultados anormais falsos são mais frequentes no segundo caso, do jovem saudável do *check-up*. No primeiro caso, do paciente de mais idade, é como se buscássemos diamantes rosa em um terreno diamantífero da Austrália (onde não são incomuns), e o segundo é como se os buscássemos em algum lugar ao acaso na África do Sul (onde são uma raridade). Ao encontrar uma pedra bruta suspeita de ser um diamante rosa, a probabilidade inicial de que o seja realmente depende de se o buscamos em um lugar ao acaso na África do Sul ou em um terreno diamantífero na Austrália. Poderíamos dizer que os *check-ups* buscam diamantes rosa em algum lugar ao acaso na África do Sul.

Além disso, o resultado normal de muitos testes é apenas uma consideração estatística. Por exemplo, muitas análises não têm resultados normais, mas a sua normalidade é definida em relação a uma amostra de população aparentemente saudável. Se o laboratório funciona bem, essa amostra de população vem da população local, aquela à qual os serviços são prestados, mas em muitos casos os dados são fornecidos pelo fabricante do teste (que podem ser de populações de outro país e continente). Em qualquer caso, são definidos como valores normais as cifras incluídas no intervalo do dobro do desvio-padrão, o que converte automaticamente 5% da população saudável em doente (se incluídos como normais os 95%).

Se pedimos uma medida, a probabilidade de que o resultado seja "anormal" é de 5% para pacientes saudáveis. Mas se, para o mesmo paciente, pedimos seis testes (os famosos "perfis"), a probabilidade de "anormalidade" aumenta para 26% se eles forem independentes entre si (pode ser muito maior se os exames não forem independentes, como as determinações dos perfis lipídicos). Se o perfil solicitado tem 12 exames, a probabilidade de que uma pessoa saudável tenha pelo menos um resultado falsamente anormal é de 46% (quase metade dos casos). Se há vinte exames, é de 64%; e se há cem exames, de 99,4%.

Convém, então, não pedir "por acaso" todos os tipos de exames, uma vez que haverá falsos positivos quase que por obrigação.

Checar é um anglicismo de *to check*, comprovar. Sua aplicação ao laudo médico completo é chamado checape (*check-up*).

Curiosamente, o termo "laudo médico" diz respeito às atividades de âmbito legal. Por exemplo, laudo para porte de arma, ou para a carteira de motorista, ou para o trabalho. No entanto, a palavra *check-up* é comumente usada para a promoção dos laudos médicos oferecidos pelas seguradoras privadas para as pessoas de classe média-alta e alta que podem adquiri-los.

Os *check-ups* médicos de rotina incluem avaliação de muitas variáveis por meio da história clínica, exame físico, exames de sangue e urina e vários estudos (ECG, ecografia de ovário, espirometria, audiometria, tomografia computadorizada, etc.).

Os *check-ups* não são apenas uma questão de negócio das seguradoras privadas; por exemplo, a lei estipula que todos os trabalhadores espanhóis

254 Juan Gérvas e Mercedes Pérez Fernández

têm de realizar um *check-up* anual. A Sociedade Espanhola de Medicina de Família (em colaboração com a Associação Espanhola de Pediatria na Atenção Primária, em relação à população infantil), com o seu programa preventivo *PAPPS*, promove *check-ups* em centros públicos de atenção primária para crianças, adultos e idosos. *Check-ups* são as revisões escolares anuais que praticam muitas Secretarias de Saúde. Também são as revisões na criança saudável ("acompanhamento do desenvolvimento infantil") recomendadas pela Associação Espanhola de Pediatria. Além disso, as revisões em mulheres, sugerida pela Sociedade Espanhola de Ginecologia e Obstetrícia, as revisões que a Sociedade Espanhola de Urologia aconselha aos homens e as que a Sociedade Espanhola de Geriatria e Gerontologia promove aos idosos.

Muitas seguradoras e instituições médicas privadas promovem os *check-ups* como parte de seus negócios; como a Clínica San Francisco, Hospital Universitário de Navarra, DKV, Grupo Hospitalar Quirón, Sanitas, dentre outras. A indústria propriamente dita também proporciona *check-ups*; por exemplo, para o diagnóstico precoce da doença de Alzheimer por empresas bascas como Biomática e eMedica, com Vicomtech-IK4.

Os *check-ups* fazem parte da vida para a maioria dos pacientes, seja por sua própria iniciativa, "por acaso", seja como recomendação do médico ou por exigências do trabalho e/ou legais. Nos Estados Unidos, fazer um *check-up* é a razão mais frequente para ter contato com um médico. Mas inclusive nesse país tenta-se limitar os danos dos *check-ups*; por exemplo, a *American Academy of Family Physicians* estimula ativamente a não fazer alguns exames, tais como "não solicitar ECG, nem outros exames cardíacos de *check-up* em pacientes assintomáticos", "não realizar citologia (Papanicolaou) em mulheres com menos de 21 anos e que tenha feito histerectomia por algum problema benigno" e "não solicitar densitometria em mulheres com menos de 65 anos e em homens com menos de 75 anos sem fatores de risco."

Não é de admirar-se que, na Espanha, até o rei faça um *check-up* anual (em Barcelona). Isso transmite uma mensagem subliminar para toda a população - promove a reflexão a respeito dos *check-ups* -, o que a leva a perguntar-se: "Em Barcelona fazem um *check-up* no rei, e serei eu menos importante que o rei?".

Nos *check-ups* no rei se incluía a tomografia computadorizada pulmonar e, nos últimos anos, a PET-SCAN (combinação do estudo de emissão de pósitrons por produtos radioativos introduzidos no corpo mais os resultados radiológicos tomográficos da tomografia). Em abril de 2010, o rei foi submetido ao *check-up* anual (Clinica Planas, privada) e foi confirmada uma descoberta anterior, de um nódulo calcificado no ápice do pulmão direito. O resultado sugeria câncer e foi programada uma toracotomia, que foi realizada alguns dias após em Barcelona (Hospital Clínico, público). O nódulo foi retirado e a biópsia permitiu o diagnóstico de "tumor benigno". Como declararam os médicos: "O rei não teve câncer; terá um pós-operatório mais fácil do que se o exame tivesse determinado que a sua lesão pulmonar não fosse benigna; dessa forma não terá que fazer radioterapia, nem quimioterapia." Isto é, em consequência de um falso positivo *stricto sensu* em um *check-up* no rei, faz-se uma toracotomia (intervenção em que o tórax é aberto), que tem uma taxa de complicação de cerca de 35% e de mortalidade em cerca de 5%. Mas tudo está bem porque termina bem.

Nos meios de comunicação, houve parabenizações, sem qualquer análise sobre os danos dos *check-ups* e de sua falta geral de fundamento científico. Nem mesmo questionou-se a PET-SCAN, um exame que, em teoria, foi introduzido para aumentar a certeza do diagnóstico precoce do câncer de pulmão.

Na Comunidade de Andaluzia, o Ministério da Saúde oferece um *check-up* anual a todos os que têm mais de 65 anos e a seus cuidadores. De vez em quando, vemos algum político fazendo um *check-up* ocasional, como a Ministra da Saúde de plantão que se submete a um exame de glicose no "dia do diabetes", ou a presidenta de uma comunidade autônoma que faz um exame de colesterol e um eletrocardiograma na "semana do coração." Tudo isso é inútil, perigoso e uma promoção dos *check-ups* e do excesso de diagnóstico e do consequente sobretratamento.

Nos *check-ups*, se cumpre uma rotina quase mecânica e uniforme, em intervalos regulares ou apenas uma vez, mas em qualquer caso sem fundamento científico. Embora isso contrarie a lógica aparente, os *check-ups* não são úteis para o diagnóstico precoce ou para melhorar a saúde. Nunca foi demonstrado o benefício para a saúde de tais *check-ups* que são uma prática que deve ser rejeitada, pois inicia inúmeras cascatas diagnósticas e terapêuticas de enorme custo em saúde, em tempo e em dinheiro.

Chamamos cascata ao processo que se segue a um teste, por exemplo, "o potássio está um pouco elevado, há que estudá-lo" ou "na ecografia do ovário esquerdo parece haver um cisto, há que esclarecer," ou "no toque retal da próstata se nota algo um pouco mais duro que o normal, há que investigar", ou "na imagem da tomografia abdominal vê-se algo raro na suprarrenal direita, há que estudá-lo em profundidade, mas não parece ruim." A imagem desse último exemplo pode ser o que os médicos chamam de incidentaloma (de "incidente", algo que ocorre sem esperar e que é necessário esclarecer) e, ainda que finalmente acabe sendo um adenoma benigno sem importância alguma, os exames para chegar a essa conclusão podem ter sido muito agressivos com os seus potenciais perigos e certos danos, até mesmo a morte.

Outro exemplo é o paciente que morre por hipersensibilidade ao alopurinol, que foi prescrito por causa de um ácido úrico elevado, achado incidental em um *check-up* (hiperuricemia assintomática). O tratamento é cientificamente desnecessário nesse caso. A morte foi o final de uma cascata que começou com a solicitação de um exame em um *check-up*, nunca justificado. O sobrediagnóstico *stricto sensu,* nesse caso (o ácido úrico realmente estava alto, não foi um achado errôneo que não poderia ser confirmado), leva a um sobretratamento (e morte).

Há ocasiões em que a cascata diagnóstica e terapêutica valeu a pena, mas muita saúde, tempo e dinheiro são consumidos para esclarecer os resultados "anormais" dos *check-ups* (falsos positivos), até o ponto em que, no balanço, os danos superam os benefícios.

Os *check-ups* médicos têm uma história centenária. Em 1900, George Milbry Gould propôs à Associação Médica Americana a implantação de exames médicos de saúde para examinar a fundo pessoas aparentemente saudáveis. Participava assim de um amplo movimento de *preclinical medicine*, a fim de manter a saúde a partir do diagnóstico precoce da doença, por meio de *health examinations* (primeiro nome médico em inglês para os *check-ups*). Com isso era esperado um aumento da longevidade e a redução de custos, duas aspirações que os *check-ups* nunca cumpriram.

A longevidade foi aumentada com medidas tão simples como as vacinas para crianças e adolescentes no campo médico e o fornecimento de água potável e tratamento de esgoto no campo da saúde pública. Também com a educação formal obrigatória e as melhorias nas políticas fiscais e sociais. A medicina tem tido um impacto, obviamente, por exemplo, com as melhorias da anestesia e da cirurgia e com o uso de antibióticos e novos medicamentos para o infarto do miocárdio e alguns tipos de câncer. Mas a contribuição dos *check-ups* para o aumento da longevidade e/ou para controlar os gastos com saúde tem sido nula (ou mesmo negativa). A Revisão Cochrane de 2012 voltou a confirmar que os *check-ups* não têm tido qualquer impacto sobre a mortalidade.

A popularidade dos *check-ups* é incrível, quase tanto como a sua frequência, e fazem parte da rotina da atividade médica. Nesse sentido, são um desperdício de tempo do médico e do paciente e só se justificam pelos benefícios econômicos, dentre outros (prestígio, presença nos meios de comunicação, produtos de consumo, etc.), mas nunca pelo seu benefício em saúde.

Não há dúvida sobre a boa intenção do médico que faz *check-up*, mas deve ser visto como um "colaborador necessário" na realização de uma tarefa inútil e prejudicial, com interesses alheios à saúde. São frequentes os médicos inocentes e/ou ignorantes, colaboradores necessários da barbárie biológica dos *check-ups*, às vezes sonhadores com um mundo sem doença. A ignorância e a inocência não excluem o dano ao paciente, nem o dano à sociedade, nem o dano à profissão.

O médico deve despertar e enfrentar ferozmente o realismo, a visão biológica da medicina, para recuperar o papel do curandeiro e devolver à humanidade uma profissão que é ciência e arte. Além disso, também deveria seguir o exemplo e a atitude de outros médicos, como os britânicos.

A *British Medical Association* é o equivalente à espanhola Organização Médica Colegial ou ao brasileiro Conselho Federal de Medicina, pois representa todos os médicos britânicos. Pois bem, em 2010, pronunciou-se contra os *check-ups* junto à *Academy of Royal Colleges* (uma mistura das espanholas Academia de Medicina e Federação de Associações Científicas Médicas e o correspondente à Associação Médica Brasileira).

A história centenária dos *check-ups* não tem conseguido nenhum respaldo científico, e por isso os médicos britânicos pedem que nos anúncios de *check-ups* sejam fornecidas informações sobre seus riscos e suas limitações, as consequentes complicações dos resultados anormais ou normais errôneos e os benefícios econômicos dos *check-ups* para a entidade promotora.

Os *check-ups* não dão saúde ao paciente, mas sim dinheiro ao médico, para a entidade e/ou a seguradora. Não trazem saúde para quem faz, mas sim dinheiro aos que os realizam. Os *check-ups* são um negócio, parte de uma indústria. Em outros casos, como na Comunidade de Andaluzia, os *check-ups* são implementados por outros benefícios menos tangíveis, como o populismo, a rentabilidade eleitoral, dentre outros.

Atualmente, o *check-up* mais desejado na medicina privada é o que oferece a tomografia de múltiplos cortes de todo o corpo, com estudo especial da calcificação das coronárias, pulmões e colonoscopia virtual. Cinco tomografias desse tipo irradiam o mesmo que a bomba atômica de Hiroshima.

A tomografia computadorizada é uma fonte intensa de radiação para os pacientes; por exemplo, seu uso em crianças britânicas dobrou em dois anos os casos de leucemia e de cânceres cerebrais (os dois tipos de câncer que mais matam crianças e jovens menores de 20 anos). Estima-se que o risco cumulativo de mortalidade por câncer induzido pela radiação é de oito mortes por dez mil exames realizados em crianças com menos de 15 anos. Há que se pensar os "exames por acaso" ante um traumatismo na cabeça da criança, a menos que haja suspeita de lesão.

Os raios X são cancerígenos, e seu uso se justifica apenas quando não há dúvida do seu benefício; por exemplo, em uma lesão em que há que avaliar uma evidente fratura do fêmur. Usar radiações ionizantes (raios X) nos *check-ups* é aumentar a incidência de câncer sem necessidade ou sem qualquer benefício. No entanto, nos *check-ups* completos é oferecido como mínimo a radiografia de tórax, e essa radiação também tem um impacto sobre o aumento de cânceres (e nenhuma efetividade no rastreamento para nada). Por exemplo, é muito comum, na avaliação escolar (para rastreamento em crianças e adolescentes de escolas e institutos), que seja diagnosticada uma falsa escoliose (que por ser falsa e originada na escola se denomina ironicamente *escuoliosis*). Para esclarecer e seguir essa falsa escoliose, ou *escuoliosis*, costuma-se fazer radiografias. Pois bem, em um estudo de longo prazo foi demonstrado que as meninas que foram irradiadas em busca de uma escoliose diagnosticada em um *check-up* na escola tiveram, na fase adulta, um risco cinco vezes maior que a população geral de ter um câncer de mama. Se quisermos diminuir os cânceres, é preciso fazer menos *check-ups* e exames, e usar com mais prudência os exames radiológicos.

Que sirva de exemplo o dano que provoca a radiação imposta pela legislação como norma estabelecida no estado do Texas (EUA), onde todas as companhias seguradoras devem oferecer uma tomografia helicoidal a cada cinco anos para estudar as calcificações nas coronárias e agir em consequência. Esse programa preventivo não tem qualquer fundamento científico; além da sua falta de benefício e do consequente desperdício econômico, estima-se que produzirá 200 cânceres e 200 mil falsos positivos (que deverão ser esclarecidos com procedimentos às vezes muito agressivos, como a coronariografia). É a política de prevenção e os *check-ups* como guloseimas (envenenadas).

Em *check-ups* completos, são oferecidos ecografias, testes de esforço, espirometria, exames, revisões ginecológicas/urológicas, laringoscopia, audiometria e investigação de centenas de "locais", que não levam a encontrar mais "diamantes", senão mais resultados falsos, falsos positivos (anormalidade que não é) ou falsos negativos (normalidade que não é). A parafernália de exames, investigações e testes dos *check-ups* é digna de um Museu dos Horrores Preventivos, onde seriam colecionados, além disso, os danos causados por muitos sobrediagnósticos e sobretratamentos, e alguns subdiagnósticos e subtratamentos (mortes incluídas).

A popularidade dos *check-ups* entre os pacientes indica expectativas irreais sobre o poder da medicina e o abandono da saúde nas mãos dos médicos. É o médico que adquire o poder de dizer "tudo está bem, você está saudável", e, assim, torna-se "guardião da saúde." É uma expropriação da saúde, pois a saúde deixa de ser uma experiência pessoal prazerosa e torna-se um bem vicariante, certificado pelo médico para ser plenamente sentido.

É aconselhável procurar ajuda para a doença, mas a saúde é questão pessoal e social, não médica. Na busca de uma segurança impossível, cede-se soberania sanitária e perde-se saúde.

Os *check-ups* também sugerem a busca de uma saúde impossível, de uma vida sem incerteza e sem riscos. O diagnóstico precoce é buscado desesperadamente, e há um medo patológico da doença e da morte, mas o risco nulo/zero de doença e morte não existe.

Às vezes, os *check-ups* são misturados com a medicina defensiva. Esse é o caso dos rastreamentos pré-operatórios, que são sem sentido como tais. Em pacientes sem doença conhecida que possa complicar o curso cirúrgico, é desnecessário o ritual básico e obrigatório de exames pré-operatórios de sangue e urina, eletrocardiograma e radiografia de tórax, às vezes complementado com a espirometria e outros testes. Em ensaios clínicos, demonstrou-se que o importante e útil é o simples relatório do médico que conhece o paciente.

Além disso, também tem sido demonstrado que entre 30 e 60% das anomalias pré-operatórias encontradas nos exames de rotina não são investigados porque os médicos sabem que, em muitos casos, são falsos positivos, mas essa atitude se volta contra si se depois houver complicações e o juiz demonstrar a irracionalidade do médico. A medicina defensiva é uma realidade médica "ofensiva" para o paciente e pouco inteligente até mesmo para o próprio médico.

Além de desnecessários, os exames pré-operatórios aos quais os pacientes são submetidos como rotina em hospitais são caros. Estima-se que sua utilização adequada poderia economizar mais de três milhões por ano em hospitais do Serviço Canário de Saúde (Espanha), por exemplo, sem levar em conta os custos induzidos pelos falsos positivos e pelo sobretratamento. Um campo, portanto, para a racionalidade que poderia evitar custos e danos.

Busca-se o impossível da complicação e do risco nulo, o risco zero, todos querem ter seguro e fazer sobresseguro. É certo que na teoria de probabilidades há eventos impossíveis (é impossível, p. ex., que uma moeda jogada para cima caia ao mesmo tempo cara e coroa), mas o risco de adoecer e morrer hoje e agora é inerente à vida e, portanto, inevitável.

Os cidadãos saudáveis de sociedades desenvolvidas e ricas valorizam tanto o seu estado de saúde que estão dispostos a mantê-lo e aumentá-lo seja como for, com *pornoprevenção*, inclusive com *check-ups* em busca do diagnóstico precoce. Mas o que conseguem é o declínio de sua saúde.

Um maior nível de saúde costuma corresponder a uma pior sensação de saúde, que é acompanhada por expectativas infundadas e de pior aproveitamento da vida (o paradoxo da saúde acima mencionado). O mercado responde a essas expectativas com promessas que podem ser compradas, desde *check-ups* médicos a alimentos fortificados e vitaminas. É um mercado de compra de expectativas sem fundamento científico.

Os saudáveis tornam-se angustiados e ficam com medo (mais medo quanto mais saudáveis, ricos, jovens e instruídos), pois têm muito a perder, dado que suas expectativas de vida são excelentes. A obsessão pela saúde perfeita leva a danos. Os *check-ups* podem remover o medo, mas fazem isso em falso e causando danos. É melhor viver com a incerteza e aproveitando a vida, que viver aguardando os resultados dos *check-ups*.

Aos *check-ups*, adeus.

5

Contrato preventivo e contrato curativo

Durante os primeiros cem mil anos, até apenas meio século atrás, o médico era o curandeiro. Ou seja, o médico tentava dar respostas aos problemas que o paciente apresentava com o melhor de sua ciência e de sua arte, e ambas as partes aceitavam as limitações da medicina, que não eram poucas. O paciente vinha com sua incerteza, invalidez e vulnerabilidade ao curandeiro médico, e esse diminuía a incerteza, considerando o prognóstico e ao menos o tratamento paliativo. O objetivo era conseguir mais benefícios do que danos, nada mais. Idealmente, se fosse possível, se tentava responder sem dano algum, mas no pedido de ajuda estava implícita a aceitação dos danos que levavam à resposta. Ou seja, o paciente expunha o problema para o médico, e esse respondia proporcionalmente, incluindo danos.

- Venho, doutora, porque essa dor nas costas não me deixa dormir - conta o idoso de 76 anos.
- Vejamos, conte-me mais lentamente, explique-me o que sente, sem pressa - responde adequadamente a jovem médica substituta, de 29 anos.
- E após a entrevista, exame físico e conversa com o paciente sobre os diagnósticos prováveis e possibilidades de ação, incluindo o acompanhamento da evolução:
- Por certo, vejo que não foi vacinado para a gripe este ano, e já sabe que deveria - diz a médica, aproveitando o momento para fazer o cuidado antecipatório.

- É, bem, eu não sei ...! Meu filho é da Liga pela Liberdade de Vacinação, ou como quer que se chame, e me explicou que a vacina contra a gripe não serve para nada, na melhor das hipóteses - respondeu o idoso, que, sendo analfabeto, não é ignorante, nem acanhado.

A médica é jovem e está como suplente, mas resolveu bem a primeira parte da consulta, pois:

- Gestionou a decisão (coletou e interpretou informações e selecionou as melhores alternativas).

- Controlou a decisão (selecionou a melhor alternativa, e é esperado que acompanhe a evolução dos acontecimentos).

Na segunda parte, o comentário sobre a vacina contra a gripe poderia ter exigido um maior conhecimento sobre o paciente para evitar a resposta negativa (e o fazer-lhe sentir até certo ponto agredido).

Entre os médicos e a sociedade existem vários contratos implícitos. O básico é o contrato curativo. O paciente expõe seu problema e o médico se compromete a buscar o melhor de sua ciência e consciência para alcançar uma melhoria, inclusive a cura. Trata-se de melhorar o curso natural dos acontecimentos. Trata-se de não piorar a situação (*primum non nocere*: em primeiro lugar, não causar dano), de cumprir com o princípio ético da não maleficência. Trata-se de causar o mínimo dano com a melhor resposta ao pedido do paciente. Trata-se de reduzir a incerteza, independentemente do que é possível curar.

No caso considerado, o idoso tem uma queixa concreta como "motivo da consulta". A médica tenta responder de forma apropriada. Delimita o problema, entende o que significa para o paciente, examina, deduz e estabelece um plano de acompanhamento, diagnóstico e terapêutica de acordo com os valores e as expectativas do próprio paciente (gestão e controle da decisão). Está trabalhando segundo o contrato curativo primitivo, que tem justificado a existência dos médicos e da medicina. É o contrato que ajuda os médicos a terem tanta e tão alta estima social. Resume-se em:

- Pedido de ajuda ao profissional diante de um problema que sobrecarrega, causa angústia, dói e/ou faz sofrer.

- Resposta profissional na busca da melhor solução, com redução da incerteza e dos danos e o objetivo básico de nunca piorar a evolução natural do problema *(primum non nocere)*.

Na segunda parte da consulta, a médica muda bruscamente o registro e passa a oferecer a vacina contra a gripe. Não há razão para esta consulta propriamente dita, pois a vacina contra a gripe não é questão que preocupa o paciente. Na verdade, ele tem uma opinião contrária formada. A médica, sem conhecer o paciente, faz uma oferta preventiva. Quer dizer, muda do contrato curativo para o preventivo. Nesse contrato preventivo, tudo é diferente. O sistema de saúde (ou o profissional diretamente) oferece uma pauta ou atividade que se espera para alcançar um futuro melhor.

Não há sofrimento, nem dor e muitas vezes nem sequer um pedido de ajuda para resolver um problema de saúde. É oferecido algo que, fazendo "sofrer agora" (com a injeção da vacina contra a gripe e os efeitos adversos menores e maiores do exemplo), tenta "evitar sofrer mais no futuro."

Em suma, no contrato preventivo:

- A oferta costuma partir do sistema de saúde (ou diretamente do profissional).
- É feito quando não existe um problema (nem sintoma, nem qualquer sinal).
- Com a expectativa de prevenir males futuros às custas de risco presente.
- Exige um reconhecimento profundo do paciente, de suas escolhas e expectativas de vida, sua cultura e seu entorno cultural, familiar, laboral e social.

O contrato preventivo exige uma certeza plena em relação ao benefício da oferta (o cumprimento rigoroso da não maleficência), a fim de manter a alta estima social que os médicos têm. No entanto, são poucas as atividades preventivas que têm tal beneficência demonstrada, além da propaganda que as justifica.

CONTRATO PREVENTIVO E PRINCÍPIOS ÉTICOS BÁSICOS

O contrato curativo, de agora e de sempre, concede crédito social e justifica milenarmente a existência do médico. O contrato preventivo de hoje tem, em muitos casos, pouco fundamento científico, em outros desacredita e, muitas vezes, causa danos não justificados em pessoas saudáveis (ou aparentemente saudáveis). No exemplo citado, já vemos que o contrato preventivo é um erro, que desacredita a médica, pois provavelmente o paciente tem razão ao recusar a vacina contra a gripe.

A ética clínica requer cuidar do contrato curativo para não perder a confiança social e ser extremamente prudente com o contrato preventivo. Nesse segundo caso, é ainda mais importante adaptar-se às expectativas e crenças dos pacientes. O contrato preventivo somente é sustentado sobre o profundo conhecimento do paciente, por mais que muitas vezes sejam oferecidas atividades preventivas padronizadas segundo a idade e o sexo, por exemplo.

O contrato preventivo exige um respeito requintado ao princípio bioético básico da autonomia do paciente, levando em conta seus valores e suas expectativas de vida. Na verdade, o que se espera do médico é que adapte à prevenção ao paciente, a sua família e a sua comunidade. Assim, o contrato preventivo pode transformar-se em um acordo respeitoso, muito longe da arrogância preventiva habitual, tão típica de um paternalismo representado pelo "saber o que é melhor para o paciente." Ou pior, tão típico da arrogância moral do sujeito que faz as coisas "bem" e as faz convencido da sua bondade.

O contrato preventivo exige, de fato, o máximo respeito aos quatro princípios básicos da bioética, ao mais moderno (autonomia) e ao mais antigo (não maleficência, primeiro não causar dano). Mas também respeito à beneficência (relação de compaixão, decidir como o paciente decidiria se tivesse o conhecimento do médico) e à justiça (para tentar evitar que a prevenção transfira recursos de jovens a idosos, de doentes a saudáveis, de analfabetos a universitários e de pobres a ricos, como geralmente acontece).

SOCIEDADE EXPECTANTE (E EXIGENTE)

De 1950 até 1999, se desenvolveu a época do fator de risco, que resultou, a partir do ano 2000, na época da genética. Essas duas épocas estão mudando completamente o panorama do trabalho clínico, com a lenta invasão, na consulta, do contrato preventivo. Além disso, a prevenção mudou de humilde a prepotente, de limitada a pluripotente, com promessas impossíveis, como: "os fatores de risco podem ser evitados, e com eles as doenças; além disso, a genética nos permite ler o nosso futuro e prever e evitar a maioria dos problemas de saúde."

O contrato preventivo, que exige das suas propostas a certeza da beneficência, oferece atuações duvidosas e ilusórias, quase mágicas, no limite do balanço favorável entre benefícios e danos. Os médicos pretendem-se fundamentalmente cientistas, com suas estatísticas e biometria para definir saúde, com suas tabelas de risco e seus cálculos de «probabilidade de adoecer", com sua obsessão de atribuir diagnósticos biológicos e distinguir entre saudáveis e doentes, com sua pregação de um futuro sem doença ao custo de atividades preventivas incalculáveis. Os médicos passam de curadores a curandeiros, de curandeiros a mágicos (disfarçados de cientistas) e, então, ficam a apenas um passo para transformar-se em comerciantes arrogantes, com propostas preventivas "impossíveis", mas rentáveis. Um bom exemplo é a pressão na direção do toque retal e do PSA pelos urologistas.

A sociedade torna-se expectante e exigente. Tudo quer, e tudo lhe parece pouco. A medicina curativa demonstra onipotência e as atividades preventivas parecem prometer a remoção de todas as doenças e de todo o sofrimento da face da Terra. Em muito tal medicina onipotente é perigosa (pelos danos) e pelos gastos excessivos e supérfluos (estimados em cerca de 30 bilhões de euros por ano de gasto ineficiente em saúde na Espanha, 30% do total, em grande parte, por meio da realização de atividades preventivas desnecessárias). Na busca impossível de evitar uma morte chamativa e espetacular, se provoca um rastro de dor, sofrimento e mortes silenciosas (medicina baseada no sentimentalismo).

A OFERTA PREVENTIVA PROVOCA UMA DEMANDA INSACIÁVEL

A expectativa exigente é insaciável e leva ao paradoxo da saúde, a uma permanente insatisfação com o estado de saúde. Em décadas de níveis de saúde jamais vistos nos países desenvolvidos, os pacientes se sentem permanentemente doentes, e os médicos modificam os limites de doenças com seus métodos biométricos, de modo que não expropriam a saúde mas simplesmente quase a negam. "Temos cura para tudo e também definições que adoecem a todos."

Ser médico se transforma. Já não se trata de cumprir o contrato curativo, com suas más notícias (câncer do pulmão, insuficiência cardíaca, pneumonia, lúpus eritematoso...), mas sim de cumprir o contrato preventivo, com suas boas notícias ("seu colesterol baixou", "finalmente alcançou o seu peso ideal!" ,"a ecografia do feto é normal", "melhorou a densitometria", "a criança está saudável"), sua prescrição de condutas saudáveis ("o sol, fora do meio-dia" "o sexo, com camisinha", "a alimentação, escassa e sem graça", "a criança, nunca na sua cama com vocês", "diariamente, meia hora de caminhada", "álcool, metade de um copo de vinho no jantar", "muita, muita água " etc.), suas atividades (citologias, densitometrias, aferições de pressão, ecografias, monitoramento de peso e altura, tomografias, exames etc.) e seus medicamentos correspondentes (para o colesterol, para os ossos, para a próstata, para evitar infecções, para a pressão, para o ácido úrico, vacina para o pneumococo, para a varicela, para o herpes-zóster, para o vírus do papiloma humano etc.). O médico passa de "defesa contra a doença" e de diminuição da incerteza e da vulnerabilidade do paciente para "guardião da saúde" e, por meio da medicalização, para o fomento da incerteza e da vulnerabilidade no saudável.

Já não predomina o contrato curativo, mas sim o preventivo. O importante não é responder às demandas dos pacientes, mas sim antecipar-se a elas. A oferta médica cria necessidades sociais e individuais. É transmitida a ideia de que todo o mal-estar é evitável, se busca uma perfeição de saúde impossível, e para isso temores incontroláveis são criados. As exigências não têm fim, pois se busca a juventude eterna. Toda a doença parece expressão de um erro médico, de algo que não foi evitado, de uma falta de prevenção.

Os médicos podem desenvolver uma rejeição à incerteza clínica, uma aversão ao sofrimento do paciente (que é o culpado por sua doença) e uma negação da persistência da doença ("o que não se previne se cura"). Não é interessante, nem atrativo, o paciente propriamente dito, o que sofre, o que tem medos difíceis de explicar, o que sofre de doenças incuráveis ou quase (da obesidade à anorexia, da artrose à isquemia coronariana, do diabetes à DPOC, da síndrome de Marfan à lombalgia idiopática, p. ex.), o que vê a morte perto e de frente.

Nesse sentido, alguns médicos podem perder o interesse pela prática clínica diária, pelo trabalho que sempre honraram, e tornar-se guardiões da saúde, passando a usurpar campos e tarefas dos médicos de saúde pública. Diminui a eficiência do sistema de saúde, quando os médicos clínicos assumem atividades que não são deles, pois são mais eficazes se aplicadas à população e não ao indivíduo.

A BOA GOVERNANÇA CLÍNICA PARA TER SERVIÇOS EFICAZES TAMBÉM NA PREVENÇÃO

Para manter a confiança e a tolerância dos pacientes e da sociedade (e outras partes interessadas, como gestores e políticos, p. ex.), é chave um bom governo clínico, a responsabilidade individual e social da profissão médica.

Trata-se de gerir a decisão (obter a melhor informação clínica até poder oferecer as melhores alternativas) e, simultaneamente, controlar a decisão (escolher a alternativa idônea e acompanhar a sua aplicação e o seu efeito). É também a relação transparente, proporcional e independente com as diversas indústrias, necessárias e interessadas, que devem ser mantidas longe de consensos, guias, programas e protocolos (para não converter em propaganda as melhores recomendações de boas práticas clínicas).

O bom governo é questão de aparência simples, o fazer bem o que há de ser feito, que envolve a seleção das atividades apropriadas para o problema e para a situação, sua aplicação de acordo com o melhor conhecimento disponível e o acompanhamento para garantir o resultado final desejado. O bom governo e a autonomia profissional exigem uma ética da microgestão, que permanece apenas com uma ética da melhoria individual e coletiva.

A ética da microgestão é o uso responsável dos recursos que os médicos têm à sua disposição para realizar o trabalho clínico. O cumprimento da ética da microgestão requer revisão contínua do que é feito, inovar com prudência e alcançar uma atualização permanente. Trata-se de que os médicos conservem a auréola de benfeitores, de profissionais comprometidos com o sofrimento e com os valores do paciente, com sua família e sua comunidade. Significa tratar com respeito e dignidade àquele que sofre e de limitar a oferta preventiva ao pouco que tem fundamento científico e se adapta ao paciente em seu meio ambiente e sua cultura.

Nada mais ético em microgestão que administrar cuidadosamente a prevenção do paciente, para preservar o caráter sagrado do *primum non nocere* na relação médico-paciente. Por isso, a prevenção é assunto de uso reservado, apropriado apenas a pacientes e situações específicas e deve cumprir rigorosamente os quatro princípios éticos (autonomia, beneficência, não maleficência e justiça).

O comportamento ético básico da microgestão é evitar a consulta do saudável (p. ex., com *check-ups*), pois um único erro na administração da prevenção pode levar à mudança de saudável para saudável preocupado (pelos fatores de risco e pela probabilidade de estar doente). Sem freio, convertemos os saudáveis preocupados em saudáveis estigmatizados, marcados com um fator de risco, como osteoporose e hipertensão, que os obriga a levar um comportamento de doentes (mudanças na rotina, consultas e reconsultas, exames e provas, medicação, etc.). Finalmente, o saudável estigmatizado acaba convertido em doente, real ou imaginário, por uma "não doença" (efeitos adversos químicos, físicos e psicológicos da prevenção), como consequência de uma administração deficiente da prevenção, por abandono da microgestão. Para evitar tudo isso, nada como a prevenção quaternária, evitar o dano que uma atividade médica desnecessária pode causar (em prevenção, cura ou reabilitação).

É imperativa uma ética da microgestão que conserve o melhor do contrato curativo com "doses apropriadas" de contrato preventivo e com prevenção quaternária. Com isso, o uso responsável dos recursos que os médicos têm à sua disposição para realizar o trabalho clínico é alcançado.

Trata-se de médicos e pacientes, individual e coletivamente, enfrentarem, com serenidade e ciência, uma sociedade com expectativas excessivas. Todos queremos contar com um curso lógico ante a prevenção, o adoecer e o morrer (lógico no sentido de buscar uma resposta proporcional, humana e científica).

Os serviços oferecidos pelo sistema de saúde incluem atividades preventivas excessivas. Devem-se evitar as atividades desnecessárias e adaptar o necessário ao paciente em seu contexto cultural, familiar, laboral e social.

Corolário

A saúde depende da constituição genética inicial, boa nutrição, cuidados nos primeiros mil dias de vida e determinantes de saúde em geral; isto é, o ambiente físico, cultural e social em que vivemos.

Na saúde e na doença, existem aspectos fundamentais biológicos, psicológicos e sociais. Somos animais mamíferos sociais (animais políticos), e nossa saúde é em muito a saúde da sociedade em que nos desenvolvemos. Assim, os sistemas de saúde que atenuam o impacto do sofrimento e da doença são também produtos sociais, formas de responder com o egoísmo inteligente frente à angústia da doença e do sofrimento (e frente à falência) com "hoje por mim, amanhã por você. "

Além disso, alcançar uma maior saúde da população com a melhoria de vários determinantes sociais (incluindo a busca constante por uma melhor redistribuição da riqueza e participação democrática) cria um círculo virtuoso que conduz à melhoria da saúde, uma vez que favorece a coesão social e a melhor produtividade, gerando uma riqueza que pode ser usada na realização de uma saúde melhor. Infelizmente, tal círculo virtuoso pode tornar-se vicioso, se a atividade do sistema de saúde torna-se tóxica, produzindo um lucro marginal ou negativo (que não gera benefícios ou até mesmo produz mais danos do que benefícios) e criando um custo que não se justifica. É inacreditável que a atividade do sistema de saúde provoque tamanha mortalidade, chegando a ser a terceira entre as causas de morte. Convém restringir e limitar as atividades de saúde, especialmente a preventiva exercida sobre pessoas saudáveis de todas as idades. Devemos, portanto, limitar tal atividade tanto por esses danos quanto pelos gastos excessivos.

274 Corolário

O sistema público de saúde de cobertura universal é um poderoso determinante de saúde. Seus serviços eficazes e equitativos podem prevenir e curar doenças e ajudar e confortar frente ao sofrimento e à morte inevitáveis.

O princípio básico da atividade médica continua sendo "primeiro não fazer mal" *(primum non nocere)*, e seu cumprimento implica o respeito à experiência pessoal de saúde e à normalidade (e suas variações) e evitar a arrogância de estabelecer normas, questionários e medidas que transformam a alegria de viver em preocupação ansiosa por não se ver incluído nos limites estreitos "saudáveis", determinados com rigor mais comercial do que científico. A atividade de saúde tornou-se poderosa com as suas técnicas, medicamentos e intervenções. Por isso, requer prudência na sua aplicação, pois a sua capacidade de fazer muita coisa boa corre paralela à sua capacidade de produzir um dano imenso. É perigoso alterar artificialmente os limites da saúde para estreitá-la com definições que transformam situações normais em patológicas (a medicalização da vida). Com isso se justificam mais e mais intervenções preventivas que transformam pessoas saudáveis em pacientes (ou se comportam como tal, uma vez que são doentes imaginários com consultas e retornos, exames e mais exames e medicamentos, por vezes, para a vida toda, com a angústia e o sofrimento decorrentes).

Os saudáveis passam a ser doentes, e, simultaneamente, muitos pacientes não recebem o cuidado de que precisam. Ironicamente, as classes média e alta adoecem com os excessos de intervenções de saúde (basicamente por uma prevenção geralmente desnecessária), e as classes mais baixas adoecem pelos escassos recursos de cura para doenças que, em grande parte, são causadas pelas condições sociais. Convém assegurar a prestação de serviços conforme necessário e evitar, sempre que possível, o cumprimento da "lei de cuidados inversos".

Infelizmente, com a expansão quase ilimitada das atividades de prevenção e a conversão dos fatores de risco em causas de doença, os serviços de saúde preventivos e curativos pessoais empreenderam um desvio que confunde as responsabilidades e funções dos profissionais. Eles aumentaram especialmente as atividades preventivas em detrimento das curativas; ao exceder os limites prudentes, muita ação preventiva é inútil e muitas vezes prejudicial. O sistema de saúde deixa de dar conforto diante da adver-

Corolário **275**

sidade, da doença e da morte e se converte em elemento criador de incerteza e sofrimento ao medicalizar a vida cotidiana.

Além disso, a sociedade e os pacientes exigem prevenção "para tudo e agora" em busca de um risco zero impossível de adoecer e morrer. É prometida e buscada a fonte da eterna juventude e, no caminho, se "queima" a imensa saúde que hoje é prevalente entre os cidadãos dos países desenvolvidos. Para complicar, o prestígio da medicina tem arrastado para a consulta atividades preventivas que não deveriam ser clínicas, mas de saúde pública.

Indústrias, universidades, meios de comunicação, políticos e gestores atiçam o incêndio da prevenção clínica excessiva, pois isso convém a seus interesses variados. Com o calor gerado, se medicaliza a sociedade e tomam-se decisões arriscadas que levam a lesões, doenças e mortes, como é bem evidenciado pelos casos analisados; por exemplo, conselhos para os bebês dormirem de bruços, exames de *check-up*, rastreamento para o câncer de mama, terapia de reposição hormonal na menopausa, anfetamina na obesidade, triagem para câncer de próstata e calcitonina na osteoporose. Assim, as atividades preventivas acabam deixando um rastro de mortos e doentes no altar da busca por uma saúde melhor. Em uma tentativa de evitar a morte, se provoca lesão, sofrimento, mutilação e incontáveis mortos. Irônico, corrosivo e terrível.

Na prevenção, é central trabalhar com frieza para a avaliação das atividades (novas e aceitas), pois a potência benéfica dos serviços de saúde requer a gestão cuidadosa dos recursos, e ainda mais nas atividades preventivas, onde muitas vezes o paciente não é paciente, mas sim uma pessoa saudável que aspira evitar problemas futuros. É fundamental buscar o equilíbrio na direção dos benefícios e comprovar que esse é atingido e mantido no curto e longo prazo, em geral, e em populações e indivíduos singulares.

A prevenção é uma ampla área médica em que se pode fazer muito bem, como mostra o sucesso das vacinas. Convém prudência com a prevenção, porque ela pode causar muito dano, como evidenciado pelos excessos na hipertensão e no rastreamento do câncer de próstata. Muitas vezes, o que é melhor e dá uma sensação de sucesso e segurança são os resultados intermediários, como o valor de colesterol no sangue sem qualquer impacto sobre os resultados finais, como infarto do miocárdio e mortalidade decorrente. No campo da prevenção, se investe saúde, tempo e dinheiro para nada

276 Corolário

receber, em muitos casos, e para sofrer, às vezes, efeitos colaterais, incluindo os graves (e até mesmo fatais). Os médicos se sentem fracassados, quando comprovam, na prática, que o controle dos fatores de risco e a prevenção, em geral, não produzem os resultados esperados. As previsões não se cumprem e, por exemplo, tem infarto do miocárdio quem "não merece" e não acontece em quem "era esperado". O mesmo ocorre com as mulheres e a osteoporose, e isso é agravado pelo aumento de fraturas provocadas pela utilização de bifosfonatos. Pior, ainda, são os efeitos adversos causados por outras intervenções preventivas, tais como impotência e incontinência após prostatectomia (remoção da próstata). Ou infarto do miocárdio, embolia pulmonar, acidente vascular encefálico e câncer de mama causados pela terapia hormonal em mulheres climatéricas para "prevenir" infartos do miocárdio. O conjunto das ações configura um quadro de fracasso para médicos, pacientes e populações.

Há atividades preventivas eficazes, como as vacinas "sistemáticas" (difteria, caxumba, poliomielite, rubéola, sarampo, tétano, coqueluche) e algumas ocasionais (hepatite, febre amarela e raiva, entre outras). Além disso, o conselho contra o tabaco, o tratamento para prevenir a transmissão vertical de HIV na gravidez e no parto, o diagnóstico precoce e o tratamento da hipertensão em adultos e idosos, a prevenção secundária da doença arterial coronariana com estatina e da osteoporose com fraturas prévias vertebrais e de quadril. Muitas outras atividades de prevenção são de eficácia duvidosa, e algumas são pura e simplesmente absurdas, como a prevenção primária da osteoporose e os *check-ups*.

É grande o dano feito pelas atividades preventivas desnecessárias, por seu impacto na saúde, por seu custo e pelo desvio de recursos para aqueles que não precisam (do velho para o novo, do pobre para o rico, dos analfabetos para os instruídos e do doente para o saudável).

O excesso de atividades preventivas implica uma ideologia que o sustente, que confia tudo à biologia. Também implica um enfoque filosófico e científico "realista", típico do século XVII, que vê a doença como a alteração de um mecanismo que se pode reparar e prevenir se o processo anatômico e bioquímico patológico é compreendido. Determinantes ambientais e sociais são esquecidos, e começa-se a responder a problemas complexos, como o câncer do colo do útero, com uma solução simples e inútil: vacinas contra o

HPV. O excesso de simplificação leva à deriva o sistema de saúde no sentido de uma medicina biológica, distante, fragmentada e tecnológica que "força" soluções homogêneas e rígidas (protocolos, algoritmos, diretrizes e consensos) contra as necessidades dos pacientes e populações, cujo adoecimento é cada vez mais complexo, com doenças de causas múltiplas e com múltiplas doenças simultaneamente.

Em um momento em que se precisa de uma medicina personalizada, uma medicina centrada na pessoa para responder com ciência e humanidade à singularidade de pacientes cada vez mais complexos, a resposta que se oferece é a genomancia, o prognóstico genético e a farmacologia personalizada. Ou seja, mais biologia, mais prevenção e mais tecnologia sem ciência, com esquecimento dos determinantes ambientais e sociais. A prevalência do diagnóstico e do tratamento biológico, e sua tecnologia, não leva em consideração que a qualidade científica médica inclui a qualidade humana, além da técnica. Os seres humanos são complexos na saúde e na doença, e não se pode oferecer alegremente prevenção só porque "é melhor prevenir do que remediar". Às vezes não e, em todo caso, devemos lembrar que "qualquer atividade preventiva pode produzir danos, apenas algumas produzem mais benefício do que dano."

O que fazer? Viver e aproveitar a vida e o grau de saúde que temos. Saúde não é questão dos médicos, que deveriam se dedicar ao que é seu: à doença, e especialmente morbidade e mortalidade desnecessariamente prematuras e sanitariamente evitáveis. As ofertas de prevenção são, muitas vezes, armadilhas e ilusões de saúde que induzem a doenças. Não há atividade médica sem efeitos colaterais, e na prevenção é fundamental que os benefícios superem muito e de forma evidente os danos.

Como é impossível saber de tudo, convém a busca do melhor conhecimento para tomar decisões verdadeiramente informadas. Em um mundo de interesses que chega a emaranhar a sanidade dos pacientes e profissionais, há autores, instituições e publicações independentes que podem ajudar a tomar decisões racionais. Muito conhecimento prudente é produzido sobre o valor clínico e social das atividades preventivas de saúde e está acessível na internet. Alcançar isso requer um pouco de prática, desejo e tempo, mas vale a pena.

278 Corolário

Em princípio, deve-se duvidar de qualquer atividade preventiva, seja já praticada, seja uma nova proposta de implementação. Pouco podem contribuir - se é que contribuem com alguma coisa - as propostas que se espalham e alardeiam de quando em quando um novo regime preventivo, como as "atividades sazonais de prevenção." Convém calma para examinar fatos e estudos antes de aprovar novas propostas de extensão do campo e/ou manutenção daquelas já aceitas.

Em termos pessoais, conte sempre e para sempre (se possível) com um médico de família acessível, cientista, "humano" e prudente. Use-o com moderação e trate de que coordene todos os serviços de saúde de que você precisa. Não consulte outros especialistas, sem passar pelo médico de família. Lembre que nos Prontos Atendimentos são abundantes a confusão e o caos; recorra a eles apenas em situações muito justificadas. O consumo de serviços de saúde sempre pode causar efeitos colaterais, e convém buscar o equilíbrio positivo na relação benefício-risco de curto e longo prazos.

Em respeito à vida, seja ciente de que podemos viver desfrutando da saúde que temos, seja pouca ou muita, apreciando a singularidade que nos adorna e as variações da normalidade que não nos angustiem. Não há nada mais benéfico para a saúde que a educação/formação, pertencer a uma família estruturada, manter um otimismo razoável, ter um emprego e participar frequentemente de atividades culturais e sociais. Manter e promover a solidariedade por meio da participação política colabora e nos ajuda a fomentar o crescimento e a manutenção de redes sociais informais de familiares e amigos. A saúde é uma questão social, e precisamos de respostas políticas e sociais (com algumas gotas de medicina) para complexos problemas de saúde. Não existem pílulas mágicas ou respostas simples para solucionar o sofrimento decorrente da doença e da morte. Acreditar que é possível o "cada um por si" com a prevenção de todos os fatores de risco na área da saúde é como acreditar que a astronomia é resolvida com atividades de astrologia. Precisamos de uma atitude e uma ação que sejam prudentes para evitar que os remédios (para prevenir e/ou tratar) sejam piores do que a própria doença.

Não podemos melhorar os nossos genes, mas podemos preservar o melhor da cultura e da sociedade, aproveitar a vida sem muitos preconceitos, caminhando ao ar livre e mantendo uma dieta mediterrânea deliciosa e saudável, que inclui vários componentes essenciais (pão, vinho, azeite de oliva, verduras, frutas, legumes e peixe), com tempo para fazer compras e cozinhar, colocar a mesa e sentar-se para comer, usar talheres, desligar a televisão e dedicar um tempo específico para a refeição e a sobremesa. Com uma pitada de remédios e sexo (e não em doses homeopáticas, é claro), você pode alcançar a felicidade, ou, então, aumentar o gozo da sua saúde.

Em síntese, se os médicos querem manter a confiança e a tolerância do paciente e o apreço da sociedade, a prática médica exige uma governança clínica capaz de manter a dominância relativa do contrato de cura, ao qual é adicionada a prevenção razoável e prudente em um ambiente de ética social da microgestão, entendida como o uso responsável dos recursos. Os pacientes podem permanecer saudáveis e salvos de intervenções médicas desnecessárias e, ao mesmo tempo, participar nessa ética social do uso justo dos recursos se são capazes de desfrutar da saúde que possuem e se querem aumentá-la sem exigências de eterna juventude, nem de pornoprevenção.